IMMUNOLOGY AND IMMUNE SYSTEM DISORDERS

# AUTOIMMUNE DISORDERS

## RISK FACTORS, PATHOGENESIS AND TREATMENTS

# IMMUNOLOGY AND IMMUNE SYSTEM DISORDERS

Additional books and e-books in this series can be found
on Nova's website under the Series tab.

IMMUNOLOGY AND IMMUNE SYSTEM DISORDERS

# AUTOIMMUNE DISORDERS

## RISK FACTORS, PATHOGENESIS AND TREATMENTS

KUTTY SELVA NANDAKUMAR
EDITOR

nova
Medicine & Health
New York

**Library of Congress Cataloging-in-Publication Data**

ISBN: 978-1-53616-046-8
Library of Congress Control Number:2019947069

*Published by Nova Science Publishers, Inc. † New York*

# CONTENTS

# PREFACE

Autoimmune diseases (ADs) occur when the immune system is mistakenly activated and attacks self antigens present in our body, leading to tissue destruction. Increasing prevalence of ADs is not only a problem for the affected patients but also causes enormous economic burden to the society. Genetic, environmental and epigenetic factors, and interactions between them contribute to the clinical disease outcome. Although most of these diseases are polygenic and multifactorial, and the clinical spectrum differs significantly between the ADs, shared genes and pathogenic pathways attacking specific tissues or organs do exist.

Hence, better understanding of the immunological and pathological basis of these diseases will help to design early diagnostic methods, identify new drug targets, optimize treatments to alleviate sufferings of patients, and develop vaccines and methods to control progression of disease manifestations. This book is organized into seven chapters: Detailed description of Multiple Sclerosis (MS), Inflammatory Bowel Disease (IBD) and Psoriasis (Ps); Antibody mediated disease pathogenesis in Rheumatoid arthritis (RA) and type I diabetes (T1D), antibody glycosylation and its critical role in its effector functions; macrophages in inflammation and its resolution and, the use of nanoparticle-based drug delivery systems for ADs are given and discussed in detail.

Chapter 1 - Multiple sclerosis (MS) is an immune-mediated disease and a leading cause of non-traumatic neurological disability in young adults in Europe, affecting ~2.3 million persons worldwide. MS is a lifelong disease that strikes individuals, predominantly women, in their most productive years. MS is an unpredictable and progressive disease that affects all areas of life leading to physical disability and cognitive impairment. MS is a heterogeneous disease with respect to its clinical presentation, para-clinical findings and treatment response. The distribution of central nervous system (CNS) lesions and the progression of inflammation and brain atrophy vary largely among patients as do histopathological composition of lesions suggesting different pathogenic pathways in the initiation and progression of disease. In line with these findings, patients differ widely with respect to their clinical presentation including disease phenotype, relapse characteristics and progression of disability.

MS is characterized by autoimmune destruction of myelin and neurons by inflammatory cells that periodically enter the CNS. To date, over 250 genetic risk variants for MS have been identified. The major genetic control of MS risk is mapped to the Major Histocompatibility Complex (MHC) with the *DRB1*15:01* allele being the main risk variant and the *A*02:01* allele reducing risk of MS. Environmental exposures such as tobacco smoking, sun light/vitamin D level, viral infections and lifestyle factors such as adolescent obesity has also been shown to affect MS risk, often with an interaction with the genetic factors. Pathway and network analyses have shown that multiple distinct pathways are involved in MS pathogenesis and likely involve multiple distinct cell types. These risk variants predominantly affect gene regulatory region, suggesting that tissue-specific changes to gene expression mediate the disease pathology. In addition, several studies have reported clustering of patients by gene expression profiles of peripheral immune cells. Despite the progress in the genetic epidemiology of MS, the exact interplay between genetic and lifestyle factors in MS remain unknown. MS heterogeneity is also reflected in the clinical course of MS and subsequently in patients' response to treatments. Current treatment agents, known as disease modifying treatments (DMTs), are shown to reduce the relapse rate by up to 70%, albeit with significant increase in risk of fatal infections and autoimmune complications. This chapter discusses the risks associated with development of MS, the current understanding of disease pathogenesis, and available treatments in relation to disease progression.

Chapter 2 - Inflammatory bowel disease (IBD), categorized as Crohn's disease and ulcerative colitis, is immune mediated chronic non-specific intestinal disease. IBD has been increasingly threatening life quality worldwide in the past 10 years, especially in Asia and the Pacific. The clinical manifestations of IBD are abdominal pain, diarrhea, mucous pus and bloody stools, with repeated attacks and prolonged recovery. Some immunological and genetic evidence demonstrated that excessive or insufficient immune response against gut microbes is related to an imbalance of intestinal epithelial barrier function inducing inflammatory process. And what is equally as important to IBD as the former is environmental factors including family history, geography variation, smoking, dietary habits, even psychological condition. While a great number of efforts in illuminating IBD pathogenesis provide insight into relevant disease mechanisms. Multifactorial and complex etiology with unknown environmental triggers, genetic predisposition and aberrant immune responses interact with the intestinal microbes to make IBD hard to be predicted. Fortunately, with the progress researchers made, new drug varieties for IBD appear on the market continuously and more and more treatment options for IBD are available. Currently, the treatment of IBD prevailingly includes the treatment of IBD disease itself and the treatment of IBD's extra intestinal manifestations in which drug treatment, surgical treatment and nutritional support are mainly involved.

And drugs administrated for IBD are aminosalicylic acid, glucocorticoids, immunosuppressive agents and some macromolecular biological agents targeting TNF with patient-oriented surgical treatment and nutritional support as a supplement. In this review, the authors focus on the major improvement achieved from current research with regards to the IBD risk factors, pathogenesis as well as the therapy treatments and attempt to offer a novel idea or a potential target to manipulate and regulate IBD.

Chapter 3 - Psoriasis (Ps) is a common immune-mediated disease characterized by red, scaly patches with painful phenotypes. The distribution of Ps is approximately 0.2–2% worldwide and is driven by the interactions between inherited susceptibility alleles and environmental triggers. So far, the strongest Ps susceptibility locus identified is *PSORS1* (Ps susceptibility locus 1), located within the major histocompatibility complex (MHC). Other genes, such as *IL12B*, *IL23R*, *IL23A*, *TNFAIP3*, *IL13* etc., are also strong contributors for this complex disease. Ps is associated with the DCs and T cells, in which inflammatory myeloid dendritic cells release IL-23 and IL-12 to activate Th17, Th1 and Th22 cells to produce abundant Ps-associated cytokines such as IL-17, IFN-γ, TNF-α, and IL-22. These cytokines affect keratinocyte responses to amplify Ps inflammation. Ps can be provoked or exacerbated by specific microbial pathogens such as bacteria (*S. aureus* and, *Streptococcus pyogenes*), viruses (human papillomavirus and endogenous retroviruses), and fungi (*Malassezia* and *Candida albicans*). A recent research suggests that the skin microbiome in patients with Ps is distinct from that of healthy controls. Moreover, the gut microbiome and enterotype also showed for the first time a specific "psoriasis core intestinal microbiome" that clearly differs from the one present in healthy population. The treatment options for Ps symptoms fall into three major categories: *Topical* (vitamin D analogues, corticosteroids, retinoids, dithranol and coal-tar products), *phototherapy* [UVB, UVB + psoralen, UVA, UVA + psoralen (PUVA)] and *systemic* treatments (biologics alone or in combination with methotrexate or cyclosporin). Thus, understanding disease causative factors and mechanisms are important for developing future therapeutics and for optimal disease management.

Chapter 4 - Autoimmune diseases are characterized by the presence of serum autoantibodies of various specificities but the significance of these autoantibodies in the development of symptoms is unclear. Most studies have been carried out using polyclonal sera. However, antibodies' effects depend on Fab-mediated diversity in epitope specificity, and also on Fc-mediated effects dependent on immunoglobulin class and subclass, immune complex-induced activation of complement, and the milieu in which the reaction occurs. Monoclonal autoantibodies have rarely been studied, but increasingly such mAb are becoming available. These include human mAb to GAD65 from patients with newly diagnosed type 1 diabetes, and mouse mAb to type II collagen that have the capacity to induce collagen antibody induced arthritis (CAIA). In both systems, there is clear evidence that the epitope specificity of the antibodies is related to the expression of the disease, and protective antibodies may occur.

Chapter 5 - Immunoglobulin G (IgG) is a central player in various antibody dependent autoimmune pathologies and it has many downstream effector functions involving Fcγ receptors and complement. N-linked glycans are present both in the conserved N-glycan site located at asparagine 297 on the Fc domain and in 10–20% of the Fab domain, which affects IgG effector functions and antigen binding, respectively. The N-glycans present in IgG-Fc are predominantly consist of a core-fucosylated complex biantennary structure containing 0-2 galactose residues with terminal $\alpha$2–6-linked sialic acids and/or a bisecting N-acetylglucosamine (GlcNAc). IgG-Fc glycans regulate its stability and, engagement with both the Fc receptors and complement components. Differential fucosylation, galactosylation and sialylation status of IgG-Fc influence its functional activities significantly. These alterations in N-glycans are dependent on age, sex, genes, activity of the enzymes (glycosyl transferases and glycosidases), immune factors, environmental factors and on different inflammatory conditions. Various IgG-Fc glycoforms are present in the serum of rheumatoid arthritis patients and during pregnancy. Prior to arthritis onset, change towards pro-inflammatory Fc glycosylation phenotype was observed. Modification of N-glycans in IgG-Fc by glyco-engineering or by specific cleavage using Streptococcus pyogenes secreted endoglycosidase (EndoS) attenuated joint inflammation. Similar strategies could be used to treat IgG-dependent inflammation in various target organs.

Chapter 6 - Resolution of inflammation requires precise arrangement of a wide variety of biological functions modulated by various immunocytes and multiple regulatory molecules that form a large network involving various complex mechanisms. In short, "resolution" means the elimination of danger signals that are harmful to the target tissue and restoration of homeostasis. In this context, the authors will focus on the functional diversity of macrophages in inflammation. The well-illuminated resolution effects of macrophages are their ability to engulf and remove the apoptotic cells, a process termed as efferocytosis. Timely elimination of apoptotic bodies is very important to avoid excessive inflammatory responses, as well as to produce a wide variety of anti-inflammatory molecules and growth factors responsible for tissue repair. On the other hand, phagocytosis refers to specific uptake of invasive pathogens and cell debris, which is always being regarded as the pro-inflammatory property of the host due to release of remarkable number of pro-inflammatory mediators involved in the inflammatory processes. However, in terms of final consequences, macrophage phagocytosis can also contribute to inflammation resolution by initiating and regulating the potential apoptotic pathways. With increasing attention to these two divergent aspects of macrophages, it requires not only understanding of new potential mechanisms, but also more comprehensive exploration of their associations in various molecular pathways, which may lay a foundation for the development of new and effective therapeutic strategies to several inflammatory disorders including autoimmune diseases.

Chapter 7 - Autoimmune diseases are polygenic and multifactorial, which target different organs either specifically or systematically. The prevalence of these autoimmune diseases is steadily increasing worldwide. Recently, many new drugs are successfully marketed to treat these diseases. However, currently available drugs are rapidly metabolized in their free form after administered into the body, thus cleared off before reaching to the target organ(s) in optimal concentrations. During last few decades, several carrier systems in nano-sized form have been developed to maintain sustained release of these drugs for longer period of time and also to moderate the toxicity profile of these drugs. These drug carrier systems include nano-sized liposomes, metallic nanoparticles (NPs), micelles, stimuli-responsive NPs, nano-emulsions and the nano-gels. These carriers are successfully demonstrated for the delivery of different drugs and their therapeutic or preventive potential has been assessed in different experimental conditions. In this chapter the authors have updated their current knowledge on these nano-sized carriers, and their *in vitro* and *in vivo* therapeutic efficacy using, rheumatoid arthritis (RA), as main example autoimmune disorder.

In: Autoimmune Disorders
Editor: Kutty Selva Nandakumar
ISBN: 978-1-53616-046-8


*Chapter 1*

# RISK, PATHOGENESIS AND TREATMENT OF MULTIPLE SCLEROSIS

***Pernilla Stridh*, PhD, Ingrid Kockum, PhD and Ali Manouchehrinia, PhD***
The Karolinska Neuroimmunology & Multiple Sclerosis Centre
Department of Clinical Neuroscience, Karolinska Institutet, Stockholm, Sweden;
Centre for Molecular Medicine, Karolinska University Hospital,
Stockholm, Sweden

## ABSTRACT

Multiple sclerosis (MS) is an immune-mediated disease and a leading cause of non-traumatic neurological disability in young adults in Europe, affecting ~2.3 million persons worldwide. MS is a lifelong disease that strikes individuals, predominantly women, in their most productive years. MS is an unpredictable and progressive disease that affects all areas of life leading to physical disability and cognitive impairment. MS is a heterogeneous disease with respect to its clinical presentation, para-clinical findings and treatment response. The distribution of central nervous system (CNS) lesions and the progression of inflammation and brain atrophy vary largely among patients as do histopathological composition of lesions suggesting different pathogenic pathways in the initiation and progression of disease. In line with these findings, patients differ widely with respect to their clinical presentation including disease phenotype, relapse characteristics and progression of disability.

MS is characterized by autoimmune destruction of myelin and neurons by inflammatory cells that periodically enter the CNS. To date, over 250 genetic risk variants for MS have been identified. The major genetic control of MS risk is mapped to the Major Histocompatibility Complex (MHC) with the *DRB1*15:01* allele being the main risk variant and the *A*02:01* allele reducing risk of MS. Environmental exposures

* Corresponding Author's E-mail: Pernilla.Strid@ki.se.

such as tobacco smoking, sun light/vitamin D level, viral infections and lifestyle factors such as adolescent obesity has also been shown to affect MS risk, often with an interaction with the genetic factors. Pathway and network analyses have shown that multiple distinct pathways are involved in MS pathogenesis and likely involve multiple distinct cell types. These risk variants predominantly affect gene regulatory region, suggesting that tissue-specific changes to gene expression mediate the disease pathology. In addition, several studies have reported clustering of patients by gene expression profiles of peripheral immune cells. Despite the progress in the genetic epidemiology of MS, the exact interplay between genetic and lifestyle factors in MS remain unknown. MS heterogeneity is also reflected in the clinical course of MS and subsequently in patients' response to treatments. Current treatment agents, known as disease modifying treatments (DMTs), are shown to reduce the relapse rate by up to 70%, albeit with significant increase in risk of fatal infections and autoimmune complications. This chapter discusses the risks associated with development of MS, the current understanding of disease pathogenesis, and available treatments in relation to disease progression.

## ABBREVIATIONS

| | |
|---|---|
| AHSCT | autologous hematopoietic stem cell transplantation |
| CNS | central Nervous System |
| CMV | cytomegalovirus |
| DMT | disease modifying treatments |
| DNA | deoxyribonucleic acid |
| EBNA | epstein–barr nuclear antigen |
| EBV | epstein–barr virus |
| EDSS | expanded disability status scale |
| EAE | experimental autoimmune encephalomyelitis |
| GWAS | genome-wide association studies |
| HLA | human leukocyte antigen |
| IL2RA | interleukin-2 receptor alpha |
| IL7R | interleukin-7 receptor alpha |
| LD | linkage disequilibrium |
| MHC | major histocompatibility complex |
| MRI | magnetic resonance imaging |
| MAF | minor allele frequency |
| MS | multiple sclerosis |
| OR | odds ratio |
| PPMS | primary progressive MS |
| PML | progressive multifocal leukoencephalopathy |
| RRMS | relapsing remitting MS |

| | |
|---|---|
| SPMS | secondary progressive MS |
| SNP | single nucleotide polymorphism |
| SLE | systemic Lupus Erythematosus |
| TNF | tumor necrosis factor |

## INTRODUCTION

Multiple sclerosis (MS) is a leading cause of non-traumatic neurological disability in young adults in Europe, affecting ~2.3 million persons worldwide. The overall annual cost for MS is estimated to be € 15.5 billion in Europe (Giovannoni 2015). The cost of MS increases with increasing disability reaching an annual cost of € 60.000 for patients who have reached a progressive stage of disease. Hence, to society MS is one of the most expensive chronic diseases, even when compared to diseases with higher prevalence. Additionally, people with MS experience a marked reduction in quality of life. For example, MS patients aged 18-29 report their health status to be similar to 80 year olds in the general population (Kobelt et al. 2006, Kobelt 2009).

MS is a heterogeneous disease with respect to its clinical presentation, para-clinical findings, disability progression and treatment response. The disease typically starts in young adulthood and is one of the leading causes of neurological disability among young adults. The substantial heterogeneity is a well-recognized feature of the MS clinical course (Confavreux and Vukusic 2014). MS can range from a relatively benign to a rapidly progressive and severely disabling disease.

In the majority of patients (85-90%) MS presents by episodes of neurological symptoms followed by residual deficits or full recovery (relapsing remitting MS, RRMS) (Figure 1). In a minority (10–15%) accumulation of disability starts from the onset of the disease without symptomatic recovery (primary progressive MS, PPMS). Although with time, a majority of RRMS patients (up to 70%) transitions into a progressive stage, similar to that of PPMS patients, characterized by relentless worsening of disability often with lack of clinical attacks (secondary progressive MS, SPMS). In the most recent phenotypic classification of the disease, MS clinical course is categorized based on the presence of disease activity and/or worsening of disability. Disease activity is defined by clinical relapses and/or lesion activity on MRI while worsening of disability is currently defined by changes in the expanded disability status scale (EDSS) score (Lublin et al. 2014).

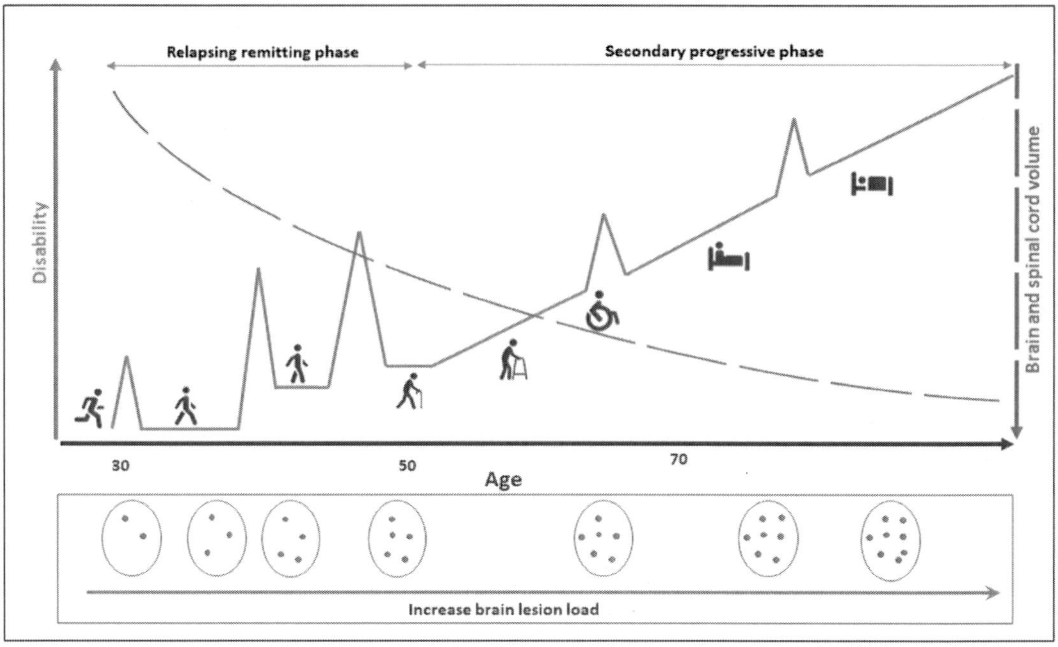


Figure 1. Clinical course of Multiple Sclerosis and progression of disability. Most people with MS have a relapsing-remitting disease course which is characterized by periods of relapses that often improve partially or completely. Relapses are followed by periods of disease remission. About 60 to 70 percent of persons with relapsing-remitting MS eventually develop secondary-progressive MS which is characterized by a steady progression of disability, with or without periods of remission. Over age, the number of lesions in the brain and spinal cord increases and the brain and spinal cord volume decreases. The decrease in the brain and spinal cord volume caused by inflammation and neurodegeneration is thought to be at least partly responsible for the accumulation of disability over age in MS.

MS is a lifelong disease that strikes individuals, predominantly women, in their most productive years with an unpredictable and progressive disability that affects all areas of life and includes physical disability, cognitive impairment and fatigue. Symptoms of MS includes balance disturbance, deficits in sensory and motor functions, weakness or paralysis, and impairments in vision, with disability accumulating over time. Approximately 70-80% of MS patients experience fatigue and more than half report fatigue to be the most debilitating symptom (Miller and Soundy 2017). Additionally, about 50% of MS patients experience cognitive impairments, most commonly manifesting as problems with attention, memory and information processing speed (Minden et al. 2006, Chiaravalloti and DeLuca 2008, Matias-Guiu et al. 2017). The prevalence of central neuropathic pain in MS is nearly 50% (Solaro and Uccelli 2011), and often presents as a constant, burning sensation in the lower limbs. In a recent study, 34% of MS patients were prescribed treatment for neuropathic pain compared to 7% in people without MS (Burkill et al. 2018). The pathophysiological mechanisms behind the development of neuropathic pain are still largely unknown. However, in experimental nerve injury, the Major Histocompatibility Complex (MHC, HLA in human) regulates the degree of neuropathic pain (Dominguez et al. 2008). Damage to central nerves that inhibit motor neurons caused by MS can lead to spasticity, characterized by increased muscular tone, spasms and muscle cramps. Slightly less than half of MS cases experience spasticity (46%) (Rizzo et al. 2004). Another common consequence of MS is bladder disturbances, usually in the form of a "spastic" bladder that cause urinary urgency, frequency and incontinence. About two-thirds of MS patients who undergo formal urodynamic testing show this form of disturbance (de Seze et al. 2007). Sexual disturbances are also common in both men and women with MS. Finally, depression is estimated to be 3-fold more common among persons with MS than in the general population, but is usually of a more modest nature. The average reported prevalence of depression across studies is 30% (Boeschoten et al. 2017), and there is comorbidity between depression and fatigue in MS patients (Greeke et al. 2017). Overall, fatigue, depression, cognitive deficits, pain, spasticity and urogenital symptoms have significant adverse effects on a persons' quality of life and social situation. Patients differ widely with respect to their clinical phenotype, relapse rate and progression of disability (Lublin et al. 2014). MS cannot be cured but there are several available disease modifying treatments (DMTs) that can reduce disease activity in RRMS patients. Current treatments can dampen the relapse rates by up to 70%, but act broadly on the immune system with risk of deadly infections and autoimmune complications (Warnke, Olsson, and Hartung 2015, Haghikia et al. 2017, Willis et al. 2016).

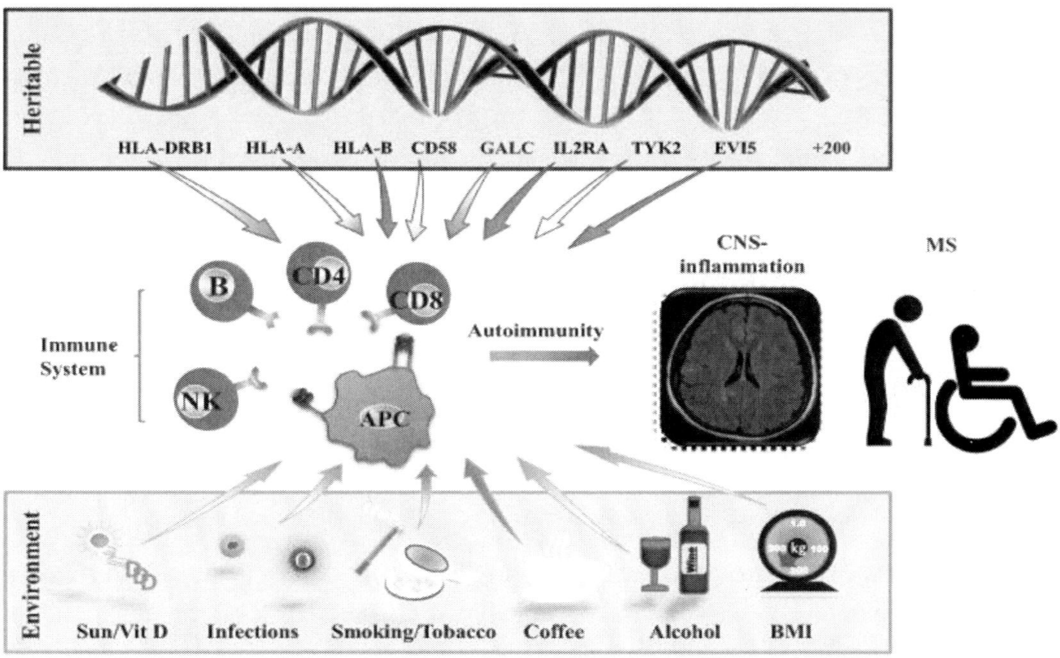


Figure 2. MS is a complex disease involving heritable risk factors and environmental exposures that skews the immune response toward autoimmunity that results in CNS inflammation leading to MS.

MS is a complex disease that depends on interplay between genetic and environmental factors (Figure 2). The exact cause of MS is unknown, but environmental exposures are likely to trigger disease in persons who are genetically predisposed to develop MS. Within the last decade, we have advanced the understanding of MS etiology, by identifying more than 250 common genetic variants, rare variants, and lifestyle factors that affect the risk of MS. With a few exceptions, genetic risk variants for MS have a modest effect (odds ratio (OR) <1.3) and the vast majority involve either innate or adaptive immunity (International Multiple Sclerosis Genetics et al. 2013, International Multiple Sclerosis Genetics et al. 2011). Although each variant contributes a small increase in risk (10-30%), it has a major impact at the population level.

## Risk Factors for MS

There is a significant sex disparity in the risk of MS, a phenomenon shared with several other autoimmune diseases (Whitacre CC 1999). However, there is no direct evidence that differences in the gene–environment interplay explain the MS sex difference. In general, MS affects women almost three times more than men (Trojano et al. 2012) except in PPMS phenotype where men are equally affected by the disease. The onset of PPMS is almost a decade later than that of relapsing onset MS at an average age of 40, excitingly at a time when testosterone levels decline (Chitnis 2018). Conversely, men with MS are at significantly higher risk of disability worsening and present with a more aggressive form of MS. We have recently shown that men are on average at about 20 to 30% higher risk of reaching EDSS score milestones 3.0, 4.0 and 6.0 and conversion to SPMS (Manouchehrinia, Beiki, and Hillert 2017). An EDSS value of 3.0 corresponds to mild or moderate disability but full ambulatory function, 4.0 to relatively severe disability but ability to walk 500 m without aid and when milestone 6.0 reached unilateral assistance is required to walk. In the most recent and comprehensive meta-analysis of genome-wide association studies (GWAS) study for MS risk, one susceptibility locus was identified on the X chromosome (International Multiple Sclerosis Genetics Consortium 2017). Further, some candidate genes including TLR7, CD40L and FoxP3, show expression differences by sex that may be due to X dosage effect (Gutierrez-Roelens and Lauwerys 2008, Sellebjerg et al. 2012). Likewise, there is no strong indication of protective effects of Y chromosome genes on MS susceptibility (Whitacre CC 1999). However, in experimental autoimmune encephalomyelitis (EAE) in rat, an experimental model with clinical and histopathological similarities in pathogenesis to MS (Storch et al. 1998), the Y chromosome from the susceptible strain contributed to disease susceptibility (Stridh et al. 2014). Further, the presence of two X chromosomes has shown increased susceptibility in EAE (Smith-Bouvier et al. 2008) which may suggest an effect of X chromosome in autoimmunity. It has also been shown that female SJL mice is more susceptible to develop EAE than male mice under identical condition (Cua, Hinton, and Stohlman 1995). Different responses to environmental factors such as sun exposure and vitamin D level (Krementsov et al. 2018) and tobacco smoking (Palacios et al. 2011) may partly explains the sex difference in MS. Disease activity in terms of clinical relapses is often reduced during pregnancy, especially during the third trimester concomitantly to the increase of hormonal secretion. A rebound effect and significant increase in disease activity has also been reported after delivery (Finkelsztejn et al. 2011). Both testosterone and estrogens have shown anti-inflammatory and neuroprotective effects in EAE (Lustig 1994, Spence and Voskuhl 2012), however, clinical trials with testosterone or estroil therapy have been mainly exploratory with mixed findings (Chitnis 2018). It appears that there is no sex differences in clinical effectiveness of DMTs in MS (Magyari et al. 2014), although very few studies have investigated the impact of sex on treatment response. Together these findings along with the increase susceptibility of women to MS may indicate the potential role of sex in MS pathogenesis.

## Genetic Risk Factors

The major genetic risk locus for MS, as for most autoimmune diseases, is the MHC locus on chromosome 6, called the HLA in man. The HLA region contains over 200 genes, many of which are involved in immune system development and functions, including antigen presentation. Alleles at different loci are often inherited together in established haplotypes. The association between HLA and risk for developing MS was first established in the 1970s (Jersild et al. 1975). Despite being the major genetic determinant of MS and other inflammatory diseases, establishing the identity and nature of risk variants within the HLA has been challenging due to the complex structure and high linkage disequilibrium in the HLA (Patsopoulos et al. 2013). However, both class II and class I genes are independently involved, with class II driving MS risk and class I conferring protection (Table 1) (International Multiple Sclerosis Genetics et al. 2011, Moutsianas 2015).

The original association was later refined to the extended haplotype *HLA-DRB5*01:01–HLA-DRB1*15:01–HLA-DQA1*01:02–HLA-DQB1*06:02* (Fogdell et al. 1995), which confers an approximate 3-fold increase in risk to develop MS. Carriage of this disease-predisposing class II allele is the major genetic risk factor for MS, with homozygous state conferring an odds ratio of 8.3 (Moutsianas 2015). The other major HLA control of MS mapped to the protective class I allele *HLA-A*02,* that reduces risk of MS (International Multiple Sclerosis Genetics et al. 2011, International Multiple Sclerosis Genetics et al. 2013, Patsopoulos et al. 2013, Moutsianas 2015). Again, a dose effect was observed with homozygous state conferring an odds ratio of 0.57 (Moutsianas et al. 2015).

**Table 1. Independent effects in the HLA region**

| | Allele | Position | OR | Action | Interacts with |
|---|---|---|---|---|---|
| Class I | *HLA-A*02:01* | 29,941260-29,945884 | 0.67 | Partially dominant | |
| | *HLA-B*44:02* | 31,269491-31,357188 | 0.78 | | |
| | *HLA-B*38:01* | | 0.48 | | |
| | *HLA-B*55:01* | | 0.63 | | |
| Class II | rs2229092 C (*LTA*) | 31,572980 | 1.33 | | |
| | *HLA-DRB1*15:01* | 32,578769-32,589848 | 3.92 | Partially dominant | *DQA1*01:01* |
| | *HLA-DRB1*03:01* | | 1.16 | Recessive | |
| | *HLA-DRB1*13:03* | | 2.62 | | |
| | *HLA-DRB1*08:01* | | 1.55 | | |
| | *HLA-DQA1*01:01* | 32,628179-32,647062 | 0.65 | | |
| | *HLA-DQB1*03:02* | 32,659467-32,668383 | 1.30 | Dominant | *DQB1*03:01* |
| | rs9277565 (LD with *HLA-DPB1*03:01*) | 33,089120 | 1.32 | | |

The model for HLA effects in MS is based on the international MS genetic consortium (IMSGC) publication from 2015 (Moutsianas et al. 2015). The model was built with a stepwise logistic regression approach that corrects the analysis for previously identified associated alleles/SNPs. Although there are additional HLA associations published later, the complex model corrections makes comparison with these results challenging and we therefore focus on the model from 2015. *LTA* = lymphotoxin alpha gene.

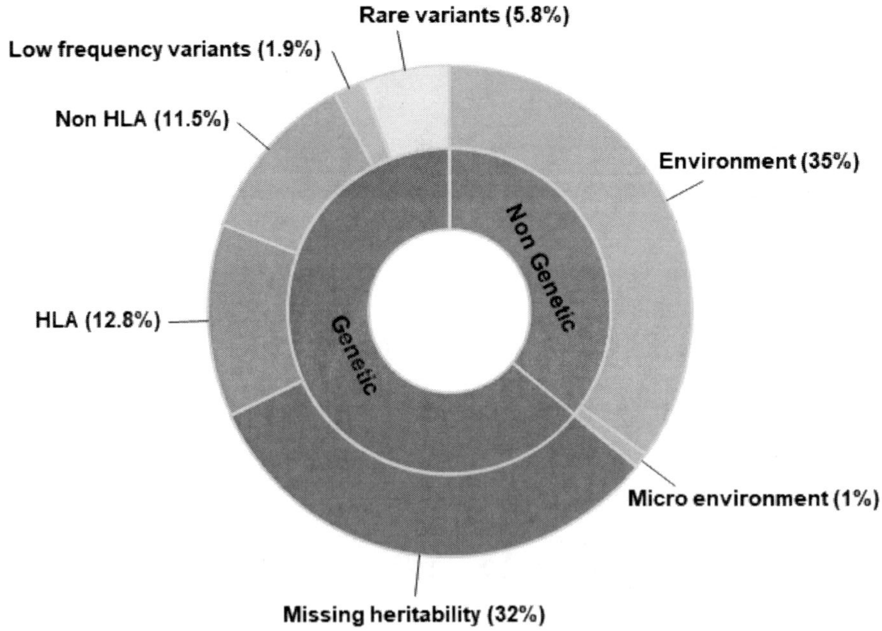


Figure 3. Roughly two thirds of MS risk can be attributed to genetic heritability, including HLA, common variants (MAF > 5%), low-frequency (MAF 1%-5%) and rare variants (MAF < 1%), and one third can be attributed to environmental exposures, including the environmental component shared within a family (microenvironment) and the non-shared environmental exposures (environment).

It is well established that both genetic and environmental factors play a role in MS etiology (Ebers et al. 1986, Olsson, Barcellos, and Alfredsson 2017). The genetic heritability of MS is estimated to be 64% and risk variants identified to date explain approximately ~50% of the heritability (Westerlind et al. 2014). These include the human leukocyte antigen (HLA) complex region (~20%) (Moutsianas 2015), non-HLA common genetic variants (~18%) (Consortium 2017), low-frequency variants (~3%) (Consortium. 2018), and rare variants (~9%) (Consortium. 2018).

Epigenetic mechanisms, such as DNA methylation, which regulate patterns of gene expression without altering the genetic code, also play a role in MS aetiology (Ebers et al. 2004, Stridh et al. 2014, Graves et al. 2013, Huynh et al. 2014, Bos et al. 2015, Ruhrmann et al. 2017, Marabita et al. 2017). Importantly, we have recently demonstrated that the major MS risk loci, *HLA-DRB1*15:01,* mediates the risk via specific variant-dependent methylation-mediated changes in the expression of HLA molecules (Kular et al. 2018). *HLA-DRB1*15:01* is hypomethylated and predominantly expressed in monocytes among *DRB1*15:01* carriers. Increased DNA methylation at a differentially methylated region encompassing exon 2 of *DRB1* lead to reduced *HLA-DRB1* expression.

A major advance in the search for MS genes came in 2007 with the identification of the first non-HLA variants to unambiguously be associated with MS, attributed to interleukin-7 receptor alpha (*IL7R*) and interleukin-2 receptor alpha (*IL2RA*) genes (Lundmark et al. 2007, International Multiple Sclerosis Genetics et al. 2007, Gregory et al. 2007). Since then, more than 250 genetic risk variants for MS have been identified and confirmed (Table 2).

GWAS using SNP with >5% minor allele frequency (MAF), the current gold standard in human genetics, identifies significant associations between susceptibility to disease and genotyped common tag SNP with relatively high allele frequencies. These association signals reflect functional variants in linkage disequilibrium (LD) with the tag SNPs, meaning that disease loci can be identified by GWAS while functional disease-causing variants cannot, unless the tagging and causal SNP are the same. An example of such case is *IL7R*, where the most associated risk variant in the first association study, rs6897932, regulates alternative splicing to increase the amount of soluble IL7Rα protein (Gregory et al. 2007, Evsyukova et al. 2013). Functionally, the soluble isoform enhances the bioactivity of IL7 by competing with cell-associated IL7R to diminish excessive IL-7 consumption, which leads to diminished expression of regulatory molecules (Lundstrom et al. 2013). Another example where a function has been implicated is the rs12874409 variant in *TNFSF13B* gene, which is in LD with an INDEL affecting a polyadenylation site resulting in a truncated version of the BAFF protein, which is soluble (Steri et al. 2017). Increased levels of soluble BAFF associated with increased risk for both MS and systemic Systemic Lupus Erythematosus (SLE).

## Table 2. Summary of genetic risk loci for MS

| Variant name | Chromosome | Position | Ancestral allele | Minor allele | Global minor allele frequency | Tested allele | OR | Conditional analysis | Gene name | Distance to closest transcript | Intron variant | Non-coding transcript variant | 5-prime UTR variant | NMD transcript variant | Splice region variant | Non-coding transcript exon variant | Missense variant | Synonymous variant | 3-prime UTR variant | Predicted effect[l] |
|---|---|---|---|---|---|---|---|---|---|---|---|---|---|---|---|---|---|---|---|---|
| rs3748817 | 1 | 2594226 | C | T | 0.46 | A | 1.14 | | MMEL1 | 3300 | x | | | x | | | | | | |
| rs3007421 | 1 | 6470129 | G | A | 0.16 | A | 1.12 | | PLEKHG5 | 1454 | | x | | | | | | | | |
| rs1801133 | 1 | 11796321 | G | A | 0.25 | A | 0.9 | | MTHFR | 24 | x | x | x | | | | x | | | Deleterious |
| rs2639453 | 1 | 11922487 | C | T | 0.18 | C | 1.07 | | KIAA2013 | 312 | x | | | | | | | | x | |
| rs13551 | 1 | 23854472 | T | C | 0.21 | T | 0.94 | | FUCA1 | 9395 | | | | | | | x | | | Deleterious |
| rs7550552 | 1 | 24973111 | C | C | 0.36 | T | 0.94 | | RUNX3[j] | | | | | | | | | | | |
| rs10914539 | 1 | 32250040 | G | T | 0.07 | G | 0.88 | | LCK[j] | | | | | | | | | | | |
| rs72922276 | 1 | 64963636 | G | A | 0.07 | G | 1.16 | | JAK1 | 2868 | x | | | | | | | | | |
| rs12087340 | 1 | 85281310 | C | T | 0.12 | A | 1.22 | | AL078459.1 | 3638 | x | x | | | | | | | | |
| rs233100 | 1 | 85306326 | G | A | 0.41 | A | 0.94 | | AL078459.1 | 28654 | x | x | | | | | | | | |
| rs11587876 | 1 | 85449500 | T | C | 0.22 | A | 1.12 | | DDAH1 | 15640 | x | x | | | | | | | | |
| rs9887787 | 1 | 91756586 | C | T | 0.16 | C | 1.13 | yes | TGFBR3 | 9846 | x | x | | x | | | | | | |
| rs58394161 | 1 | 92474402 | T | C | 0.14 | T | 0.88 | yes | GFI1[j] | | | | | | | | | | | |
| rs41286801 | 1 | 92509907 | C | T | 0.08 | A | 1.20 | | EVI5 | 1211 | | | | | | | | | x | |
| rs10747454 | 1 | 92963690 | G | T | 0.18 | G | 0.93 | yes | FAM69A[j] | | | | | | | | | | | |
| rs7552544 | 1 | 100775337 | T | C | 0.34 | A | 1.08 | | VCAM1[j], EXTL2[j] | | | | | | | | | | | |
| rs11581062 | 1 | 100941963 | G | G | 0.24 | G | 1.05 | yes | SLC30A7 | 33035 | x | | | | | | | | | |
| rs11578655 | 1 | 100947346 | T | G | 0.09 | G | 0.92 | yes | SLC30A7, HNRNPA1P68 | 27652 | x | x | | | | | | | | |
| rs6677309 | 1 | 116537544 | C | C | 0.43 | A | 1.34 | | CD58 | 7046 | x | | | x | | | | | | |
| rs666930 | 1 | 119716347 | C | T | 0.33 | G | 1.09 | | PHGDH | 552 | x | x | | x | | | | | | |
| rs113012729 | 1 | 155004637 | A | G | 0.04 | A | 0.84 | yes | ZBTB7B | 1792 | x | x | | | | | | | | |
| rs2050568 | 1 | 157800451 | T | C | 0.41 | G | 1.08 | | FCRL1 | 1516 | x | x | | | | | | | | |

| Variant name | Chromosome | Position | Ancestral allele | Minor allele | Global minor allele frequency | Tested allele | OR | Conditional analysis | Gene name | Distance to closest transcript | Intron variant | Non-coding transcript variant | 5-prime UTR variant | NMD transcript variant | Splice region variant | Non-coding transcript exon variant | Missense variant | Synonymous variant | 3-prime UTR variant | Predicted effect[l] |
|---|---|---|---|---|---|---|---|---|---|---|---|---|---|---|---|---|---|---|---|---|
| rs12086448 | 1 | 160424115 | G | A | 0.42 | A | 1.07 | | VANGL2 | 32 | | x | | | | | | x | | |
| rs6427540 | 1 | 160664798 | T | T | 0.22 | C | 1.11 | | SLAMF1[j], CD48[j] | | | | | | | | | | | |
| rs35967351 | 1 | 160742014 | A | T | 0.19 | A | 1.09 | | SLAMF7 | 2710 | x | x | | | | | | | | |
| rs1359062 | 1 | 192572342 | C | C | 0.25 | C | 1.18 | | AL390957.1 | 54599 | x | x | | | | | | | | |
| rs9427431 | 1 | 198808343 | T | C | 0.48 | C | 0.93 | | MIR181A1HG | 685 | x | x | | | | | | | | |
| rs55838263 | 1 | 200905600 | A | G | 0.13 | A | 1.12 | | INAVA | 2562 | x | x | | | | | | | | |
| rs9308424 | 1 | 212704434 | A | A | 0.40 | A | 0.91 | | BATF3[j], NSL1[j] | | | | | | | | | | | |
| rs1534422 | 2 | 12500615 | G | G | 0.47 | A | 0.95 | | MIR3681HG | 60650 | x | x | | | | | | | | |
| rs4665719 | 2 | 24794991 | T | C | 0.31 | G | 1.09 | | CENPO | 1513 | x | x | | | | | | | | |
| rs10171296 | 2 | 30258443 | A | G | 0.11 | A | 1.09 | | LBH | 1585 | x | | | | | | | | x | |
| rs6718520 | 2 | 43098432 | G | A | 0.30 | A | 1.17 | | LINC02580 | 686 | x | x | | | | | | | | |
| rs2163226 | 2 | 43134117 | T | C | 0.33 | A | 1.10 | | HAAO[j], ZFP36L2[j] | | | | | | | | | | | |
| rs842639 | 2 | 60868110 | A | A | 0.45 | A | 1.11 | | LINC01185 | 13204 | x | x | | | | | | | | |
| rs2278300 | 2 | 60948938 | G | G | 0.50 | G | 1.1 | | PUS10 | 6713 | x | x | | | | | | | | |
| rs11673987 | 2 | 65370537 | G | G | 0.44 | A | 1.07 | | SPRED2 | 7213 | x | | | | | | | | | |
| rs7595717 | 2 | 68360345 | C | T | 0.39 | A | 1.10 | | CNRIP1[j], PLEK[j] | | | | | | | | | | | |
| rs7592330[a] | 2 | 68419651 | A | G | 0.34 | T | 1.09 | | PLEK[j], FBXO48[j] | | | | | | | | | | | |
| rs12373588 | 2 | 111708688 | G | G | 0.35 | T | 0.93 | yes | ANAPC1 | 75655 | x | | | x | | | | | | |
| rs17174870 | 2 | 111907624 | C | T | 0.24 | A | 0.91 | | MERTK | 8960 | x | | | x | | | | | | |
| rs10191360 | 2 | 136127109 | T | C | 0.31 | A | 1.08 | | CXCR4[j], THSD7B[j] | | | | | | | | | | | |
| rs962052 | 2 | 150787689 | C | C | 0.36 | C | 1.06 | | LOC101929282[j], RBM43[j] | | | | | | | | | | | |
| rs61999302 | 2 | 178450304 | T | | 0,06* | T | 0.95 | | PRKRA | 180 | | | | x | | x | x | | | Deleterious |
| rs9967792 | 2 | 191109709 | T | T | 0.29 | G | 1.11 | | STAT4 | 33482 | x | x | | x | | | | | | |

## Table 2. (Continued)

| Variant name | Chromosome | Position | Ancestral allele | Minor allele | Global minor allele frequency | Tested allele | OR | Conditional analysis | Gene name | Distance to closest transcript | Intron variant | Non-coding transcript variant | 5-prime UTR variant | NMD transcript variant | Splice region variant | Non-coding transcript exon variant | Missense variant | Synonymous variant | 3-prime UTR variant | Predicted effect[l] |
|---|---|---|---|---|---|---|---|---|---|---|---|---|---|---|---|---|---|---|---|---|
| rs281783 | 2 | 199886859 | A | G | 0.14 | A | 1.08 | | AC097717.1 | 4400 | x | x | | | | | | | | |
| rs12614091 | 2 | 203768138 | A | T | 0.28 | A | 1.08 | yes | CD28[j], CTLA4[j] | | | | | | | | | | | |
| rs9989735 | 2 | 230250739 | G | C | 0.10 | C | 1.17 | | SP140 | 24994 | x | | | | | | | | | |
| rs11719975 | 3 | 18744093 | C | C | 0.24 | C | 1.09 | | SATB1-AS1 | 19966 | x | x | | | | | | | | |
| rs2371108 | 3 | 27715527 | G | G | 0.43 | A | 1.08 | | EOMES j | | | | | | | | | | | |
| rs13327021 | 3 | 27741524 | C | T | 0.45 | T | 0.92 | yes | EOMES[j], CMC1[j] | | | | | | | | | | | |
| rs1813375[b] | 3 | 28037080 | G | T | 0.36 | A | 1.15 | | LINC01967 | 22188 | | | | | | | | | | |
| rs4679081 | 3 | 32971991 | T | T | 0.49 | G | 1.08 | | CCR4[j], GLB1[j] | | | | | | | | | | | |
| rs9828629 | 3 | 71481195 | T | T | 0.29 | G | 1.08 | | FOXP1, AC097634.4 | 12369 | x | x | | x | | | | | | |
| rs77958473 | 3 | 101183731 | T | C | 0.03 | T | 1.16 | yes | ABI3BP[j], IMPG2[j] | | | | | | | | | | | |
| rs771767 | 3 | 102029794 | G | A | 0.26 | G | 0.93 | | LOC152225[j], ZPLD1[j] | | | | | | | | | | | |
| rs2289746 | 3 | 105737111 | T | T | 0.43 | C | 1.08 | | CBLB | | x | | | | | | | | | |
| rs9657904[c] | 3 | 105867870 | C | C | 0.30 | T[k] | 1.40 | | CBLB | 689 | x | x | | x | | | | | | |
| rs138433213 | 3 | 112975136 | T | G | 0,05* | T | 1.36 | yes | CD200R1[j] | | | | | | | | | | | |
| rs1131265 | 3 | 119503609 | G | C | 0.21 | C | 1.19 | | TIMMDC1 | 3235 | x | x | | x | | | | | | |
| rs1920296 | 3 | 121824730 | C | A | 0.38 | C | 1.14 | | IQCB1 | 10286 | x | | | x | | | | | | |
| rs2255214 | 3 | 122051692 | G | T | 0.48 | C | 1.11 | yes | ILDR1[j], CD86[j] | | | | | | | | | | | |
| rs9282641 | 3 | 122077921 | G | A | 0.05 | G | 1.12 | yes | CD86 | 18 | x | x | x | | x | x | | | | |
| rs6789653 | 3 | 141432148 | G | A | 0.14 | C | 1.06 | | ZBTB38 | 425 | x | | x | | | | | | | |
| rs75029101 | 3 | 159910292 | G | A | 0.03 | A | 1.1 | yes | IL12A-AS1 | 910 | | | | | | x | | | | |
| rs1014486 | 3 | 159973324 | T | C | 0.32 | G | 1.11 | | IL12A-AS1 | 59924 | x | x | | | | | | | | |
| rs460987 | 3 | 161382278 | G | A | 0.30 | C | 0.91 | | TBX6[j] | | | | | | | | | | | |

| Variant name | Chromosome | Position | Ancestral allele | Minor allele | Global minor allele frequency | Tested allele | OR | Conditional analysis | Gene name | Distance to closest transcript | Intron variant | Non-coding transcript variant | 5-prime UTR variant | NMD transcript variant | Splice region variant | Non-coding transcript exon variant | Missense variant | Synonymous variant | 3-prime UTR variant | Predicted effect[l] |
|---|---|---|---|---|---|---|---|---|---|---|---|---|---|---|---|---|---|---|---|---|
| rs10936599 | 3 | 169774313 | C | T | 0.27 | C | 1.08 | | MYNN | 48 | | | | x | | | | x | | |
| rs969625 | 3 | 187850100 | G | A | 0.35 | G | 0.94 | yes | BCL6[j], LPP-AS2[j] | | | | | | | | | | | |
| rs9839229 | 3 | 188282837 | T | T | 0.50 | T | 1.07 | | LPP | 42973 | x | | | | | | | | | |
| rs4686953 | 3 | 188365131 | T | C | 0.27 | G | 1.06 | | LPP | 23468 | x | x | | | | | | | | |
| rs6832151 | 4 | 40301616 | T | G | 0.29 | G | 1.08 | yes | LOC101060498[j], RHOH[j] | | | | | | | | | | | |
| rs17470892[d] | 4 | 48141184 | T | C | 0.20 | T | 0.94 | | TEC | 499 | x | x | | | | | | | | |
| rs2705618 | 4 | 86916393 | C | T | 0.39 | T | 0.93 | | AC093827.5, TET2 | 18339 | x | x | | x | | | | | | |
| rs7665090 | 4 | 102630446 | G | A | 0.45 | G | 1.08 | | NFKB1[j], MANBA[j] | | | | | | | | | | | |
| rs2726518 | 4 | 105252042 | C | A | 0.37 | C | 1.09 | | TET2 | 27761 | x | | | x | | | | | | |
| rs7690934 | 4 | 108104709 | C | T | 0.49 | C | 0.94 | | LEF1 | 21341 | x | x | | x | | | | | | |
| rs17051321 | 4 | 121198294 | C | T | 0.19 | C | 0.92 | | TNIP3 | 18333 | x | | | | | | | | | |
| rs13150896 | 4 | 163578337 | G | A | 0.29 | G | 1.07 | | MARCH1 | 35176 | x | x | | | | | | | | |
| rs34681760 | 5 | 6712721 | C | T | 0.45 | C | 1.08 | | LOC100505625[j], PAPD7[j] | | | | | | | | | | | |
| rs11567694 | 5 | 35857602 | A | G | 0.23 | G | 0.89 | | IL7R | 710 | x | x | | x | | | | | | |
| rs6881706 | 5 | 35879054 | G | T | 0.23 | C | 1.12 | | IL7R | 549 | | | | | | | | | x | |
| rs4613763 | 5 | 40392626 | T | C | 0.09 | A | 0.87 | | LINC00603[j], PTGER4[j] | | | | | | | | | | | |

## Table 2. (Continued)

| Variant name | Chromosome | Position | Ancestral allele | Minor allele | Global minor allele frequency | Tested allele | OR | Conditional analysis | Gene name | Distance to closest transcript | Intron variant | Non-coding transcript variant | 5-prime UTR variant | NMD transcript variant | Splice region variant | Non-coding transcript exon variant | Missense variant | Synonymous variant | 3-prime UTR variant | Predicted effect [l] |
|---|---|---|---|---|---|---|---|---|---|---|---|---|---|---|---|---|---|---|---|---|
| rs4613763 | 5 | 40392626 | T | C | 0.09 | A | 0.87 | | LINC00603 [j], PTGER4 [j] | | | | | | | | | | | |
| rs6880778 | 5 | 40398994 | A | G | 0.46 | G | 1.10 | | DAB2 [j], PTGER4 [j] | | | | | | | | | | | |
| rs6880809 | 5 | 40429148 | A | T | 0.37 | G | 0.93 | yes | AC093277.1 | 2343 | x | x | | | | | | | | |
| rs71624119 | 5 | 56144903 | G | A | 0.10 | G | 1.12 | | ANKRD55 | 1120 | x | x | | | | | | | | |
| rs32658 | 5 | 119367967 | G | T | 0.41 | G | 0.94 | | TNFAIP8 | 11932 | x | | | | | | | | | |
| rs756699 | 5 | 134110884 | T | C | 0.23 | A | 1.12 | | VDAC1 [j], TCF7 [j] | | | | | | | | | | | |
| rs2084007 | 5 | 134555592 | C | T | 0.40 | C | 1.08 | | JADE2 | 4375 | x | x | | | | | | | | |
| imm_5_141486748 [e] | 5 | 142107183 | A | C | | C | 1.07 | | NDFIP1 [j] | | | | | | | | | | | |
| rs2546890 | 5 | 159332892 | A | A | 0.44 | A | 1.09 | | AC008691.1 | 290 | | | | | | x | | | | |
| rs4976646 | 5 | 177361569 | T | C | 0.40 | G | 1.13 | | RGS14 | 3732 | x | | | | | | | | | |
| rs13193887 | 6 | 7127965 | G | T | 0.28 | T | 0.94 | | RREB1 | 19333 | x | x | | | | | | | | |
| rs17119 | 6 | 14719265 | G | G | 0.27 | A | 1.11 | | AL138720.1 | 57436 | x | x | | | | | | | | |
| rs719316 | 6 | 16672529 | C | C | 0.45 | T | 1.07 | | ATXN1 | 5561 | x | x | | | | | | | | |
| rs879036 | 6 | 36382113 | T | T | 0.16 | C | 0.89 | | ETV7 | 5453 | x | | | | | | | | | |
| rs941816 | 6 | 36407527 | A | G | 0.24 | G | 1.13 | | PXT1 | 16976 | x | | | | | | | | | |
| rs72928038 | 6 | 90267049 | G | A | 0.07 | A | 1.11 | | BACH2 | 29693 | x | x | | | | | | | | |
| rs12212193 | 6 | 90287050 | G | G | 0.30 | G | 1.09 | | BACH2 | 9692 | x | x | | | | | | | | |
| rs11542663 | 6 | 118894238 | A | C | 0.40 | A | 1.08 | | ASF1A, MCM9 | 17 | x | x | x | | | | | | | |
| rs802734 | 6 | 127957653 | A | G | 0.20 | T | 1.07 | | THEMIS [j], PTPRK [j] | | | | | | | | | | | |
| rs6928313 | 6 | 130047363 | C | T | 0.47 | T | 1.05 | yes | L3MBTL3 | 3980 | x | | | | | | | | | |

| Variant name | Chromosome | Position | Ancestral allele | Minor allele | Global minor allele frequency | Tested allele | OR | Conditional analysis | Gene name | Distance to closest transcript | Intron variant | Non-coding transcript variant | 5-prime UTR variant | NMD transcript variant | Splice region variant | Non-coding transcript exon variant | Missense variant | Synonymous variant | 3-prime UTR variant | Predicted effect[l] |
|---|---|---|---|---|---|---|---|---|---|---|---|---|---|---|---|---|---|---|---|---|
| rs4364506 | 6 | 130068795 | G | A | 0.19 | A | 0.84 | | L3MBTL3 | 48238 | x | | | | | | | | | |
| rs9321490 | 6 | 135173737 | T | C | 0.32 | C | 1.11 | | HBS1L[j], MYB[j] | | | | | | | | | | | |
| rs11154801 | 6 | 135418217 | C | A | 0.29 | A | 1.11 | | AHI1 | 24468 | x | | | x | | | | | | |
| rs12206850 | 6 | 135476670 | T | C | 0.27 | T | 0.9 | yes | AHI1 | 13533 | x | | | x | | | | | | |
| rs17066096 | 6 | 137131771 | A | G | 0.17 | G | 1.14 | | IL20RA[j], IL22RA2[j] | | | | | | | | | | | |
| rs631204[f] | 6 | 137638318 | A | A | 0.45 | T | 1.11 | yes | OLIG3[j], LOC102723649[j] | | | | | | | | | | | |
| rs7769192 | 6 | 137641518 | G | A | 0.43 | G | 1.08 | yes | OLIG3[j], TNFAIP3[j] | | | | | | | | | | | |
| rs17780429 | 6 | 137901451 | G | A | 0.08 | G | 1.1 | yes | LOC100130476 | | | | | | | | | | | |
| rs67297943 | 6 | 137923679 | C | C | 0.23 | A | 1.12 | | TNFAIP3[j], PERP[j] | | | | | | | | | | | |
| rs12206238 | 6 | 143546269 | C | T | 0.05 | C | 0.89 | | PHACTR2 | 9424 | x | | | | | | | | | |
| rs212405 | 6 | 159049527 | A | A | 0.29 | T | 1.15 | | AL035530.1 | 7335 | x | x | | | | | | | | |
| rs6952809 | 7 | 2408858 | C | T | 0.34 | C | 0.94 | | CHST12 | 4759 | x | | | | | | | | | |
| rs1843938 | 7 | 3073400 | G | A | 0.41 | A | 1.08 | | CARD11[j], SDK1[j] | | | | | | | | | | | |
| rs10951042 | 7 | 3099783 | T | C | 0.47 | C | 1.1 | | CARD11[j], LOC100129603[j] | | | | | | | | | | | |
| rs706015 | 7 | 26975369 | T | G | 0.24 | C | 1.14 | | SKAP2 | 19870 | x | | | | | | | | | |
| rs917116 | 7 | 28133120 | G | T | 0.38 | C | 1.12 | | JAZF1 | 47458 | x | | | x | | | | | | |
| rs60600003 | 7 | 37342861 | T | G | 0.05 | C | 1.16 | | ELMO1 | 318 | x | x | | | | | | | | |
| rs921911 | 7 | 50202216 | A | G | 0.14 | A | 1.09 | | AC020743.2 | 215 | | | | | | x | | | | |
| rs201847125 | 7 | 50285971 | C | T | | G | 1.11 | | C7orf72[j], IKZF1[j] | | | | | | | | | | | |
| rs28625973 | 7 | 50294612 | G | G | 0.41 | A | 1.09 | | C7orf72[j], IKZF1[j] | | | | | | | | | | | |
| rs3801275 | 7 | 106111326 | T | C | 0.09 | T | 1.13 | | SYPL1 | 816 | x | | | x | | | | | | |
| rs4728142 | 7 | 128933913 | G | A | 0.29 | G | 0.94 | | KCP[j], IRF5[j] | | | | | | | | | | | |
| rs10271373 | 7 | 139045049 | A | C | 0.43 | C | 0.95 | | ZC3HAV1 | 1529 | | | | | | | | | x | |

**Table 2. (Continued)**

| Variant name | Chromosome | Position | Ancestral allele | Minor allele | Global minor allele frequency | Tested allele | OR | Conditional analysis | Gene name | Distance to closest transcript | Intron variant | Non-coding transcript variant | 5-prime UTR variant | NMD transcript variant | Splice region variant | Non-coding transcript exon variant | Missense variant | Synonymous variant | 3-prime UTR variant | Predicted effect [l] |
|---|---|---|---|---|---|---|---|---|---|---|---|---|---|---|---|---|---|---|---|---|
| rs354033 | 7 | 149592373 | G | A | 0.20 | C | 1.08 | | ZNF767P | 28777 | x | x | | | | | | | | |
| rs13260060 | 8 | 70306125 | G | A | 0.19 | A | 1.12 | | NCOA2 | 89404 | x | x | | | | | | | | |
| rs1021156 | 8 | 78663569 | T | T | 0.32 | A | 1.12 | | PKIA [j], ZC2HC1A [j] | | | | | | | | | | | |
| rs78456818 | 8 | 94814362 | T | C | 0.02 | T | 0.87 | yes | INTS8 | 1051 | x | | | | | | | | | |
| rs2456449 | 8 | 127180736 | A | G | 0.31 | G | 1.10 | | PCAT1, CASC19 | 374 | x | x | | | | | | | | |
| rs2445610 | 8 | 127184843 | G | G | 0.37 | G | 1.07 | yes | PCAT1, CASC19 | 82 | x | x | | | | | | | | |
| rs4410871 | 8 | 127802783 | C | T | 0.28 | G | 1.12 | | PVT1 | 6750 | x | x | | | | | | | | |
| rs759648 | 8 | 128146699 | A | C | 0.33 | C | 1.09 | | PVT1 [j], MIR1208 [j] | | | | | | | | | | | |
| rs7014582 | 8 | 143916360 | A | G | 0.48 | G | 1.06 | | PLEC | 183 | | | | | | | | x | | |
| rs2150702 | 9 | 5893861 | A | A | 0.37 | G | 1.16 | | MLANA, KIAA2026 | 1350 | x | x | | x | | | | | | |
| rs4743150 | 9 | 97977842 | C | T | 0.31 | C | 1.08 | | TRIM14 | | | | | | | | | | | |
| rs2104286 | 10 | 6057082 | T | C | 0.13 | T | 1.21 | | IL2RA | 5208 | x | x | | | | | | | | |
| rs3118470 | 10 | 6059750 | T | C | 0.32 | G | 1.12 | | IL2RA | 2540 | x | x | | | | | | | | |
| rs7090512 | 10 | 6068866 | T | C | 0.35 | G | 1.19 | | IL2RA j | | | | | | | | | | | |
| rs62626325 | 10 | 6079322 | A | A | 0.10 | G | 1.14 | yes | IL2RA j | | | | | | | | | | | |
| rs1399180 | 10 | 8056756 | C | T | 0.21 | T | 0.91 | yes | GATA3 | 1738 | x | | | | | | | | | |

| Variant name | Chromosome | Position | Ancestral allele | Minor allele | Global minor allele frequency | Tested allele | OR | Conditional analysis | Gene name | Distance to closest transcript | Intron variant | Non-coding transcript variant | 5-prime UTR variant | NMD transcript variant | Splice region variant | Non-coding transcript exon variant | Missense variant | Synonymous variant | 3-prime UTR variant | Predicted effect[l] |
|---|---|---|---|---|---|---|---|---|---|---|---|---|---|---|---|---|---|---|---|---|
| rs1891621 | 10 | 31101198 | A | G | 0.47 | G | 0.87 | | - | | | | | | | | | | | |
| rs793108 | 10 | 31126177 | C | T | 0.34 | A | 1.09 | | ZNF438[j], ZEB1-AS1[j] | | | | | | | | | | | |
| rs224032 | 10 | 62762069 | G | A | 0.47 | G | 1.09 | yes | AC067751.1 | 43818 | x | x | | | | | | | | |
| rs35947132 | 10 | 70600631 | G | A | 0.01 | A | 1.04 | | PRF1 | 2056 | x | x | | | | | x | | | Deleterious |
| rs17741873 | 10 | 73894042 | T | T | 0.21 | G | 1.07 | | CAMK2G[j], C10orf55[j] | | | | | | | | | | | |
| rs2688608 | 10 | 73898591 | T | T | 0.29 | A | 1.07 | | CAMK2G[j], C10orf55[j] | | | | | | | | | | | |
| rs1782645 | 10 | 79288854 | C | T | 0.49 | A | 1.09 | | ZMIZ1 | 2231 | x | x | | | | | | | | |
| rs7923837 | 10 | 92722160 | G | A | 0.43 | G | 1.11 | | HHEX[j], EXOC6[j] | | | | | | | | | | | |
| rs1059091 | 11 | 309127 | A | A | 0.46 | G | 0.93 | | IFITM2 | 103 | x | | | x | | | x | | x | Benign |
| rs11023242 | 11 | 14507553 | C | T | 0.17 | C | 1.1 | | PSMA1 | | x | x | | x | | | | | | x |
| rs116970203 | 11 | 14855172 | G | A | 0.02 | G | 0.78 | | PDE3B | 14722 | x | | | | | | | | | |
| rs3931757 | 11 | 36416432 | C | C | 0.30 | T | 0.91 | | PRR5L | 2826 | x | x | | | | | | | | |
| rs7120737[g] | 11 | 47680843 | A | G | 0.22 | G | 1.13 | | AGBL2 | 9527 | x | x | | x | | | | | | |
| rs34383631 | 11 | 61025858 | C | T | 0.38 | A | 1.11 | | CD6[j], CD5[j] | | | | | | | | | | | |
| rs175126 | 11 | 61066152 | A | A | 0.39 | G | 1.10 | yes | AP003721.2 | 1383 | x | x | | | | | | | | |
| rs506616 | 11 | 61067571 | G | T | 0.12 | G | 1.12 | | CD6[j], CD5[j] | | | | | | | | | | | |
| rs694739 | 11 | 64329761 | A | G | 0.21 | A | 1.08 | | PRDX5[j], CCDC88B[j] | | | | | | | | | | | |
| rs531612 | 11 | 65937961 | C | T | 0.46 | C | 0.94 | | DRAP1[j], TSGA10IP[j] | | | | | | | | | | | |
| rs4409785 | 11 | 95578258 | T | C | 0.13 | T | 0.92 | | AP000820.2 | 7218 | x | x | | | | | | | | |
| rs72981578 | 11 | 95686959 | C | T | 0.11 | C | 0.9 | yes | AP000820.2 | 61756 | x | x | | | | | | | | |
| rs533646 | 11 | 118696037 | C | G | 0.31 | G | 1.10 | yes | TREH[j], DDX6[j] | | | | | | | | | | | |
| rs9736016 | 11 | 118854185 | T | A | 0.41 | T | 1.10 | | DDX6[j], CXCR5[j] | | | | | | | | | | | |

**Table 2. (Continued)**

| Variant name | Chromosome | Position | Ancestral allele | Minor allele | Global minor allele frequency | Tested allele | OR | Conditional analysis | Gene name | Distance to closest transcript | Intron variant | Non-coding transcript variant | 5-prime UTR variant | NMD transcript variant | Splice region variant | Non-coding transcript exon variant | Missense variant | Synonymous variant | 3-prime UTR variant | Predicted effect[l] |
|---|---|---|---|---|---|---|---|---|---|---|---|---|---|---|---|---|---|---|---|---|
| rs9736016 | 11 | 118854185 | T | A | 0.41 | T | 1.10 | | DDX6[j], CXCR5[j] | | | | | | | | | | | |
| rs12365699 | 11 | 118872577 | G | A | 0.07 | G | 1.12 | | DDX6[j], CXCR5[j] | | | | | | | | | | | |
| rs523604 | 11 | 118885029 | G | A | 0.45 | A | 1.09 | yes | CXCR5 | 1263 | x | | | | | | | | | |
| rs77841686 | 11 | 118891364 | G | A | 0.02 | G | 1.27 | yes | CXCR5 | 6435 | x | | | | | | | | | |
| rs11605422 | 11 | 122663482 | C | T | 0.31 | C | 0.92 | | UBASH3B | 7757 | x | x | | | | | | | | |
| rs3809006 | 11 | 128540941 | C | C | 0.31 | T | 0.94 | | ETS1 | 4529 | x | x | | | | | | | | |
| rs1800693 | 12 | 6330843 | T | C | 0.30 | G | 1.14 | | TNFRSF1A | 304 | x | x | | x | | | | | | |
| rs767455 | 12 | 6341779 | T | C | 0.30 | T | 1.17 | yes | TNFRSF1A | 69 | | | | x | | x | | x | | |
| rs2364482 | 12 | 6392965 | T | G | 0.13 | T | 0.9 | yes | LTBR[j], CD27-AS1[j] | | | | | | | | | | | |
| rs12296430 | 12 | 6394334 | G | C | 0.13 | C | 1.14 | | AC005840.2 | 429 | x | x | | | x | | | | | |
| rs3764021 | 12 | 9681032 | C | T | 0.46 | C | 0.91 | | CLEC2D | 18 | x | | | x | x | x | | x | x | |
| rs11052877 | 12 | 9753094 | A | G | 0.34 | G | 1.10 | | CD69 | 608 | | | | | | | | | x | |
| rs148755202 | 12 | 47797464 | C | T | 0.00 | T | 0.94 | | HDAC7 | 28 | x | x | | x | | | x | x | | Possibly damaging |
| rs10877012[h] | 12 | 57768302 | G | T | 0.35 | G | 1.12 | | CYP27B1 | 684 | x | | | | | | | | | |
| rs201202118 | 12 | 57788279 | | | 0,10* | A | 1.14 | | TSFM | 4794 | x | x | | | | | | | | |
| rs61708525 | 12 | 94267677 | G | G | 0.26 | G | 1.07 | | PLXNC1 | 2546 | x | x | | x | | | | | | |
| rs3184504 | 12 | 111446804 | C | T | 0.15 | T | 1.06 | | SH2B3, ATXN2 | 2398 | x | | | x | | | x | | | Deleterious |
| rs7132277 | 12 | 123108835 | C | T | 0.11 | A | 1.10 | | PITPNM2 | 1593 | x | x | | | | | | | | |

| Variant name | Chromosome | Position | Ancestral allele | Minor allele | Global minor allele frequency | Tested allele | OR | Conditional analysis | Gene name | Distance to closest transcript | Intron variant | Non-coding transcript variant | 5-prime UTR variant | NMD transcript variant | Splice region variant | Non-coding transcript exon variant | Missense variant | Synonymous variant | 3-prime UTR variant | Predicted effect[l] |
|---|---|---|---|---|---|---|---|---|---|---|---|---|---|---|---|---|---|---|---|---|
| rs9591325 | 13 | 50237084 | T | C | 0.03 | T | 1.23 | yes | DLEU1 | 12803 | x | x | | | | | | | | |
| rs806321 | 13 | 50267187 | C | T | 0.48 | T | 1.12 | | DLEU1 | 42906 | x | x | | | | | | | | |
| rs9562970 | 13 | 50428479 | A | A | 0.26 | G | 0.92 | | DLEU1 | 13390 | x | x | | | | | | | | |
| rs4772201 | 13 | 99434005 | A | G | 0.28 | A | 1.12 | | MIR548AN[j], TM9SF2[j] | | | | | | | | | | | |
| rs4468527 | 14 | 51858413 | G | A | 0.08 | G | 0.91 | | GNG2 | 11179 | x | x | | x | | | | | | |
| rs2236262 | 14 | 68794755 | A | A | 0.50 | A | 1.08 | | ZFP36L1 | 1326 | x | | | | | | | | | |
| rs4903324 | 14 | 75495168 | C | T | 0.22 | A | 1.10 | | JDP2[j], BATF[j] | | | | | | | | | | | |
| rs175706 | 14 | 75509857 | G | A | 0.39 | G | 1.08 | | BATF[j] | | | | | | | | | | | |
| rs2300603 | 14 | 75539214 | T | C | 0.21 | A | 1.11 | | BATF | 7673 | x | x | | | | | | | | |
| rs74796499 | 14 | 87965984 | C | A | 0.02 | C | 1.31 | | GALC | 2670 | x | x | | x | | | | | | |
| rs10141746 | 14 | 102770922 | A | A | 0.21 | G | 0.93 | yes | AL132801.1 | 882 | x | x | | | | | | | | |
| rs12148050 | 14 | 102797451 | A | G | 0.49 | A | 1.08 | | TRAF3 | 19833 | x | | | | | | | | | |
| rs59772922 | 15 | 78915124 | C | C | 0.44 | A | 1.11 | | MORF4L1[j], CTSH[j] | | | | | | | | | | | |
| rs8042861 | 15 | 90434101 | T | G | 0.31 | A | 1.08 | | IQGAP1 | 6427 | x | | | x | | | | | | |
| rs2744148 | 16 | 1023552 | G | G | 0.15 | T | 0.91 | | SOX8[j], SSTR5-AS1[j] | | | | | | | | | | | |
| rs12708716 | 16 | 11086016 | A | G | 0.35 | G | 0.84 | | CLEC16A | 37904 | x | x | | | | | | | | |
| rs12927355 | 16 | 11100914 | T | T | 0.27 | G | 1.21 | | CLEC16A | 23006 | x | x | | | | | | | | |
| rs4780346 | 16 | 11194949 | G | A | 0.19 | A | 1.09 | yes | CLEC16A[j], SOCS1[j] | | | | | | | | | | | |
| rs6498184 | 16 | 11342133 | C | T | 0.11 | G | 1.15 | | RMI2, AC009121.2 | 9622 | x | x | | | | x | | | | |
| rs36090551 | 16 | 11350016 | G | G | 0.35 | G | 0.92 | yes | RMI2 | 1349 | x | x | | | | | | | | |

**Table 2. (Continued)**

| Variant name | Chromosome | Position | Ancestral allele | Minor allele | Global minor allele frequency | Tested allele | OR | Conditional analysis | Gene name | Distance to closest transcript | Intron variant | Non-coding transcript variant | 5-prime UTR variant | NMD transcript variant | Splice region variant | Non-coding transcript exon variant | Missense variant | Synonymous variant | 3-prime UTR variant | Predicted effect[l] |
|---|---|---|---|---|---|---|---|---|---|---|---|---|---|---|---|---|---|---|---|---|
| rs34286592 | 16 | 29809159 | C | T | 0.09 | T | 1.21 | | MAZ, AC009133.1 AC009133.5 | 534 | x | x | | x | | | | | | |
| rs7204270 | 16 | 30145642 | | C | 0.33 | G | 1.09 | | MAPK3[j], CORO1A[j] | | | | | | | | | | | |
| rs9937051 | 16 | 57072759 | T | T | 0.20 | T | 1.09 | | NLRC5 | 2882 | x | | | x | | | | | | |
| rs1886700 | 16 | 68652002 | C | T | 0.21 | A | 1.11 | | CDH3 | 6365 | x | | | x | | | | | | |
| rs12149527 | 16 | 79076699 | C | T | 0.30 | A | 1.08 | | WWOX | 1E+05 | x | | | x | | | | | | |
| rs17797448 | 16 | 79314381 | C | T | 0.24 | C | 1.14 | yes | WWOX[j], MAF[j] | | | | | | | | | | | |
| rs7196953 | 16 | 79615497 | A | A | 0.45 | A | 1.08 | yes | MAF[j], DYNLRB2[j] | | | | | | | | | | | |
| rs35929052 | 16 | 85960878 | T | T | 0.05 | G | 1.14 | | IRF8[j], LOC146513[j] | | | | | | | | | | | |
| rs13333054 | 16 | 85977427 | C | T | 0.29 | A | 1.11 | | AC092723.4 | 7959 | x | x | | | | | | | | |
| rs35703946 | 16 | 85987899 | G | A | 0.09 | G | 1.13 | | AC092723.3 | 1135 | x | x | | | | | | | | |
| rs4925166 | 17 | 18307496 | G | T | 0.32 | T | 0.85 | | TOP3A | 562 | x | x | | x | | | | | x | |
| rs2306593 | 17 | 36510707 | T | T | 0.41 | T | 0.92 | | MYO19 | 146 | x | x | | x | | | | | | |
| rs12946510 | 17 | 39756124 | C | T | 0.31 | A | 1.08 | | GRB7[j], | | | | | | | | | | | |

| Variant name | Chromosome | Position | Ancestral allele | Minor allele | Global minor allele frequency | Tested allele | OR | Conditional analysis | Gene name | Distance to closest transcript | Intron variant | Non-coding transcript variant | 5-prime UTR variant | NMD transcript variant | Splice region variant | Non-coding transcript exon variant | Missense variant | Synonymous variant | 3-prime UTR variant | Predicted effect[l] |
|---|---|---|---|---|---|---|---|---|---|---|---|---|---|---|---|---|---|---|---|---|
| | | | | | | | | | IKZF3[j] | | | | | | | | | | | |
| rs883871 | 17 | 40096407 | G | A | 0.30 | G | 0.89 | | NR1D1 | 3620 | x | | | | | | | | | |
| rs2293152 | 17 | 42329511 | C | G | 0.35 | G | 0.82 | | STAT3 | 13952 | x | | | | | | | | | |
| rs9891119 | 17 | 42355962 | A | C | 0.39 | C | 1.11 | | STAT3 | 9366 | x | | | | | | | | | |
| rs4796791 | 17 | 42378745 | T | C | 0.46 | A | 1.10 | | STAT3 | 9669 | x | | | | | | | | | |
| rs7222450 | 17 | 45330304 | G | A | 0.37 | A | 1.06 | | MAP3K14[j], ARHGAP27[j] | | | | | | | | | | | |
| rs4794058 | 17 | 47519732 | | T | 0.47 | A | 1.07 | | MRPL45P2[j], NPEPPS[j] | | | | | | | | | | | |
| rs8070345 | 17 | 59739396 | T | C | 0.37 | A | 1.14 | | VMP1 | 4058 | x | | | x | | | | | | |
| rs9913257 | 17 | 75324812 | C | C | 0.45 | C | 1.06 | | GRB2 | 1526 | x | x | | x | | | | | | |
| rs9947399 | 18 | 58604312 | A | G | 0.26 | G | 1.06 | yes | ALPK2 | 24645 | | | | | | | | | | |
| rs7238078 | 18 | 58716960 | T | G | 0.24 | A | 0.92 | | MALT1, AC104365.1 | 7638 | x | x | | x | | | | | | |
| rs1610555 | 18 | 69875911 | T | T | 0.47 | G | 0.95 | yes | CD226 | 2767 | x | | | x | | | | | | |
| rs2992 | 19 | 4443049 | C | C | 0.41 | T | 0.93 | | CHAF1A | 343 | x | | | | | | | | x | |
| rs1077667 | 19 | 6668961 | C | T | 0.19 | G | 1.16 | | TNFSF14 | 1156 | x | | | | | | | | | |

**Table 2. (Continued)**

| Variant name | Chromosome | Position | Ancestral allele | Minor allele | Global minor allele frequency | Tested allele | OR | Conditional analysis | Gene name | Distance to closest transcript | Intron variant | Non-coding transcript variant | 5-prime UTR variant | NMD transcript variant | Splice region variant | Non-coding transcript exon variant | Missense variant | Synonymous variant | 3-prime UTR variant | Predicted effect[l] |
|---|---|---|---|---|---|---|---|---|---|---|---|---|---|---|---|---|---|---|---|---|
| rs34536443[i] | 19 | 10352442 | G | C | 0.01 | C | 1.28 | | TYK2 | 8 | x | x | | x | | x | x | | x | Deleterious |
| rs1051738 | 19 | 10467167 | C | A | 0.19 | C | 1.12 | | PDE4A | 198 | | | | x | | | x | | x | Benign |
| rs2288904 | 19 | 10631494 | G | A | 0.18 | G | 1.14 | | SLC44A2 | 210 | x | x | x | x | | | x | | x | Benign |
| rs12460421 | 19 | 10870676 | G | G | 0.45 | A | 1.06 | yes | SMARCA4[j] | | | | | | | | | | | |
| rs1870071 | 19 | 16394295 | C | C | 0.39 | G | 1.12 | | EPS15L1 | 9450 | x | | | x | | | | | | |
| rs11554159 | 19 | 18175134 | G | A | 0.18 | G | 1.15 | | IFI30, AC007192.1 | 88 | | x | | x | | | x | | x | Possibly damaging |
| rs7260482 | 19 | 44640642 | C | C | 0.46 | A | 0.93 | | AC243964.2 | 8443 | x | x | | | | | | | | |
| rs307896 | 19 | 47158236 | G | A | 0.09 | G | 1.08 | | SAE1 | 11617 | x | | | x | | | | | | |
| rs8107548 | 19 | 49367386 | T | C | 0.29 | T | 0.91 | | DKKL1 | 2731 | x | | | | | | | | | |
| rs8107548 | 19 | 49367386 | T | C | 0.29 | G | 1.09 | | DKKL1 | 2731 | x | | | | | | | | | |
| rs61734100 | 19 | 55976253 | C | | <0,01* | C | 0.78 | | NLRP8 | 11660 | | | | | | | x | x | | Possibly damaging |
| rs6072343 | 20 | 41339548 | G | A | 0.07 | G | 0.92 | | ERG[j] | | | | | | | | | | | |
| rs4812773 | 20 | 43950508 | C | T | 0.31 | C | 1.07 | | TOX2 | 4803 | x | | | | | | | | | |
| rs4810485 | 20 | 46119308 | G | T | 0.24 | A | 1.08 | | CD40 | 935 | x | x | | x | | | | | | |
| rs17785991 | 20 | 49822224 | T | A | 0.21 | A | 1.09 | | SLC9A8 | 9343 | x | | | | | | | | | |
| rs2616277 | 20 | 54128501 | T | T | 0.15 | C | 0.92 | yes | BCAS1[j], CYP24A1[j] | | | | | | | | | | | |
| rs2248359 | 20 | 54174979 | T | T | 0.45 | G | 1.07 | | CYP24A1[j], PFDN4[j] | | | | | | | | | | | |
| rs1151625 | 20 | 63738644 | C | T | 0.03 | C | 1.15 | | LIME1, AL121845.2 | 30 | x | x | | | | | x | | x | Benign |
| rs2256814 | 20 | 63742630 | G | A | 0.25 | A | 1.11 | | SLC2A4RG | 102 | x | x | | | | x | | | | |

| Variant name | Chromosome | Position | Ancestral allele | Minor allele | Global minor allele frequency | Tested allele | OR | Conditional analysis | Gene name | Distance to closest transcript | Intron variant | Non-coding transcript variant | 5-prime UTR variant | NMD transcript variant | Splice region variant | Non-coding transcript exon variant | Missense variant | Synonymous variant | 3-prime UTR variant | Predicted effect[l] |
|---|---|---|---|---|---|---|---|---|---|---|---|---|---|---|---|---|---|---|---|---|
| rs9808753 | 21 | 33415005 | G | G | 0.27 | G | 1.08 | | IFNGR2 | 11539 | x | | x | x | | | x | | x | Benign |
| rs1041796 | 21 | 38480549 | T | C | 0.14 | T | 0.9 | yes | ERG | 9774 | x | x | | | | | | | | |
| rs2283792 | 22 | 21776836 | G | T | 0.46 | C | 1.08 | | MAPK1 | 7632 | x | | | | | | | | | |
| rs2027982 | 22 | 31197449 | T | C | 0.48 | C | 1.07 | | RNF185 | 7122 | x | x | | x | | | | | | |
| rs4821544 | 22 | 36862461 | C | C | 0.35 | T | 1.07 | | NCF4, NCF4-AS1 | 1473 | x | x | | | | | | | | |
| rs2413436 | 22 | 36916519 | G | G | 0.39 | A | 1.06 | yes | CSF2RB | 2886 | x | | | | | | | | | |
| rs137956 | 22 | 39897459 | T | C | 0.28 | C | 1.06 | yes | ENTHD1[j], GRAP2[j] | | | | | | | | | | | |
| rs470119 | 22 | 50528485 | C | T | 0.45 | C | 0.9 | | TYMP | 693 | x | x | | | | x | | | | |
| rs2807267 | X | 136584294 | T | T | 0.27 | T | 1.07 | | RNU6-320P[j] | | | | | | | | | | | |

The table includes risk variants that have reached genome-wide significance in either genome wide association or candidate gene studies.(International Multiple Sclerosis Genetics et al. 2007, Wellcome Trust Case Control et al. 2007, Aulchenko et al. 2008, Australia and New Zealand Multiple Sclerosis Genetics 2009, De Jager et al. 2009, Baranzini et al. 2009, Sanna et al. 2010, Lundmark et al. 2007, Nischwitz et al. 2010, Jakkula et al. 2010, International Multiple Sclerosis Genetics 2010, International Multiple Sclerosis Genetics et al. 2011, Patsopoulos et al. 2011, Matesanz et al. 2012, Lill et al. 2013, International Multiple Sclerosis Genetics et al. 2013, Lill et al. 2015, Andlauer et al. 2016, Steri et al. 2017, Olafsson et al. 2017, International Multiple Sclerosis Genetics Consortium 2017, Wang et al. 2011) Markers are mapped to the same loci if LD >0.5 in European populations, unless otherwise stated. [a] low LD between MS chip and meta-analysis marker (Patsopoulos et al. 2011) $r^2<0.3$ in European populations. [b] undetermined LD with MSchip SNP. [c] the LD between rs9657904 and rs2028597 is just below 0.5 in European population. [d] the LD in European populations is just below 0.5. [e] undetermined LD between rs249677 and imm_5_141486748, the difference in SNP positions between Ch37 and ch38 is 620435bp. [f] the LD between rs13192841 and rs631204 is just below 0.5 in European populations. [g] $r^2$ is approximately 0.4 in European populations. [h] the LD between rs12368653 and rs10877012 is just below 0.5 in European population. [i] undetermined LD with CV196, but maps very close. Positions are given in base pair (bp) according to assembly GRCh38.p12. * = highest allele frequency in any population. If no gene is named in GRCh38.p12, the name from the original publication is included, indicated with [j]. [k] = common allele. [l] = predictions were made using PolyPhen (http://genetics.bwh.harvard.edu/pph2/) or Sorting Intolerant From Tolerant (SIFT, https://sift.bii.a-star.edu.sg/). The most severe predicted effect is included in the table.

One simple interpretation of human GWAS is that each locus represents the presence of a single, relatively common, functional variant. We have previously shown in experimental systems that more complex models are sometimes required, in which multiple alleles of varying frequency at the same or closely linked loci contribute to the signal (Rat Genome et al. 2013). Low-frequency (<5% MAF) and rare (<1%) variants, which are not captured by the current GWAS approach, also contribute to MS independently of common genetic variants (International Multiple Sclerosis Genetics Consortium 2018). High impact variants are enriched among the low-frequency variants and they, unlike common variants, show negligible LD with other variants indicating that the genes harboring them are relevant for disease.

Most of the genes implicated in MS code for proteins involved in adaptive immune functions and reveal a key role for T cell homeostasis and regulation, supporting that MS pathogenesis is primarily driven by immune dysfunction. Pathway and network analyses have shown that multiple distinct pathways are involved in pathogenesis of MS, and likely involve multiple distinct cell types (International Multiple Sclerosis Genetics Consortium 2017, Cotsapas et al. 2011, Consortium 2013). The risk variants predominantly affect gene regulatory region, suggesting that tissue-specific changes to gene expression mediate pathology (Maurano et al. 2012, Farh et al. 2015, Raj et al. 2014). Accordingly, clustering of patients by gene expression profiles of peripheral immune cells have been reported (Ottoboni et al. 2012).

The importance of understanding the genetic landscape of MS is well-illustrated by the example of anti-tumor necrosis factor (TNF) treatments of MS patients. Despite being an effective treatment for several other autoimmune conditions, TNF-blocking drugs unexpectedly promoted onset or exacerbation of MS in trials. Functional analysis of a SNP in the TNF receptor 1 that associated with MS in GWAS revealed that the MS risk variant promotes expression of a soluble form of the receptor that can block TNF (Gregory et al. 2012). Essentially, the TNF-blocking treatment mimicked the functional effect of the MS risk variant. There was no association between this variant and the other autoimmune diseases that were effectively treated.

## Environment and Lifestyle Exposures

Environmental factors and lifestyle exposures also affect the risk of developing MS (Olsson, Barcellos, and Alfredsson 2017). The most compelling support for environmental influence on MS aetiology comes from the discordance of MS in monozygotic twins (Ebers et al. 1986, Westerlind et al. 2014) and migration studies that show that MS risk depends on the age at which an individual migrates (Ahlgren, Oden, and Lycke 2012, Cabre 2007). People who move from a low-risk country to a high-risk country before adolescence have similar MS risk to those who are born and live in the high-risk country. This is not the case for people who move as adults. Several of the other lifestyle and environmental exposures also seem to have the greatest effect during adolescence, so in addition to the environmental factors themselves, the timing of the exposure may also be important in determining the risk they contribute.

Besides female sex, high latitude was among the first MS-associated risk factors to be identified (Ebers and Sadovnick 1993, Browne et al. 2014, Koch-Henriksen and Sorensen 2010). This association was later explained by ultraviolet radiation and sun exposure level that correlate with latitude (McMichael and Hall 1997, Magalhaes et al. 2018). Accordingly, insufficient sun light exposure (OR = 2.2) and low vitamin D levels (OR = 1.4) increase the risk of MS (Baarnhielm et al. 2012, Bjornevik et al. 2014, van der Mei et al. 2003, Mokry et al. 2015, Rhead et al. 2016). It is difficult to separate the effects of sun light exposure and vitamin D, since ultraviolet radiation is necessary to convert vitamin D to an active metabolite. However, there is an association between sun light exposure and MS, even when vitamin D is accounted for, suggesting that ultraviolet radiation decreases MS risk via additional mechanisms (Baarnhielm et al. 2012). Environmental and lifestyle exposures that contribute to increased risk for MS include Epstein–Barr virus (EBV) infection, tobacco smoke, adolescent obesity, insufficient sun exposure and low vitamin D levels, organic solvents (Hedstrom et al. 2018, Barragan-Martinez et al. 2012), night shift work (Hedstrom et al. 2015, Gustavsen et al. 2016), and concussion (Table 3)(Montgomery et al. 2017). Conversely, oral tobacco use, cytomegalovirus (CMV) infection (Sundqvist et al. 2014), and consumption of coffee (Hedstrom et al. 2016) and alcohol (Hedstrom, Hillert, et al. 2014) have been associated with a reduced risk of MS.

**Table 3. Environmental factors and lifestyle exposures in MS**

| | Factor | Adolescent exposure | OR | HLA interaction | Combined effect (OR) |
|---|---|---|---|---|---|
| Increased risk | EBV infection | Yes | 3.6 | Yes | 15 |
| | Obesity | Yes | 2 | Yes | 15 |
| | Smoking | No | 1.6 | Yes | 14 |
| | Passive smoking | No | 1.3 | Yes | 6 |
| | Low Vitamin D | Undetermined | 1.4 | No | |
| | organic solvents | Unknown | 1.5 | Unknown | |
| | night shift work | Yes | 1.5 | No | |
| | Concussion | Unknown | 1.2 | Unknown | |
| Protective | Oral tobacco | Unknown | 0.5 | No | |
| | CMV infection | Unknown | 0.7 | No | |
| | Coffee consumption | Unknown | 0.7 | No | |
| | Alcohol consumption | Unknown | 0.6 | No | |

EBV = Epstein–Barr virus, CMV = cytomegalovirus, OR = Odds Ratio.

EBV infection, reflected by high anti-EBNA IgG levels (OR = 3.6) or infectious mononucleosis (OR = 1.9) (Sundqvist et al. 2012), represents the major environmental risk factor for developing MS (Belbasis et al. 2015). Particularly the immune response to two fragments of EBNA1, spanning amino acid 385-502, is associated with increased risk of MS (Sundstrom et al. 2009, Sundqvist et al. 2012). Seroconversion to EBNA1+ precedes the onset of MS (Munger et al. 2011). Furthermore, EBV interacts with genetic risk alleles *HLA-DRB1*15* and *HLA-A*02* to increase MS risk by 16-fold in those who are exposed to all three risk factors compared to unexposed individuals (Sundqvist et al. 2012). Since HLA risk alleles encode molecules that are involved in adaptive T-cell immunity, the interaction between EBV infection and HLA might indicate a common pathogenesis pathways that trigger MS.

Cigarette smoking has been consistently shown to be associated with the risk of MS with an odds ratio of 1.5 (Degelman and Herman 2017, Belbasis et al. 2015). Smoking and MS risk have a dose–response relationship, which means that cumulative smoking is associated with an increase in risk (Hedstrom et al. 2009). However, the risk decreases over time if the exposure is removed, with essentially no difference in risk between those who have never smoked and those who stopped smoking 5 or more years ago. Even passive smoking has been associated with increased MS risk (Hedstrom, Baarnhielm, et al. 2011). On the other hand, the use of oral tobacco (snuff), which is very common in Sweden, has a dose-dependent association with a decreased risk (OR = 0.5) (Hedstrom et al. 2009, Hedstrom et al. 2013). Nicotine is a candidate molecule to explain this possible protection, given that nicotine affects the α7 subunit of the acetylcholine receptor present on immune cells, thereby dampening the receptor activity. A current hypothesis is that inflammation triggered in the lung by cigarette smoke drives the increase in risk of MS, despite the protective effects of nicotine (Olsson, Barcellos, and Alfredsson 2017).

Strong evidence supports that obesity during adolescence increase the risk of MS 2-fold (Munger, Chitnis, and Ascherio 2009, Hedstrom, Olsson, and Alfredsson 2012, Gianfrancesco, Glymour, et al. 2017). Further, genetic predisposition for high body mass index (BMI) increases the risk of pediatric-onset MS (OR = 1.17), while predisposition to high serum levels of vitamin D decreased the odds (OR = 0.72) (Gianfrancesco, Stridh, et al. 2017). Increased BMI have also been associated with reduced brain volume in MS patients (Mowry et al. 2018).

By selecting the major genetic MS risk alleles (*HLA-A*02 and DRB1*15:01*) and evaluating their relationship with strong environmental risk factors for MS such as EBV (Sundqvist et al. 2012), smoking (Hedstrom, Sundqvist, et al. 2011, Hedstrom, Bomfim, et al. 2014), obesity (Hedstrom, Olsson, and Alfredsson 2012), and organic solvents (Hedstrom et al. 2018), striking gene-environment interactions became apparent. For example, *HLA-A*02* negative and *DRB1*15:01* positive smokers have a 13-fold increase in MS risk, while their non-smoking counterpart have a 5-fold increased risk (Hedstrom, Sundqvist, et al. 2011, Hedstrom et al. 2017). Since HLA molecules are instrumental in antigen presentation to T cells, the evidence for interaction suggests that smoking, EBV infections, obesity, and organic solvent exposure may alter MS risk through actions on adaptive immunity.

### MS Severity

MS is primarily a disease of young adults with the majority having their first symptom at ages between 20 and 40 (Confavreux and Vukusic 2014). Studies have found that carriership of the allele *HLA-DRB1*15* is associated with about 2 years younger age at the onset (Masterman et al. 2000, Hensiek et al. 2002, Isobe et al. 2016). Along with the carriership of *HLA-DRB1*15*, low exposure to summer sun in adolescence, tobacco smoking and higher body mass index at age 20 have also been found to be associated with younger age at the onset independent of the *HLA-DRB1*15* effect (Laursen et al. 2016, Briggs et al. 2018). We have recently performed a familial risk study investigating the difference in familial risk of MS in patients with early-onset MS (<18 years) and late-onset MS (>50 years) where we found no substantial difference in the familial risk of MS between the two groups (Song et al. 2018). Instinctively, a higher familial risk is thought to compensate for the shorter time of exposure to the environmental trigger(s) in early-onset MS patients. While we showed slightly higher odds of having a family member with MS in the group with early-onset MS, the estimates were not significantly different, and so this notion could not be supported by these findings. Other studies have found a more severe disease course in patients with older age at the onset of MS (Koch et al. 2010, Confavreux and Vukusic 2014). However, it is not entirely clear whether the accumulation of disability in MS is a function of chronological age or age at the onset of the disease (Trojano et al. 2002). Response to DMTs has been reported to be significantly enhanced when started early in the course of MS at younger age (Kavaliunas et al. 2017). A recent meta-analysis has found no efficacy of DMTs in patients older than 53 years of age (Weideman et al. 2017). The study also found that the patient age together with the treatment efficacy explain more than 67% of variance in disability progression. These findings highlight the importance of age in the therapeutic efficacy of DMTs. The available evidence suggests that clinical phenotype, including sex, onset age and disease progression, correlates only modestly with genetic factors. However, a well powered genetic study of fully characterized MS population has not been undertaken, thus many questions remain to be answered.

## PATHOGENESIS

MS is a complex disorder of the CNS that cause inflammation, demyelination and axonal damage. The disease pathology is characterized by periodic disruption of the blood-brain barrier and subsequent infiltration of immune cells into the CNS resulting in destruction of myelin and loss of neurons and neurites (Compston and Coles 2008). T-cells, B-cells, and myeloid cells infiltrating the parenchyma is thought to cause focal lesions and neuro-axonal damage. The hallmark sign of MS is the formation of demyelinating lesions in the brain and spinal cord. The pathology of MS have been thoroughly described elsewhere, and we recommend the reader a comprehensive reviews on the topic (Filippi et al. 2018). In the majority of patients (85-90%) MS presents by episodes of neurological attacks followed by periods of recovery. The disparity between demyelinating lesions evident on radiological examination and bouts of symptoms, indicate that this process is often subclinical and may occur for several years prior to symptom onset.

MS is driven by proliferation and effector functions of auto-reactive CD4+ T cells against single or multiple myelin proteins. Quite possibly the inflammation caused by the initial attack leads to epitope spreading where other CD4+ T cell clones are recruited to the site of initial inflammation causing the subsequent inflammatory plaques and progression of the disease. Based on the role of T cells in pathogenesis of MS, perhaps the induction of tolerance in the dysfunctional immune response in MS remains the optimal treatment for MS. It is now well established that neurodegeneration follows the initial inflammatory phase of MS and is a major cause of disability worsening in MS. These findings mainly come from two sources; first, the observations that immunomodulatory treatments, targeting the early inflammation, have little or no therapeutic benefits in patients with progressive phenotype. Second, contrast enhancements by Gadolinium (Gd) in MRI, which is a reliable marker for inflammation in the CNS, are rarely present in the progressive phase of MS, despite clinical progression and accumulation of neurological deficit. Although MS risk has been shown to be partly genetically controlled as discussed above, to date, no genetic variant has been found to be associated with MS severity (International Multiple Sclerosis Genetics et al. 2013). The identification of any genetic modifiers of disease severity is likely to have profound clinical implications for the understanding and management of MS, and in particular for progressive MS.

MS is a heterogeneous disease with respect to its clinical presentation, para-clinical findings and treatment response strongly suggesting so far unidentified pathogenically distinct subgroups of patients. The distribution of CNS lesions and the progression of inflammation and brain atrophy vary largely among patients (Roosendaal and Barkhof 2015) as does histopathological composition of lesions suggesting different pathogenic pathways in the initiation and progression of disease (Lucchinetti et al. 2000). In line with these findings, patients differ widely with respect to their clinical phenotype, relapse rate and progression of disability (Lublin et al. 2014). MS heterogeneity is also reflected by the response to DMTs. Individual drugs with similar efficacy can fully control inflammatory activity in some patients, but fail or even exacerbate disease in others (Pilz et al. 2013).

With the exception of a few non-MS specific biomarkers such as neurofilament light chain and neutralizing antibodies (against interferons and natalizumab) to mainly monitor treatment response we currently do not have biomarkers to accurately predict the long-term clinical course of MS in order to effectively personalize the treatment. This is mainly caused by the fact that the pathobiology underlying MS is still largely unknown. Possibly, finding the responsible molecular cascades would allow us to understand the crucial events initiating MS and the mechanisms involved in propagating the disease. This lifelong disease strikes individuals with an unpredictable and progressive disability that affects all areas of life and includes physical disability, cognitive impairment and fatigue. Current treatments can dampen the relapse rates up to 70%, but act broadly on the immune system with risk of deadly infections and autoimmune complications.

## TREATMENT

MS is one of the most disabling and most expensive chronic diseases. Today, the MS treatment landscape is complex running from injectables with modest effects, through certain oral drugs, often with better effects, to infusion therapies, often highly effective in the short term, some with risks of other autoimmune diseases, or fatal infections, and all with unknown long-term risks in view of the dramatic interference with the immune system. Once patients reach the progressive stage, the approved drugs are very limited. Successful treatment early in the disease course is associated with better long-term outcomes than delaying the treatment (Giovannoni 2015) or offering insufficient therapy. The mean annual cost for persons with MS increases with increasing disability, being €23 000 for low disability and reaching €77 000 for those with high disability (Kobelt and Kasteng 2009). This change is largely due to increase in cost outside the healthcare system.

Since the approval of first DMT in 1995, there are now over thirteen DMT agents being used in clinical practice. DMTs vary in terms of their potency, mode of administration (injectable, oral and infusion) and safety profile. Injectable DMTs include; interferon β-1a, interferon β-1b, peginterferon β-1a and glatiramer acetate. The biological and immunological mechanisms of action of interferons and glatiramer acetate in MS are not completely understood. Interferons are found to enhance T-helper cell activity, inhibit proinflammatory cytokines and reduced CD4 and CD8 cells (Markowitz 2007). Glatiramer acetate is thought to augment Th2-cell function and inhibit myelin basic protein-specific T-cell activity (Racke and Lovett-Racke 2011). In trials of adults, injectables are shown to decrease the frequency of relapses by around a third. It has been suggested that the long-term development of sustained disability can also be slowed down by decreasing the frequency of relapses (Langer-Gould et al. 2006).

The oral therapies have transformed MS treatment strategies. To date, oral agents used in clinical practice include; fingolimod, teriflunomide, dimethyl fumarate and cladribine. Fingolimod is a sphingosine-1-phosphate receptor modulator which prevents lymphocytes egressing from lymph nodes, reducing the number of lymphocytes in peripheral blood. As result, reduction of lymphocyte migration into the central nervous system leads to the therapeutic effects of fingolimod (Chun and Hartung 2010). The FREEDOMS double-blind randomized trial showed a relative reduction in frequency of relapse by about 54% and a significant reduction in disability progression by around 30% at 24-months (Kappos et al. 2010).

Teriflunomide was the second oral therapy for MS. The exact mechanism by which teriflunomide acts in MS is not known. Teriflunomide prevents pyrimidine synthesis by inhibition of the mitochondrial enzyme dihydro-orotate dehydrogenase. Blockade of pyrimidine synthesis interrupts the cell cycle and exerts a cytostatic effect on proliferating T and B cells (Bar-Or et al. 2014). Teriflunomide has shown a significant reduction in annualized relapse rate by 37% compared to placebo (O'Connor et al. 2011).

The third oral treatment in MS was dimethyl fumarate. Phase III trials of dimethyl fumarate in 1,234 RRMS patients showed an annualized relapse rate at 2 years of 0.17 in active arm compared to 0.36 in the placebo group. Dimethyl fumarate is thought to degrade to its active metabolite monomethyl fumarate which up-regulates the nuclear factor (erythroid-derived 2)-like 2 (Nrf2) pathway that is activated in response to oxidative stress.

DMTs administrated via intravenous access have been the leaders of treating aggressive MS. Natalizumab, a humanized monoclonal antibody against α4 integrin which inhibit lymphocyte migration into the central nervous system, was introduced to clinical practice in 2006 (Rice, Hartung, and Calabresi 2005). In the AFFIRM trial, natalizumab demonstrated a reduction of sustained disability progression by 42% and annualized relapse rate by 68% over 2 years compared with placebo in relapsing remitting MS (Polman et al. 2006). Although natalizumab is generally well-tolerated, development of the progressive multifocal leukoencephalopathy (PML) is the most important adverse effect of the treatment (Bloomgren et al. 2012). PML is caused by the spread of JC virus in the CNS in immunosuppressed individuals. The incidence of PML in patients with no prior immunosuppressants use, negative for anti–JC virus antibodies and natalizumab exposure of less than 24 months is estimated to be 0.09 cases or less per 1000 patients. The incidence further increases to 11.1 cases per 1000 patients in anti–JC virus antibodies positive patients with prior immunosuppressants exposure and natalizumab exposure between 25 to 48 months.

Alemtuzumab is a humanized monoclonal antibody against CD52, an antigen which is primarily expressed on circulating T and B lymphocytes. Treatment with alemtuzumab results in depletion of T and B cells which is followed by lymphocyte repopulation that begins within weeks. Long-term follow-up of 37 patients exposed to alemtuzumab has shown a median recovery time to normal levels of about 8 months for B cells, 20 months for CD8+ T cells and 12 years for CD4+ T cells (Hill-Cawthorne et al. 2012). Alemtuzumab has shown high efficacy in the treatment of treatment naive patients and have shown superiority over interferon beta-1a 44 mcg (IFNb-1a). Compared to IFNb-1a, alemtuzumab reduced relapse rate by 50-55% and decreased the sustained accumulation of disability by up to 42% (Investigators et al. 2008, Coles et al. 2011, Coles et al. 2012). Alemtuzumab has been associated with autoimmune adverse events, most probably due to its mechanism of action. Alemtuzumab related adverse events mainly include thyroid disorders. In patients that participated in the CARE-MS, about 40.7% develop thyroid disorders over five years. A total of 6 malignancies were also reported in the alemtuzumab treated group during the follow-up time (Havrdova et al. 2017).

Depletion of CD20+ B cells has recently shown promising results in suppressing inflammation in MS (Lehmann-Horn, Kronsbein, and Weber 2013). Currently, two anti-CD20 monoclonal antibodies are in use for MS treatment, including rituximab and ocrelizumab. Ocrelizumab is a humanized anti-CD20 IgG1 monoclonal antibody that leads to depletion of CD20+ B cells. In two identical phase three trial a 46%-47% reduction in the annualized relapse was observed in relapsing remitting patients receiving ocrelizumab compared to patients on IFNb-1a 44 mcg (Hauser et al. 2017). In the ORATORIO trial, ocrelizumab significantly slowed disability progression in patients with primary progressive MS versus placebo (Montalban et al. 2017). Rituximab was the first antiCD20 monoclonal antibody to be tested in MS, however, it was initially developed for non-Hodgkin's lymphoma. In a phase II double-blind placebo-controlled trial (HERMES trial) a single course of rituximab (1 g given twice, 2 weeks apart) reduced the relapse rate by 50% and the number of new gadolinium enhanced lesions by more than 90% (sustained at 48 weeks) in relapsing remitting MS (Hauser et al. 2008). Despite the presence of compelling data, rituximab has not been in a phase III testing in MS mainly due to economic considerations and the development of ocrelizumab. Off label use of rituximab in real-world clinical settings has shown high safety profile and effectiveness (Salzer et al. 2016).

Recently, immune reconstitution with autologous hematopoietic stem cell transplantation (AHSCT), have been successfully performed on patients with rapidly progressive MS (Harris, Cossburn, and Gregory 2017). The exact mechanism by which AHSCT results in patient improvement and stopping the disease activity are yet to be determined. It is quite likely that an induced immune tolerance state through deletion of pathogenic clones and changes in regulatory T cell populations results in therapeutic benefits following AHSCT. Despite the promising results following AHSCT, DMTs has remained the main therapeutic strategy in the management of patients with MS.

## Conclusion

To date, GWAS have enormously contributed to our understanding of MS pathogenesis. The main goal of the genetic studies in general is not only to identify risk genes, but also to clarify the underlying MS pathogenesis with an overarching goal of translating the knowledge gained by genetic studies into clinical practice. To date, more than 250 genetic risk variants for MS have successfully been identified and confirmed in large case-control studies, supporting the complex aetiology of MS. Most variants have a modest effect with odds ratios less than 1.3, and the vast majority of MS risk loci involve either innate or adaptive immunity. Although each variant contributes a small increase in risk (10-30%), it has a major impact at the population level. Environmental exposures, such as smoking, obesity, insufficient sun light/vitamin D and viral infections further modify the risk of MS, with striking gene-environment interactions further shaping MS risk. The heterogeneity involved in MS gives rise to the clinical variability that is a hallmark of the disease.

In summary, although more than 250 genetic risk loci in MS have been identified, the proportion of heritability explained has remained modest and little is known about the means to integrate these findings with diverse biological knowledge. Studies of epigenetic modifications, rare variants, and polygenic effects might provide some of the answers in the future. These insights would greatly contribute to the further clarification of MS pathogenesis and accurate assessment of individuals' risk of MS development and progression of disability. There is great variability in how quickly MS patients reach advanced stages of disease and the pattern of CNS destruction and symptoms along the way is essentially unique for each individual. To identify the mechanisms driving particularly aggressive trajectories of MS, the relationships between genetic variation, lifestyle factors, and clinical outcome measures need to be studied in sufficiently powered well-characterized cohorts. The ultimate goal is to achieve prevention and/or selective treatments for MS, so called personalized medicine. To make that possible, we need to understand the disease spanning from initiating events through progression to advanced stages of MS.

## Acknowledgments

The authors were supported by grants from Margareta af Ugglas Foundation, MS forskningsfonden, and Swedish Association of Persons with Neurological Disabilities (Neuroförbundet), Astra Zeneca (AstraZeneca-Science for Life Laboratory collaboration) and Horizon 2020 MultipleMS grant number 733161.

## References

Ahlgren, C., A. Oden, and J. Lycke. 2012. "A nationwide survey of the prevalence of multiple sclerosis in immigrant populations of Sweden." *Mult Scler* 18 (8):1099-107. doi: 10.1177/1352458511433062.

Andlauer, T. F., D. Buck, G. Antony, A. Bayas, L. Bechmann, A. Berthele, A. Chan, C. Gasperi, R. Gold, C. Graetz, J. Haas, M. Hecker, C. Infante-Duarte, M. Knop, T. Kumpfel, V. Limmroth, R. A. Linker, V. Loleit, F. Luessi, S. G. Meuth, M. Muhlau, S. Nischwitz, F. Paul, M. Putz, T. Ruck, A. Salmen, M. Stangel, J. P. Stellmann, K. H. Sturner, B. Tackenberg, F. Then Bergh, H. Tumani, C. Warnke, F. Weber, H. Wiendl, B. Wildemann, U. K. Zettl, U. Ziemann, F. Zipp, J. Arloth, P. Weber, M. Radivojkov-Blagojevic, M. O. Scheinhardt, T. Dankowski, T. Bettecken, P. Lichtner, D. Czamara, T. Carrillo-Roa, E. B. Binder, K. Berger, L. Bertram, A. Franke, C. Gieger, S. Herms, G. Homuth, M. Ising, K. H. Jockel, T. Kacprowski, S. Kloiber, M. Laudes, W. Lieb, C. M. Lill, S. Lucae, T. Meitinger, S. Moebus, M. Muller-Nurasyid, M. M. Nothen, A. Petersmann, R. Rawal, U. Schminke, K. Strauch, H. Volzke, M. Waldenberger, J. Wellmann, E. Porcu, A. Mulas, M. Pitzalis, C. Sidore, I. Zara, F. Cucca, M. Zoledziewska, A. Ziegler, B. Hemmer, and B. Muller-Myhsok. 2016. "Novel multiple sclerosis susceptibility loci implicated in epigenetic regulation." *Sci Adv* 2 (6):e1501678. doi: 10.1126/sciadv.1501678.

Aulchenko, Y. S., I. A. Hoppenbrouwers, S. V. Ramagopalan, L. Broer, N. Jafari, J. Hillert, J. Link, W. Lundstrom, E. Greiner, A. Dessa Sadovnick, D. Goossens, C. Van Broeckhoven, J. Del-Favero, G. C. Ebers, B. A. Oostra, C. M. van Duijn, and R. Q. Hintzen. 2008. "Genetic variation in the KIF1B locus influences susceptibility to multiple sclerosis." *Nat Genet* 40 (12):1402-3. doi: 10.1038/ng.251.

Australia, and Consortium New Zealand Multiple Sclerosis Genetics. 2009. "Genome-wide association study identifies new multiple sclerosis susceptibility loci on chromosomes 12 and 20." *Nat Genet* 41 (7):824-8. doi: 10.1038/ng.396.

Baarnhielm, M., A. K. Hedstrom, I. Kockum, E. Sundqvist, S. A. Gustafsson, J. Hillert, T. Olsson, and L. Alfredsson. 2012. "Sunlight is associated with decreased multiple sclerosis risk: no interaction with human leukocyte antigen-DRB1*15." *Eur J Neurol* 19 (7):955-62. doi: 10.1111/j.1468-1331.2011.03650.x.

Bar-Or, A., A. Pachner, F. Menguy-Vacheron, J. Kaplan, and H. Wiendl. 2014. "Teriflunomide and its mechanism of action in multiple sclerosis." *Drugs* 74 (6):659-74. doi: 10.1007/s40265-014-0212-x.

Baranzini, S. E., J. Wang, R. A. Gibson, N. Galwey, Y. Naegelin, F. Barkhof, E. W. Radue, R. L. Lindberg, B. M. Uitdehaag, M. R. Johnson, A. Angelakopoulou, L. Hall, J. C. Richardson, R. K. Prinjha, A. Gass, J. J. Geurts, J. Kragt, M. Sombekke, H. Vrenken, P. Qualley, R. R. Lincoln, R. Gomez, S. J. Caillier, M. F. George, H. Mousavi, R. Guerrero, D. T. Okuda, B. A. Cree, A. J. Green, E. Waubant, D. S.

Goodin, D. Pelletier, P. M. Matthews, S. L. Hauser, L. Kappos, C. H. Polman, and J. R. Oksenberg. 2009. "Genome-wide association analysis of susceptibility and clinical phenotype in multiple sclerosis." *Hum Mol Genet* 18 (4):767-78. doi: 10.1093/hmg/ddn388.

Barragan-Martinez, C., C. A. Speck-Hernandez, G. Montoya-Ortiz, R. D. Mantilla, J. M. Anaya, and A. Rojas-Villarraga. 2012. "Organic solvents as risk factor for autoimmune diseases: a systematic review and meta-analysis." *PLoS One* 7 (12):e51506. doi: 10.1371/journal.pone.0051506.

Belbasis, L., V. Bellou, E. Evangelou, J. P. Ioannidis, and I. Tzoulaki. 2015. "Environmental risk factors and multiple sclerosis: an umbrella review of systematic reviews and meta-analyses." *Lancet Neurol* 14 (3):263-73. doi: 10.1016/S1474-4422(14)70267-4.

Bjornevik, K., T. Riise, I. Casetta, J. Drulovic, E. Granieri, T. Holmoy, M. T. Kampman, A. M. Landtblom, K. Lauer, A. Lossius, S. Magalhaes, K. M. Myhr, T. Pekmezovic, K. Wesnes, C. Wolfson, and M. Pugliatti. 2014. "Sun exposure and multiple sclerosis risk in Norway and Italy: The EnvIMS study." *Mult Scler* 20 (8):1042-9. doi: 10.1177/1352458513513968.

Bloomgren, G., S. Richman, C. Hotermans, M. Subramanyam, S. Goelz, A. Natarajan, S. Lee, T. Plavina, J. V. Scanlon, A. Sandrock, and C. Bozic. 2012. "Risk of natalizumab-associated progressive multifocal leukoencephalopathy." *N Engl J Med* 366 (20):1870-80. doi: 10.1056/NEJMoa1107829.

Boeschoten, R. E., A. M. J. Braamse, A. T. F. Beekman, P. Cuijpers, P. van Oppen, J. Dekker, and B. M. J. Uitdehaag. 2017. "Prevalence of depression and anxiety in Multiple Sclerosis: A systematic review and meta-analysis." *J Neurol Sci* 372:331-341. doi: 10.1016/j.jns.2016.11.067.

Bos, S. D., C. M. Page, B. K. Andreassen, E. Elboudwarej, M. W. Gustavsen, F. Briggs, H. Quach, I. S. Leikfoss, A. Bjolgerud, T. Berge, H. F. Harbo, and L. F. Barcellos. 2015. "Genome-wide DNA methylation profiles indicate CD8+ T cell hypermethylation in multiple sclerosis." *PLoS One* 10 (3):e0117403. doi: 10.1371/journal.pone.0117403.

Briggs, F. B. S., J. C. Yu, M. F. Davis, J. Jiangyang, S. Fu, E. Parrotta, D. D. Gunzler, and D. Ontaneda. 2018. "Multiple sclerosis risk factors contribute to onset heterogeneity." *Mult Scler Relat Disord* 28:11-16. doi: 10.1016/j.msard.2018.12.007.

Browne, P., D. Chandraratna, C. Angood, H. Tremlett, C. Baker, B. V. Taylor, and A. J. Thompson. 2014. "Atlas of Multiple Sclerosis 2013: A growing global problem with widespread inequity." *Neurology* 83 (11):1022-4. doi: 10.1212/WNL.000000 0000000768.

Burkill, S., S. Montgomery, I. Kockum, F. Piehl, P. Strid, J. Hillert, L. Alfredsson, T. Olsson, and S. Bahmanyar. 2018. "The association between multiple sclerosis and pain medications." *Pain*. doi: 10.1097/j.pain.0000000000001429.

Cabre, P. 2007. "Migration and multiple sclerosis: the French West Indies experience." *J Neurol Sci* 262 (1-2):117-21. doi: 10.1016/j.jns.2007.06.044.

Chiaravalloti, N. D., and J. DeLuca. 2008. "Cognitive impairment in multiple sclerosis." *Lancet Neurol* 7 (12):1139-51. doi: 10.1016/S1474-4422(08)70259-X.

Chitnis, T. 2018. "The role of testosterone in MS risk and course." *Mult Scler* 24 (1):36-41. doi: 10.1177/1352458517737395.

Chun, J., and H. P. Hartung. 2010. "Mechanism of action of oral fingolimod (FTY720) in multiple sclerosis." *Clin Neuropharmacol* 33 (2):91-101. doi: 10.1097/WNF.0b013e3181cbf825.

Coles, A. J., E. Fox, A. Vladic, S. K. Gazda, V. Brinar, K. W. Selmaj, A. D. Bass, D. R. Wynn, D. H. Margolin, S. L. Lake, S. Moran, J. Palmer, M. S. Smith, and D. A. Compston. 2011. "Alemtuzumab versus interferon beta-1a in early relapsing-remitting multiple sclerosis: post-hoc and subset analyses of clinical efficacy outcomes." *Lancet Neurol* 10 (4):338-48. doi: 10.1016/S1474-4422(11)70020-5.

Coles, A. J., E. Fox, A. Vladic, S. K. Gazda, V. Brinar, K. W. Selmaj, A. Skoromets, I. Stolyarov, A. Bass, H. Sullivan, D. H. Margolin, S. L. Lake, S. Moran, J. Palmer, M. S. Smith, and D. A. Compston. 2012. "Alemtuzumab more effective than interferon beta-1a at 5-year follow-up of CAMMS223 clinical trial." *Neurology* 78 (14):1069-78. doi: 10.1212/WNL.0b013e31824e8ee7.

Compston, A., and A. Coles. 2008. "Multiple sclerosis." *Lancet* 372 (9648):1502-17. doi: 10.1016/S0140-6736(08)61620-7.

Confavreux, C., and S. Vukusic. 2014. "The clinical course of multiple sclerosis." *Handb Clin Neurol* 122:343-69. doi: 10.1016/B978-0-444-52001-2.00014-5.

Consortium, International Multiple Sclerosis Genetics. 2013. "Network-based multiple sclerosis pathway analysis with GWAS data from 15,000 cases and 30,000 controls." *Am J Hum Genet* 92 (6):854-65. doi: 10.1016/j.ajhg.2013.04.019.

Consortium, International Multiple Sclerosis Genetics. 2017. "The Multiple Sclerosis Genomic Map: Role of peripheral immune cells and resident microglia in susceptibility." *BioRxiv*.

Consortium., International Multiple Sclerosis Genetics. 2018. "Low-Frequency and Rare-Coding Variation Contributes to Multiple Sclerosis Risk." *Cell* 175 (6):1679-1687 e7. doi: 10.1016/j.cell.2018.09.049.

Cotsapas, C., B. F. Voight, E. Rossin, K. Lage, B. M. Neale, C. Wallace, G. R. Abecasis, J. C. Barrett, T. Behrens, J. Cho, P. L. De Jager, J. T. Elder, R. R. Graham, P. Gregersen, L. Klareskog, K. A. Siminovitch, D. A. van Heel, C. Wijmenga, J. Worthington, J. A. Todd, D. A. Hafler, S. S. Rich, M. J. Daly, and F. OCiS Network of Consortia. 2011. "Pervasive sharing of genetic effects in autoimmune disease." *PLoS Genet* 7 (8):e1002254. doi: 10.1371/journal.pgen.1002254.

Cua, D. J., D. R. Hinton, and S. A. Stohlman. 1995. "Self-antigen-induced Th2 responses in experimental allergic encephalomyelitis (EAE)-resistant mice. Th2-mediated suppression of autoimmune disease." *J Immunol* 155 (8):4052-9.

De Jager, P. L., X. Jia, J. Wang, P. I. de Bakker, L. Ottoboni, N. T. Aggarwal, L. Piccio, S. Raychaudhuri, D. Tran, C. Aubin, R. Briskin, S. Romano, M. S. Genetics Consortium International, S. E. Baranzini, J. L. McCauley, M. A. Pericak-Vance, J. L. Haines, R. A. Gibson, Y. Naeglin, B. Uitdehaag, P. M. Matthews, L. Kappos, C. Polman, W. L. McArdle, D. P. Strachan, D. Evans, A. H. Cross, M. J. Daly, A. Compston, S. J. Sawcer, H. L. Weiner, S. L. Hauser, D. A. Hafler, and J. R. Oksenberg. 2009. "Meta-analysis of genome scans and replication identify CD6, IRF8 and TNFRSF1A as new multiple sclerosis susceptibility loci." *Nat Genet* 41 (7):776-82. doi: 10.1038/ng.401.

de Seze, M., A. Ruffion, P. Denys, P. A. Joseph, B. Perrouin-Verbe, and Genulf. 2007. "The neurogenic bladder in multiple sclerosis: review of the literature and proposal of management guidelines." *Mult Scler* 13 (7):915-28. doi: 10.1177/135245850 6075651.

Degelman, M. L., and K. M. Herman. 2017. "Smoking and multiple sclerosis: A systematic review and meta-analysis using the Bradford Hill criteria for causation." *Mult Scler Relat Disord* 17:207-216. doi: 10.1016/j.msard.2017.07.020.

Dominguez, C. A., L. Li, O. Lidman, T. Olsson, Z. Wiesenfeld-Hallin, F. Piehl, and X. J. Xu. 2008. "Both MHC and non-MHC genes regulate development of experimental neuropathic pain in rats." *Neurosci Lett* 442 (3):284-6. doi: 10.1016/j.neulet. 2008.07.027.

Ebers, G. C., D. E. Bulman, A. D. Sadovnick, D. W. Paty, S. Warren, W. Hader, T. J. Murray, T. P. Seland, P. Duquette, T. Grey, and et al. 1986. "A population-based study of multiple sclerosis in twins." *N Engl J Med* 315 (26):1638-42. doi: 10.1056/ NEJM198612253152603.

Ebers, G. C., and A. D. Sadovnick. 1993. "The geographic distribution of multiple sclerosis: a review." *Neuroepidemiology* 12 (1):1-5. doi: 10.1159/000110293.

Ebers, G. C., A. D. Sadovnick, D. A. Dyment, I. M. Yee, C. J. Willer, and N. Risch. 2004. "Parent-of-origin effect in multiple sclerosis: observations in half-siblings." *Lancet* 363 (9423):1773-4. doi: 10.1016/S0140-6736(04)16304-6.

Evsyukova, I., S. S. Bradrick, S. G. Gregory, and M. A. Garcia-Blanco. 2013. "Cleavage and polyadenylation specificity factor 1 (CPSF1) regulates alternative splicing of interleukin 7 receptor (IL7R) exon 6." *RNA* 19 (1):103-15. doi: 10.1261/rna. 035410.112.

Farh, K. K., A. Marson, J. Zhu, M. Kleinewietfeld, W. J. Housley, S. Beik, N. Shoresh, H. Whitton, R. J. Ryan, A. A. Shishkin, M. Hatan, M. J. Carrasco-Alfonso, D. Mayer, C. J. Luckey, N. A. Patsopoulos, P. L. De Jager, V. K. Kuchroo, C. B. Epstein, M. J. Daly, D. A. Hafler, and B. E. Bernstein. 2015. "Genetic and epigenetic fine mapping of causal autoimmune disease variants." *Nature* 518 (7539):337-43. doi: 10.1038/nature13835.

Filippi, M., A. Bar-Or, F. Piehl, P. Preziosa, A. Solari, S. Vukusic, and M. A. Rocca. 2018. "Multiple sclerosis." *Nat Rev Dis Primers* 4 (1):43. doi: 10.1038/s41572-018-0041-4.

Finkelsztejn, A., J. B. Brooks, F. M. Paschoal, Jr., and Y. D. Fragoso. 2011. "What can we really tell women with multiple sclerosis regarding pregnancy? A systematic review and meta-analysis of the literature." *BJOG* 118 (7):790-7. doi: 10.1111/j.1471-0528.2011.02931.x.

Fogdell, A., J. Hillert, C. Sachs, and O. Olerup. 1995. "The multiple sclerosis- and narcolepsy-associated HLA class II haplotype includes the DRB5*0101 allele." *Tissue Antigens* 46 (4):333-6.

Gianfrancesco, M. A., M. M. Glymour, S. Walter, B. Rhead, X. Shao, L. Shen, H. Quach, A. Hubbard, I. Jonsdottir, K. Stefansson, P. Strid, J. Hillert, A. Hedstrom, T. Olsson, I. Kockum, C. Schaefer, L. Alfredsson, and L. F. Barcellos. 2017. "Causal Effect of Genetic Variants Associated With Body Mass Index on Multiple Sclerosis Susceptibility." *Am J Epidemiol* 185 (3):162-171. doi: 10.1093/aje/kww120.

Gianfrancesco, M. A., P. Stridh, B. Rhead, X. Shao, E. Xu, J. S. Graves, T. Chitnis, A. Waldman, T. Lotze, T. Schreiner, A. Belman, B. Greenberg, B. Weinstock-Guttman, G. Aaen, J. M. Tillema, J. Hart, S. Caillier, J. Ness, Y. Harris, J. Rubin, M. Candee, L. Krupp, M. Gorman, L. Benson, M. Rodriguez, S. Mar, I. Kahn, J. Rose, S. Roalstad, T. C. Casper, L. Shen, H. Quach, D. Quach, J. Hillert, M. Baarnhielm, A. Hedstrom, T. Olsson, I. Kockum, L. Alfredsson, C. Metayer, C. Schaefer, L. F. Barcellos, E. Waubant, and Centers Network of Pediatric Multiple Sclerosis. 2017. "Evidence for a causal relationship between low vitamin D, high BMI, and pediatric-onset MS." *Neurology* 88 (17):1623-1629. doi: 10.1212/WNL.0000000000003849.

Giovannoni, G, Butzkueven, H, Dhib-Jalbut, S, Hobart, J, Kobelt, G, Pepper, G, Sormani, MP, Thalheim, C, Traboulsee, A, Vollmer, T. 2015. Brain health Time matters in multiple sclerosis. Oxford, United Kingdom: European Multiple Sclerosis Platform.

Graves, M., M. Benton, R. Lea, M. Boyle, L. Tajouri, D. Macartney-Coxson, R. Scott, and J. Lechner-Scott. 2013. "Methylation differences at the HLA-DRB1 locus in CD4+ T-Cells are associated with multiple sclerosis." *Mult Scler* 20 (8):1033-1041. doi: 10.1177/1352458513516529.

Greeke, E. E., A. S. Chua, B. C. Healy, D. J. Rintell, T. Chitnis, and B. I. Glanz. 2017. "Depression and fatigue in patients with multiple sclerosis." *J Neurol Sci* 380:236-241. doi: 10.1016/j.jns.2017.07.047.

Gregory, A. P., C. A. Dendrou, K. E. Attfield, A. Haghikia, D. K. Xifara, F. Butter, G. Poschmann, G. Kaur, L. Lambert, O. A. Leach, S. Promel, D. Punwani, J. H. Felce, S. J. Davis, R. Gold, F. C. Nielsen, R. M. Siegel, M. Mann, J. I. Bell, G. McVean, and L. Fugger. 2012. "TNF receptor 1 genetic risk mirrors outcome of anti-TNF therapy in multiple sclerosis." *Nature* 488 (7412):508-511. doi: 10.1038/nature11307.

Gregory, S. G., S. Schmidt, P. Seth, J. R. Oksenberg, J. Hart, A. Prokop, S. J. Caillier, M. Ban, A. Goris, L. F. Barcellos, R. Lincoln, J. L. McCauley, S. J. Sawcer, D. A. Compston, B. Dubois, S. L. Hauser, M. A. Garcia-Blanco, M. A. Pericak-Vance, J. L. Haines, and Group Multiple Sclerosis Genetics. 2007. "Interleukin 7 receptor alpha chain (IL7R) shows allelic and functional association with multiple sclerosis." *Nat Genet* 39 (9):1083-91. doi: 10.1038/ng2103.

Gustavsen, S., H. B. Sondergaard, D. B. Oturai, B. Laursen, J. H. Laursen, M. Magyari, H. Ullum, M. H. Larsen, F. Sellebjerg, and A. B. Oturai. 2016. "Shift work at young age is associated with increased risk of multiple sclerosis in a Danish population." *Mult Scler Relat Disord* 9:104-9. doi: 10.1016/j.msard.2016.06.010.

Gutierrez-Roelens, I., and B. R. Lauwerys. 2008. "Genetic susceptibility to autoimmune disorders: clues from gene association and gene expression studies." *Curr Mol Med* 8 (6):551-61.

Haghikia, A., C. A. Dendrou, R. Schneider, T. Gruter, T. Postert, M. Matzke, H. Stephanik, L. Fugger, and R. Gold. 2017. "Severe B-cell-mediated CNS disease secondary to alemtuzumab therapy." *Lancet Neurol* 16 (2):104-106. doi: 10.1016/S1474-4422(16)30382-9.

Harris, M., M. Cossburn, and R. Gregory. 2017. "Immunoablation and aHSCT for aggressive multiple sclerosis." *Lancet* 389 (10072):907-908. doi: 10.1016/S0140-6736(17)30605-0.

Hauser, S. L., A. Bar-Or, G. Comi, G. Giovannoni, H. P. Hartung, B. Hemmer, F. Lublin, X. Montalban, K. W. Rammohan, K. Selmaj, A. Traboulsee, J. S. Wolinsky, D. L. Arnold, G. Klingelschmitt, D. Masterman, P. Fontoura, S. Belachew, P. Chin, N. Mairon, H. Garren, L. Kappos, I. Opera, and Opera Ii Clinical Investigators. 2017. "Ocrelizumab versus Interferon Beta-1a in Relapsing Multiple Sclerosis." *N Engl J Med* 376 (3):221-234. doi: 10.1056/NEJMoa1601277.

Hauser, S. L., E. Waubant, D. L. Arnold, T. Vollmer, J. Antel, R. J. Fox, A. Bar-Or, M. Panzara, N. Sarkar, S. Agarwal, A. Langer-Gould, C. H. Smith, and Hermes Trial Group. 2008. "B-cell depletion with rituximab in relapsing-remitting multiple sclerosis." *N Engl J Med* 358 (7):676-88. doi: 10.1056/NEJMoa0706383.

Havrdova, E., D. L. Arnold, J. A. Cohen, H. P. Hartung, E. J. Fox, G. Giovannoni, S. Schippling, K. W. Selmaj, A. Traboulsee, D. A. S. Compston, D. H. Margolin, K. Thangavelu, C. E. Rodriguez, D. Jody, R. J. Hogan, P. Xenopoulos, M. A. Panzara, A. J. Coles, I. Care-Ms, and Camms Investigators. 2017. "Alemtuzumab CARE-MS I 5-year follow-up: Durable efficacy in the absence of continuous MS therapy." *Neurology* 89 (11):1107-1116. doi: 10.1212/WNL.0000000000004313.

Hedstrom, A. K., T. Akerstedt, T. Olsson, and L. Alfredsson. 2015. "Shift work influences multiple sclerosis risk." *Mult Scler* 21 (9):1195-9. doi: 10.1177/1352458514563592.

Hedstrom, A. K., M. Baarnhielm, T. Olsson, and L. Alfredsson. 2009. "Tobacco smoking, but not Swedish snuff use, increases the risk of multiple sclerosis." *Neurology* 73 (9):696-701. doi: 10.1212/WNL.0b013e3181b59c40.

Hedstrom, A. K., M. Baarnhielm, T. Olsson, and L. Alfredsson. 2011. "Exposure to environmental tobacco smoke is associated with increased risk for multiple sclerosis." *Mult Scler* 17 (7):788-93. doi: 10.1177/1352458511399610.

Hedstrom, A. K., I. L. Bomfim, L. F. Barcellos, F. Briggs, C. Schaefer, I. Kockum, T. Olsson, and L. Alfredsson. 2014. "Interaction between passive smoking and two HLA genes with regard to multiple sclerosis risk." *Int J Epidemiol* 43 (6):1791-8. doi: 10.1093/ije/dyu195.

Hedstrom, A. K., J. Hillert, T. Olsson, and L. Alfredsson. 2013. "Nicotine might have a protective effect in the etiology of multiple sclerosis." *Mult Scler* 19 (8):1009-13. doi: 10.1177/1352458512471879.

Hedstrom, A. K., J. Hillert, T. Olsson, and L. Alfredsson. 2014. "Alcohol as a modifiable lifestyle factor affecting multiple sclerosis risk." *JAMA Neurol* 71 (3):300-5. doi: 10.1001/jamaneurol.2013.5858.

Hedstrom, A. K., O. Hossjer, M. Katsoulis, I. Kockum, T. Olsson, and L. Alfredsson. 2018. "Organic solvents and MS susceptibility: Interaction with MS risk HLA genes." *Neurology* 91 (5):e455-e462. doi: 10.1212/WNL.0000000000005906.

Hedstrom, A. K., M. Katsoulis, O. Hossjer, I. L. Bomfim, A. Oturai, H. B. Sondergaard, F. Sellebjerg, H. Ullum, L. W. Thorner, M. W. Gustavsen, H. F. Harbo, D. Obradovic, M. A. Gianfrancesco, L. F. Barcellos, C. A. Schaefer, J. Hillert, I. Kockum, T. Olsson, and L. Alfredsson. 2017. "The interaction between smoking and HLA genes in multiple sclerosis: replication and refinement." *Eur J Epidemiol* 32 (10):909-919. doi: 10.1007/s10654-017-0250-2.

Hedstrom, A. K., E. M. Mowry, M. A. Gianfrancesco, X. Shao, C. A. Schaefer, L. Shen, T. Olsson, L. F. Barcellos, and L. Alfredsson. 2016. "High consumption of coffee is associated with decreased multiple sclerosis risk; results from two independent studies." *J Neurol Neurosurg Psychiatry* 87 (5):454-60. doi: 10.1136/jnnp-2015-312176.

Hedstrom, A. K., T. Olsson, and L. Alfredsson. 2012. "High body mass index before age 20 is associated with increased risk for multiple sclerosis in both men and women." *Mult Scler* 18 (9):1334-6. doi: 10.1177/1352458512436596.

Hedstrom, A. K., E. Sundqvist, M. Baarnhielm, N. Nordin, J. Hillert, I. Kockum, T. Olsson, and L. Alfredsson. 2011. "Smoking and two human leukocyte antigen genes interact to increase the risk for multiple sclerosis." *Brain* 134 (Pt 3):653-64. doi: 10.1093/brain/awq371.

Hensiek, A. E., S. J. Sawcer, R. Feakes, J. Deans, A. Mander, E. Akesson, R. Roxburgh, F. Coraddu, S. Smith, and D. A. Compston. 2002. "HLA-DR 15 is associated with female sex and younger age at diagnosis in multiple sclerosis." *J Neurol Neurosurg Psychiatry* 72 (2):184-7.

Hill-Cawthorne, G. A., T. Button, O. Tuohy, J. L. Jones, K. May, J. Somerfield, A. Green, G. Giovannoni, D. A. Compston, M. T. Fahey, and A. J. Coles. 2012. "Long term lymphocyte reconstitution after alemtuzumab treatment of multiple sclerosis." *J Neurol Neurosurg Psychiatry* 83 (3):298-304. doi: 10.1136/jnnp-2011-300826.

Huynh, J. L., P. Garg, T. H. Thin, S. Yoo, R. Dutta, B. D. Trapp, V. Haroutunian, J. Zhu, M. J. Donovan, A. J. Sharp, and P. Casaccia. 2014. "Epigenome-wide differences in pathology-free regions of multiple sclerosis-affected brains." *Nat Neurosci* 17 (1):121-30. doi: 10.1038/nn.3588.

International Multiple Sclerosis Genetics, Consortium, A. H. Beecham, N. A. Patsopoulos, D. K. Xifara, M. F. Davis, A. Kemppinen, C. Cotsapas, T. S. Shah, C. Spencer, D. Booth, A. Goris, A. Oturai, J. Saarela, B. Fontaine, B. Hemmer, C. Martin, F. Zipp, S. D'Alfonso, F. Martinelli-Boneschi, B. Taylor, H. F. Harbo, I. Kockum, J. Hillert, T. Olsson, M. Ban, J. R. Oksenberg, R. Hintzen, L. F. Barcellos, Consortium Wellcome Trust Case Control, I. B. D. Genetics Consortium International, C. Agliardi, L. Alfredsson, M. Alizadeh, C. Anderson, R. Andrews, H. B. Sondergaard, A. Baker, G. Band, S. E. Baranzini, N. Barizzone, J. Barrett, C. Bellenguez, L. Bergamaschi, L. Bernardinelli, A. Berthele, V. Biberacher, T. M. Binder, H. Blackburn, I. L. Bomfim, P. Brambilla, S. Broadley, B. Brochet, L. Brundin, D. Buck, H. Butzkueven, S. J. Caillier, W. Camu, W. Carpentier, P. Cavalla, E. G. Celius, I. Coman, G. Comi, L. Corrado, L. Cosemans, I. Cournu-Rebeix, B. A. Cree, D. Cusi, V. Damotte, G. Defer, S. R. Delgado, P. Deloukas, A. di Sapio, A. T. Dilthey, P. Donnelly, B. Dubois, M. Duddy, S. Edkins, I. Elovaara, F. Esposito, N. Evangelou, B. Fiddes, J. Field, A. Franke, C. Freeman, I. Y. Frohlich, D. Galimberti, C. Gieger, P. A. Gourraud, C. Graetz, A. Graham, V. Grummel, C. Guaschino, A. Hadjixenofontos, H. Hakonarson, C. Halfpenny, G. Hall, P. Hall, A. Hamsten, J. Harley, T. Harrower, C. Hawkins, G. Hellenthal, C. Hillier, J. Hobart, M. Hoshi, S. E. Hunt, M. Jagodic, I. Jelcic, A. Jochim, B. Kendall, A. Kermode, T. Kilpatrick, K. Koivisto, I. Konidari, T. Korn, H. Kronsbein, C. Langford, M. Larsson, M. Lathrop, C. Lebrun-Frenay, J. Lechner-Scott, M. H. Lee, M. A. Leone, V. Leppa, G. Liberatore, B. A. Lie, C. M. Lill, M. Linden, J. Link, F. Luessi, J. Lycke, F. Macciardi, S. Mannisto, C. P. Manrique, R. Martin, V. Martinelli, D. Mason, G. Mazibrada, C. McCabe, I. L. Mero, J. Mescheriakova, L. Moutsianas, K. M. Myhr, G. Nagels, R. Nicholas, P. Nilsson, F. Piehl, M. Pirinen, S. E. Price, H. Quach, M. Reunanen, W. Robberecht, N. P. Robertson, M. Rodegher, D. Rog, M. Salvetti, N. C. Schnetz-Boutaud, F. Sellebjerg, R. C. Selter, C. Schaefer, S. Shaunak, L. Shen, S. Shields, V. Siffrin, M. Slee, P. S. Sorensen, M. Sorosina, M. Sospedra, A. Spurkland,

A. Strange, E. Sundqvist, V. Thijs, J. Thorpe, A. Ticca, P. Tienari, C. van Duijn, E. M. Visser, S. Vucic, H. Westerlind, J. S. Wiley, A. Wilkins, J. F. Wilson, J. Winkelmann, J. Zajicek, E. Zindler, J. L. Haines, M. A. Pericak-Vance, A. J. Ivinson, G. Stewart, D. Hafler, S. L. Hauser, A. Compston, G. McVean, P. De Jager, S. J. Sawcer, and J. L. McCauley. 2013. "Analysis of immune-related loci identifies 48 new susceptibility variants for multiple sclerosis." *Nat Genet* 45 (11):1353-60. doi: 10.1038/ng.2770.

International Multiple Sclerosis Genetics, Consortium, D. A. Hafler, A. Compston, S. Sawcer, E. S. Lander, M. J. Daly, P. L. De Jager, P. I. de Bakker, S. B. Gabriel, D. B. Mirel, A. J. Ivinson, M. A. Pericak-Vance, S. G. Gregory, J. D. Rioux, J. L. McCauley, J. L. Haines, L. F. Barcellos, B. Cree, J. R. Oksenberg, and S. L. Hauser. 2007. "Risk alleles for multiple sclerosis identified by a genomewide study." *N Engl J Med* 357 (9):851-62. doi: 10.1056/NEJMoa073493.

International Multiple Sclerosis Genetics Consortium, M M, N PA, A BH. 2018. " Low frequency and rare coding variation contributes to multiple sclerosis risk." *Cell* In press.

International Multiple Sclerosis Genetics Consortium, Nikolaos Patsopoulos, Sergio E. Baranzini, Adam Santaniello, Parisa Shoostari, Chris Cotsapas, Garrett Wong, Ashley H. Beecham, Tojo James, Joseph Replogle, Ioannis Vlachos, Cristin McCabe, Tune Pers, Aaron Brandes, Charles White, Brendan Keenan, Maria Cimpean, Phoebe Winn, Ioannis-Pavlos Panteliadis, Allison Robbins, Till F. M. Andlauer, Onigiusz Zarzycki, Benedicte Dubois, An Goris, Helle Bach Sondergaard, Finn Sellebjerg, Per Soelberg Sorensen, Henrik Ullum, Lise Wegner Thoerner, Janna Saarela, Isabelle Cournu-Rebeix, Vincent Damotte, Bertrand Fontaine, Lena Guillot-Noel, Mark Lathrop, Sandra Vukusik, Achim Berthele, Viola Biberacher, Dorothea Buck, Christiane Gasperi, Christiane Graetz, Verena Grummel, Bernhard Hemmer, Muni Hoshi, Benjamin Knier, Thomas Korn, Christina M Lill, Felix Luessi, Mark Muhlau, Frauke Zipp, Efthimios Dardiotis, Cristina Agliardi, Antonio Amoroso, Nadia Barizzone, Maria Donata Benedetti, Luisa Bernardinelli, Paola Cavalla, Ferdinando Clarelli, Giancarlo Comi, Daniele Cusi, Federica Esposito, Laura Ferre, Daniela Galimberti, Clara Guaschino, Maurizio A. Leone, Vittorio Martinelli, Lucia Moiola, Marco Salvetti, Melissa Sorosina, Domizia Vecchio, Andrea Zauli, Silvia Santoro, Miriam Zuccala, Julia Mescheriakova, Cornelia van Duijn, Steffan D. Bos, Elisabeth G. Celius, Anne Spurkland, Manuel Comabella, Xavier Montalban, Lars Alfredsson, Izaura L. Bomfim, David Gomez-Cabrero, Jan Hillert, Maja Jagodic, Magdalena Linden, Fredrik Piehl, Ilijas Jelcic, Roland Martin, Mireia Sospedra, Amie Baker, Maria Ban, Clive Hawkins, Pirro Hysi, Seema Kalra, Fredrik Karpe, Jyoti Khadake, Genevieve Lachance, Paul Molyneux, Matthew Neville, John Thorpe, Elizabeth Bradshaw, Stacy J. Caillier, Peter Calabresi, Bruce A. C. Cree, Anne Cross, Mary F. Davis, Paul de Bakker, Silvia Delgado, Marieme Dembele, Keith Edwards, Kate

Fitzgerald, Irene Y. Frohlich, Pierre-Antoine Gourraud, Jonathan L. Haines, Hakon Hakonarson, Dorlan Kimbrough, Noriko Isobe, Ioanna Konidari, Ellen Lathi, Michelle H. Lee, Taibo Li, David An, Andrew Zimmer, Albert Lo, Lohith Madireddy, Clara P. Manrique, Mitja Mitrovic, Marta Olah, Ellis Patrick, Margaret A. Pericak-Vance, Laura Piccio, Cathy Schaefer, Howard Weiner, Kasper Lage, - ANZgene, - IIBDGC, - WTCCC2, Alastair Compston, David Hafler, Hanne F. Harbo, Stephen L. Hauser, Graeme Stewart, Sandra D'Alfonso, Georgios Hadjigeorgiou, Bruce Taylor, Lisa F. Barcellos, David Booth, Rogier Hintzen, Ingrid Kockum, Filippo Martinelli-Boneschi, Jacob L. McCauley, Jorge R. Oksenberg, Annette Oturai, Stephen Sawcer, Adrian J. Ivinson, Tomas Olsson, Philip L. De Jager. 2017. "The Multiple Sclerosis Genomic Map: Role of peripheral immune cells and resident microglia in susceptibility." *BioRxiv*.

International Multiple Sclerosis Genetics, Consortium, Consortium Wellcome Trust Case Control, S. Sawcer, G. Hellenthal, M. Pirinen, C. C. Spencer, N. A. Patsopoulos, L. Moutsianas, A. Dilthey, Z. Su, C. Freeman, S. E. Hunt, S. Edkins, E. Gray, D. R. Booth, S. C. Potter, A. Goris, G. Band, A. B. Oturai, A. Strange, J. Saarela, C. Bellenguez, B. Fontaine, M. Gillman, B. Hemmer, R. Gwilliam, F. Zipp, A. Jayakumar, R. Martin, S. Leslie, S. Hawkins, E. Giannoulatou, S. D'Alfonso, H. Blackburn, F. Martinelli Boneschi, J. Liddle, H. F. Harbo, M. L. Perez, A. Spurkland, M. J. Waller, M. P. Mycko, M. Ricketts, M. Comabella, N. Hammond, I. Kockum, O. T. McCann, M. Ban, P. Whittaker, A. Kemppinen, P. Weston, C. Hawkins, S. Widaa, J. Zajicek, S. Dronov, N. Robertson, S. J. Bumpstead, L. F. Barcellos, R. Ravindrarajah, R. Abraham, L. Alfredsson, K. Ardlie, C. Aubin, A. Baker, K. Baker, S. E. Baranzini, L. Bergamaschi, R. Bergamaschi, A. Bernstein, A. Berthele, M. Boggild, J. P. Bradfield, D. Brassat, S. A. Broadley, D. Buck, H. Butzkueven, R. Capra, W. M. Carroll, P. Cavalla, E. G. Celius, S. Cepok, R. Chiavacci, F. Clerget-Darpoux, K. Clysters, G. Comi, M. Cossburn, I. Cournu-Rebeix, M. B. Cox, W. Cozen, B. A. Cree, A. H. Cross, D. Cusi, M. J. Daly, E. Davis, P. I. de Bakker, M. Debouverie, B. D'Hooghe M, K. Dixon, R. Dobosi, B. Dubois, D. Ellinghaus, I. Elovaara, F. Esposito, C. Fontenille, S. Foote, A. Franke, D. Galimberti, A. Ghezzi, J. Glessner, R. Gomez, O. Gout, C. Graham, S. F. Grant, F. R. Guerini, H. Hakonarson, P. Hall, A. Hamsten, H. P. Hartung, R. N. Heard, S. Heath, J. Hobart, M. Hoshi, C. Infante-Duarte, G. Ingram, W. Ingram, T. Islam, M. Jagodic, M. Kabesch, A. G. Kermode, T. J. Kilpatrick, C. Kim, N. Klopp, K. Koivisto, M. Larsson, M. Lathrop, J. S. Lechner-Scott, M. A. Leone, V. Leppa, U. Liljedahl, I. L. Bomfim, R. R. Lincoln, J. Link, J. Liu, A. R. Lorentzen, S. Lupoli, F. Macciardi, T. Mack, M. Marriott, V. Martinelli, D. Mason, J. L. McCauley, F. Mentch, I. L. Mero, T. Mihalova, X. Montalban, J. Mottershead, K. M. Myhr, P. Naldi, W. Ollier, A. Page, A. Palotie, J. Pelletier, L. Piccio, T. Pickersgill, F. Piehl, S. Pobywajlo, H. L. Quach, P. P. Ramsay, M. Reunanen, R. Reynolds, J. D. Rioux, M. Rodegher, S. Roesner, J. P. Rubio, I. M.

Ruckert, M. Salvetti, E. Salvi, A. Santaniello, C. A. Schaefer, S. Schreiber, C. Schulze, R. J. Scott, F. Sellebjerg, K. W. Selmaj, D. Sexton, L. Shen, B. Simms-Acuna, S. Skidmore, P. M. Sleiman, C. Smestad, P. S. Sorensen, H. B. Sondergaard, J. Stankovich, R. C. Strange, A. M. Sulonen, E. Sundqvist, A. C. Syvanen, F. Taddeo, B. Taylor, J. M. Blackwell, P. Tienari, E. Bramon, A. Tourbah, M. A. Brown, E. Tronczynska, J. P. Casas, N. Tubridy, A. Corvin, J. Vickery, J. Jankowski, P. Villoslada, H. S. Markus, K. Wang, C. G. Mathew, J. Wason, C. N. Palmer, H. E. Wichmann, R. Plomin, E. Willoughby, A. Rautanen, J. Winkelmann, M. Wittig, R. C. Trembath, J. Yaouanq, A. C. Viswanathan, H. Zhang, N. W. Wood, R. Zuvich, P. Deloukas, C. Langford, A. Duncanson, J. R. Oksenberg, M. A. Pericak-Vance, J. L. Haines, T. Olsson, J. Hillert, A. J. Ivinson, P. L. De Jager, L. Peltonen, G. J. Stewart, D. A. Hafler, S. L. Hauser, G. McVean, P. Donnelly, and A. Compston. 2011. "Genetic risk and a primary role for cell-mediated immune mechanisms in multiple sclerosis." *Nature* 476 (7359):214-9. doi: 10.1038/nature10251.

International Multiple Sclerosis Genetics, Conssortium. 2010. "IL12A, MPHOSPH9/CDK2AP1 and RGS1 are novel multiple sclerosis susceptibility loci." *Genes Immun* 11 (5):397-405. doi: 10.1038/gene.2010.28.

Investigators, Camms Trial, A. J. Coles, D. A. Compston, K. W. Selmaj, S. L. Lake, S. Moran, D. H. Margolin, K. Norris, and P. K. Tandon. 2008. "Alemtuzumab vs. interferon beta-1a in early multiple sclerosis." *N Engl J Med* 359 (17):1786-801. doi: 10.1056/NEJMoa0802670.

Isobe, N., A. Keshavan, P. A. Gourraud, A. H. Zhu, E. Datta, R. Schlaeger, S. J. Caillier, A. Santaniello, A. Lizee, D. S. Himmelstein, S. E. Baranzini, J. Hollenbach, B. A. Cree, S. L. Hauser, J. R. Oksenberg, and R. G. Henry. 2016. "Association of HLA Genetic Risk Burden With Disease Phenotypes in Multiple Sclerosis." *JAMA Neurol* 73 (7):795-802. doi: 10.1001/jamaneurol.2016.0980.

Jakkula, E., V. Leppa, A. M. Sulonen, T. Varilo, S. Kallio, A. Kemppinen, S. Purcell, K. Koivisto, P. Tienari, M. L. Sumelahti, I. Elovaara, T. Pirttila, M. Reunanen, A. Aromaa, A. B. Oturai, H. B. Sondergaard, H. F. Harbo, I. L. Mero, S. B. Gabriel, D. B. Mirel, S. L. Hauser, L. Kappos, C. Polman, P. L. De Jager, D. A. Hafler, M. J. Daly, A. Palotie, J. Saarela, and L. Peltonen. 2010. "Genome-wide association study in a high-risk isolate for multiple sclerosis reveals associated variants in STAT3 gene." *Am J Hum Genet* 86 (2):285-91. doi: 10.1016/j.ajhg.2010.01.017.

Jersild, C., B. Dupont, T. Fog, P. J. Platz, and A. Svejgaard. 1975. "Histocompatibility determinants in multiple sclerosis." *Transplant Rev* 22:148-63.

Kappos, L., E. W. Radue, P. O'Connor, C. Polman, R. Hohlfeld, P. Calabresi, K. Selmaj, C. Agoropoulou, M. Leyk, L. Zhang-Auberson, P. Burtin, and Freedoms Study Group. 2010. "A placebo-controlled trial of oral fingolimod in relapsing multiple sclerosis." *N Engl J Med* 362 (5):387-401. doi: 10.1056/NEJMoa0909494.

Kavaliunas, A., A. Manouchehrinia, L. Stawiarz, R. Ramanujam, J. Agholme, A. K. Hedstrom, O. Beiki, A. Glaser, and J. Hillert. 2017. "Importance of early treatment initiation in the clinical course of multiple sclerosis." *Mult Scler* 23 (9):1233-1240. doi: 10.1177/1352458516675039.

Kobelt, G. and F. Kasteng. 2009. *Access to innovative treatments in multiple sclerosis in Europe.* The European Federation of Pharmaceutical Industry Associations (EFPIA).

Kobelt, G., J. Berg, P. Lindgren, S. Fredrikson, and B. Jonsson. 2006. "Costs and quality of life of patients with multiple sclerosis in Europe." *J Neurol Neurosurg Psychiatry* 77 (8):918-26. doi: 10.1136/jnnp.2006.090365.

Kobelt, G., and F. Kasteng. 2009. *Access to innovative treatments in multiple sclerosis in Europw.* The European Federation of Pharmaceutical Industry Associations (EFPIA).

Koch-Henriksen, N., and P. S. Sorensen. 2010. "The changing demographic pattern of multiple sclerosis epidemiology." *Lancet Neurol* 9 (5):520-32. doi: 10.1016/S1474-4422(10)70064-8.

Koch, M., E. Kingwell, P. Rieckmann, H. Tremlett, and Ubc Ms Clinic Neurologists. 2010. "The natural history of secondary progressive multiple sclerosis." *J Neurol Neurosurg Psychiatry* 81 (9):1039-43. doi: 10.1136/jnnp.2010.208173.

Krementsov, D. N., L. Asarian, Q. Fang, M. M. McGill, and C. Teuscher. 2018. "Sex-Specific Gene-by-Vitamin D Interactions Regulate Susceptibility to Central Nervous System Autoimmunity." *Front Immunol* 9:1622. doi: 10.3389/fimmu.2018.01622.

Kular, L., Y. Liu, S. Ruhrmann, G. Zheleznyakova, F. Marabita, D. Gomez-Cabrero, T. James, E. Ewing, M. Linden, B. Górnikiewicz, S. Aeinehband, P. Stridh, J. Link, T.F.M. Andlauer, C. Gasperi, H. Wiendl, F. Zipp, R. Gold, B. Tackenberg, F. Weber, B. Hemmer, K. Strauch, S. Heilmann-Heimbach, R. Rawal, U. Schminke, C.O. Schmidt, T. Kacprowski, A. Franke, M. Laudes, A.T. Dilthey, E.G. Celius, H.B. Søndergaard, J. Tegnér, H.F. Harbo, A.B. Oturai, S. Olafsson, H.P. Eggertsson, B.V. Halldorsson, H. Hjaltason, E. Olafsson, I. Jonsdottir, K. Stefansson, T. Olsson, F. Piehl, T.J. Ekström, I. Kockum, A.P. Feinberg, and M. Jagodic. 2018. "DNA methylation at HLA as a mediator of the DRB1*15:01 risk haplotype and a novel protective variant in Multiple Sclerosis." *Nat Commun.*

Langer-Gould, A., R. A. Popat, S. M. Huang, K. Cobb, P. Fontoura, M. K. Gould, and L. M. Nelson. 2006. "Clinical and demographic predictors of long-term disability in patients with relapsing-remitting multiple sclerosis: a systematic review." *Arch Neurol* 63 (12):1686-91. doi: 10.1001/archneur.63.12.1686.

Laursen, J. H., H. B. Sondergaard, P. S. Sorensen, F. Sellebjerg, and A. B. Oturai. 2016. "Association between age at onset of multiple sclerosis and vitamin D level-related factors." *Neurology* 86 (1):88-93. doi: 10.1212/WNL.0000000000002075.

Lehmann-Horn, K., H. C. Kronsbein, and M. S. Weber. 2013. "Targeting B cells in the treatment of multiple sclerosis: recent advances and remaining challenges." *Ther Adv Neurol Disord* 6 (3):161-73. doi: 10.1177/1756285612474333.

Lill, C. M., F. Luessi, A. Alcina, E. A. Sokolova, N. Ugidos, B. de la Hera, L. Guillot-Noel, S. Malhotra, E. Reinthaler, B. M. Schjeide, J. Y. Mescheriakova, A. Mashychev, I. Wohlers, D. A. Akkad, O. Aktas, I. Alloza, A. Antiguedad, R. Arroyo, I. Astobiza, P. Blaschke, A. N. Boyko, M. Buttmann, A. Chan, T. Dorner, J. T. Epplen, O. O. Favorova, M. Fedetz, O. Fernandez, A. Garcia-Martinez, L. A. Gerdes, C. Graetz, H. P. Hartung, S. Hoffjan, G. Izquierdo, D. S. Korobko, A. Kroner, C. Kubisch, T. Kumpfel, L. Leyva, P. Lohse, N. A. Malkova, X. Montalban, E. V. Popova, P. Rieckmann, A. S. Rozhdestvenskii, C. Schmied, I. V. Smagina, E. Y. Tsareva, A. Winkelmann, U. K. Zettl, H. Binder, I. Cournu-Rebeix, R. Hintzen, A. Zimprich, M. Comabella, B. Fontaine, E. Urcelay, K. Vandenbroeck, M. Filipenko, F. Matesanz, F. Zipp, and L. Bertram. 2015. "Genome-wide significant association with seven novel multiple sclerosis risk loci." *J Med Genet* 52 (12):848-55. doi: 10.1136/jmedgenet-2015-103442.

Lill, C. M., B. M. Schjeide, C. Graetz, T. Liu, V. Damotte, D. A. Akkad, P. Blaschke, L. A. Gerdes, A. Kroner, F. Luessi, I. Cournu-Rebeix, S. Hoffjan, A. Winkelmann, E. Touze, F. Pico, P. Corcia, D. Otaegui, A. Antiguedad, A. Alcina, M. Comabella, X. Montalban, J. Olascoaga, F. Matesanz, T. Dorner, S. C. Li, E. Steinhagen-Thiessen, U. Lindenberger, A. Chan, P. Rieckmann, H. P. Hartung, O. Aktas, P. Lohse, M. Buttmann, T. Kumpfel, C. Kubisch, U. K. Zettl, J. T. Epplen, B. Fontaine, F. Zipp, K. Vandenbroeck, and L. Bertram. 2013. "Genome-wide significant association of ANKRD55 rs6859219 and multiple sclerosis risk." *J Med Genet* 50 (3):140-3. doi: 10.1136/jmedgenet-2012-101411.

Lublin, F. D., S. C. Reingold, J. A. Cohen, G. R. Cutter, P. S. Sorensen, A. J. Thompson, J. S. Wolinsky, L. J. Balcer, B. Banwell, F. Barkhof, B. Bebo, Jr., P. A. Calabresi, M. Clanet, G. Comi, R. J. Fox, M. S. Freedman, A. D. Goodman, M. Inglese, L. Kappos, B. C. Kieseier, J. A. Lincoln, C. Lubetzki, A. E. Miller, X. Montalban, P. W. O'Connor, J. Petkau, C. Pozzilli, R. A. Rudick, M. P. Sormani, O. Stuve, E. Waubant, and C. H. Polman. 2014. "Defining the clinical course of multiple sclerosis: the 2013 revisions." *Neurology* 83 (3):278-86. doi: 10.1212/WNL.0000000000000560.

Lucchinetti, C., W. Bruck, J. Parisi, B. Scheithauer, M. Rodriguez, and H. Lassmann. 2000. "Heterogeneity of multiple sclerosis lesions: implications for the pathogenesis of demyelination." *Ann Neurol* 47 (6):707-17.

Lundmark, F., K. Duvefelt, E. Iacobaeus, I. Kockum, E. Wallstrom, M. Khademi, A. Oturai, L. P. Ryder, J. Saarela, H. F. Harbo, E. G. Celius, H. Salter, T. Olsson, and J. Hillert. 2007. "Variation in interleukin 7 receptor alpha chain (IL7R) influences risk of multiple sclerosis." *Nat Genet* 39 (9):1108-13. doi: 10.1038/ng2106.

Lundstrom, W., S. Highfill, S. T. Walsh, S. Beq, E. Morse, I. Kockum, L. Alfredsson, T. Olsson, J. Hillert, and C. L. Mackall. 2013. "Soluble IL7Ralpha potentiates IL-7 bioactivity and promotes autoimmunity." *Proc Natl Acad Sci U S A* 110 (19):E1761-70. doi: 10.1073/pnas.1222303110.

Lustig, R. H. 1994. "Sex hormone modulation of neural development in vitro." *Horm Behav* 28 (4):383-95. doi: 10.1006/hbeh.1994.1035.

Magalhaes, S., M. Pugliatti, T. Riise, K. M. Myhr, A. Ciampi, K. Bjornevik, and C. Wolfson. 2018. "Shedding light on the link between early life sun exposure and risk of multiple sclerosis: results from the EnvIMS Study." *Int J Epidemiol.* doi: 10.1093/ije/dyy269.

Magyari, M., N. Koch-Henriksen, B. Laursen, and P. S. Sorensen. 2014. "Gender effects on treatment response to interferon-beta in multiple sclerosis." *Acta Neurol Scand* 130 (6):374-9. doi: 10.1111/ane.12277.

Manouchehrinia, A., O. Beiki, and J. Hillert. 2017. "Clinical course of multiple sclerosis: A nationwide cohort study." *Mult Scler* 23 (11):1488-1495. doi: 10.1177/1352458516681197.

Marabita, F., M. Almgren, L. K. Sjoholm, L. Kular, Y. Liu, T. James, N. B. Kiss, A. P. Feinberg, T. Olsson, I. Kockum, L. Alfredsson, T. J. Ekstrom, and M. Jagodic. 2017. "Smoking induces DNA methylation changes in Multiple Sclerosis patients with exposure-response relationship." *Sci Rep* 7 (1):14589. doi: 10.1038/s41598-017-14788-w.

Markowitz, C. E. 2007. "Interferon-beta: mechanism of action and dosing issues." *Neurology* 68 (24 Suppl 4):S8-11. doi: 10.1212/01.wnl.0000277703.74115.d2.

Masterman, T., A. Ligers, T. Olsson, M. Andersson, O. Olerup, and J. Hillert. 2000. "HLA-DR15 is associated with lower age at onset in multiple sclerosis." *Ann Neurol* 48 (2):211-9.

Matesanz, F., A. Gonzalez-Perez, M. Lucas, S. Sanna, J. Gayan, E. Urcelay, I. Zara, M. Pitzalis, M. L. Cavanillas, R. Arroyo, M. Zoledziewska, M. Marrosu, O. Fernandez, L. Leyva, A. Alcina, M. Fedetz, C. Moreno-Rey, J. Velasco, L. M. Real, J. L. Ruiz-Pena, F. Cucca, A. Ruiz, and G. Izquierdo. 2012. "Genome-wide association study of multiple sclerosis confirms a novel locus at 5p13.1." *PLoS One* 7 (5):e36140. doi: 10.1371/journal.pone.0036140.

Matias-Guiu, J. A., A. Cortes-Martinez, M. Valles-Salgado, C. Oreja-Guevara, V. Pytel, P. Montero, T. Moreno-Ramos, and J. Matias-Guiu. 2017. "Functional Components of Cognitive Impairment in Multiple Sclerosis: A Cross-Sectional Investigation." *Front Neurol* 8:643. doi: 10.3389/fneur.2017.00643.

Maurano, M. T., R. Humbert, E. Rynes, R. E. Thurman, E. Haugen, H. Wang, A. P. Reynolds, R. Sandstrom, H. Qu, J. Brody, A. Shafer, F. Neri, K. Lee, T. Kutyavin, S. Stehling-Sun, A. K. Johnson, T. K. Canfield, E. Giste, M. Diegel, D. Bates, R. S. Hansen, S. Neph, P. J. Sabo, S. Heimfeld, A. Raubitschek, S. Ziegler, C. Cotsapas, N. Sotoodehnia, I. Glass, S. R. Sunyaev, R. Kaul, and J. A. Stamatoyannopoulos. 2012. "Systematic localization of common disease-associated variation in regulatory DNA." *Science* 337 (6099):1190-5. doi: 10.1126/science.1222794.

McMichael, A. J., and A. J. Hall. 1997. "Does immunosuppressive ultraviolet radiation explain the latitude gradient for multiple sclerosis?" *Epidemiology* 8 (6):642-5.

Miller, P., and A. Soundy. 2017. "The pharmacological and non-pharmacological interventions for the management of fatigue related multiple sclerosis." *J Neurol Sci* 381:41-54. doi: 10.1016/j.jns.2017.08.012.

Minden, S. L., D. Frankel, L. Hadden, J. Perloffp, K. P. Srinath, and D. C. Hoaglin. 2006. "The Sonya Slifka Longitudinal Multiple Sclerosis Study: methods and sample characteristics." *Mult Scler* 12 (1):24-38. doi: 10.1191/135248506ms1262oa.

Mokry, L. E., S. Ross, O. S. Ahmad, V. Forgetta, G. D. Smith, D. Goltzman, A. Leong, C. M. Greenwood, G. Thanassoulis, and J. B. Richards. 2015. "Vitamin D and Risk of Multiple Sclerosis: A Mendelian Randomization Study." *PLoS Med* 12 (8):e1001866. doi: 10.1371/journal.pmed.1001866.

Montalban, X., S. L. Hauser, L. Kappos, D. L. Arnold, A. Bar-Or, G. Comi, J. de Seze, G. Giovannoni, H. P. Hartung, B. Hemmer, F. Lublin, K. W. Rammohan, K. Selmaj, A. Traboulsee, A. Sauter, D. Masterman, P. Fontoura, S. Belachew, H. Garren, N. Mairon, P. Chin, J. S. Wolinsky, and Oratorio Clinical Investigators. 2017. "Ocrelizumab versus Placebo in Primary Progressive Multiple Sclerosis." *N Engl J Med* 376 (3):209-220. doi: 10.1056/NEJMoa1606468.

Montgomery, S., A. Hiyoshi, S. Burkill, L. Alfredsson, S. Bahmanyar, and T. Olsson. 2017. "Concussion in adolescence and risk of multiple sclerosis." *Ann Neurol* 82 (4):554-561. doi: 10.1002/ana.25036.

Moutsianas, L., L. Jostins, A. H. Beecham, A. T. Dilthey, D. K. Xifara, M. Ban, T. S. Shah, N. A. Patsopoulos, L. Alfredsson, C. A. Anderson, K. E. Attfield, S. E. Baranzini, J. Barrett, T. M. C. Binder, D. Booth, D. Buck, E. G. Celius, C. Cotsapas, S. D'Alfonso, C. A. Dendrou, P. Donnelly, B. Dubois, B. Fontaine, L. Fugger, A. Goris, P. A. Gourraud, C. Graetz, B. Hemmer, J. Hillert, I. B. D. Genetics Consortium International, I. Kockum, S. Leslie, C. M. Lill, F. Martinelli-Boneschi, J. R. Oksenberg, T. Olsson, A. Oturai, J. Saarela, H. B. Sondergaard, A. Spurkland, B. Taylor, J. Winkelmann, F. Zipp, J. L. Haines, M. A. Pericak-Vance, C. C. A. Spencer, G. Stewart, D. A. Hafler, A. J. Ivinson, H. F. Harbo, S. L. Hauser, P. L. De Jager, A. Compston, J. L. McCauley, S. Sawcer, and G. McVean. 2015. "Class II HLA interactions modulate genetic risk for multiple sclerosis." *Nat Genet* 47 (10):1107-1113. doi: 10.1038/ng.3395.

Moutsianas, L., Jostins, L., Beecham, A. H., Dilthey, A. T., Xifara, D. K., Ban, M., Shah, T. S., Patsopoulos, N. A., Alfredsson, L., Anderson, C. A., Attfield, K. E., Baranzini, S. E., Barrett, J., Binder, T. M. C., Booth, D., Buck, D., Celius, E. G., Cotsapas, C., D'Alfonso, S., Dendrou, C. A., Donnelly, P., Dubois, B., Fontaine, B., Fugger, L., Goris, A., Gourraud, P. A., Graetz, C., Hemmer, B., Hillert, J., International, I. B. D. Genetics Consortium, Kockum, I., Leslie, S., Lill, C. M., Martinelli-Boneschi, F., Oksenberg, J. R., Olsson, T., Oturai, A., Saarela, J., Sondergaard, H. B., Spurkland,

A., Taylor, B., Winkelmann, J., Zipp, F., Haines, J. L., Pericak-Vance, M. A., Spencer, C. C. A., Stewart, G., Hafler, D. A., Ivinson, A. J., Harbo, H. F., Hauser, S. L., De Jager, P. L., Compston, A., McCauley, J. L., Sawcer, S., McVean, G. 2015. "Class II HLA interactions modulate genetic risk for multiple sclerosis." *Nature Genetics* 47 (10):1107-1113. doi: 10.1038/ng.3395.

Mowry, E. M., C. J. Azevedo, C. E. McCulloch, D. T. Okuda, R. R. Lincoln, E. Waubant, S. L. Hauser, and D. Pelletier. 2018. "Body mass index, but not vitamin D status, is associated with brain volume change in MS." *Neurology* 91 (24):e2256-e2264. doi: 10.1212/WNL.0000000000006644.

Munger, K. L., T. Chitnis, and A. Ascherio. 2009. "Body size and risk of MS in two cohorts of US women." *Neurology* 73 (19):1543-50. doi: 10.1212/WNL.0b013e3181c0d6e0.

Munger, K. L., L. I. Levin, E. J. O'Reilly, K. I. Falk, and A. Ascherio. 2011. "Anti-Epstein-Barr virus antibodies as serological markers of multiple sclerosis: a prospective study among United States military personnel." *Mult Scler* 17 (10):1185-93. doi: 10.1177/1352458511408991.

Nischwitz, S., S. Cepok, A. Kroner, C. Wolf, M. Knop, F. Muller-Sarnowski, H. Pfister, D. Roeske, P. Rieckmann, B. Hemmer, M. Ising, M. Uhr, T. Bettecken, F. Holsboer, B. Muller-Myhsok, and F. Weber. 2010. "Evidence for VAV2 and ZNF433 as susceptibility genes for multiple sclerosis." *J Neuroimmunol* 227 (1-2):162-6. doi: 10.1016/j.jneuroim.2010.06.003.

O'Connor, P., J. S. Wolinsky, C. Confavreux, G. Comi, L. Kappos, T. P. Olsson, H. Benzerdjeb, P. Truffinet, L. Wang, A. Miller, M. S. Freedman, and Temso Trial Group. 2011. "Randomized trial of oral teriflunomide for relapsing multiple sclerosis." *N Engl J Med* 365 (14):1293-303. doi: 10.1056/NEJMoa1014656.

Olafsson, S., P. Stridh, S. D. Bos, A. Ingason, J. Euesden, P. Sulem, G. Thorleifsson, O. Gustafsson, A. Johannesson, A. J. Geirsson, A. V. Thorsson, B. Sigurgeirsson, B. R. Ludviksson, E. Olafsson, H. Kristjansdottir, J. G. Jonasson, J. H. Olafsson, K. B. Orvar, R. Benediktsson, R. Bjarnason, S. Kristjansdottir, T. Gislason, T. Valdimarsson, E. Mikaelsdottir, S. Sigurdsson, S. Jonsson, T. Rafnar, D. Aarsland, S. Djurovic, T. Fladby, G. P. Knudsen, E. G. Celius, K. M. Myhr, G. Grondal, K. Steinsson, H. Valdimarsson, S. Bjornsson, U. S. Bjornsdottir, E. S. Bjornsson, B. Nilsson, O. A. Andreassen, L. Alfredsson, J. Hillert, I. S. Kockum, G. Masson, U. Thorsteinsdottir, D. F. Gudbjartsson, H. Stefansson, H. Hjaltason, H. F. Harbo, T. Olsson, I. Jonsdottir, and K. Stefansson. 2017. "Fourteen sequence variants that associate with multiple sclerosis discovered by meta-analysis informed by genetic correlations." *NPJ Genom Med* 2:24. doi: 10.1038/s41525-017-0027-2.

Olsson, T., L. F. Barcellos, and L. Alfredsson. 2017. "Interactions between genetic, lifestyle and environmental risk factors for multiple sclerosis." *Nat Rev Neurol* 13 (1):25-36. doi: 10.1038/nrneurol.2016.187.

Ottoboni, L., B. T. Keenan, P. Tamayo, M. Kuchroo, J. P. Mesirov, G. J. Buckle, S. J. Khoury, D. A. Hafler, H. L. Weiner, and P. L. De Jager. 2012. "An RNA profile identifies two subsets of multiple sclerosis patients differing in disease activity." *Sci Transl Med* 4 (153):153ra131. doi: 10.1126/scitranslmed.3004186.

Palacios, N., A. Alonso, H. Bronnum-Hansen, and A. Ascherio. 2011. "Smoking and increased risk of multiple sclerosis: parallel trends in the sex ratio reinforce the evidence." *Ann Epidemiol* 21 (7):536-42. doi: 10.1016/j.annepidem.2011.03.001.

Patsopoulos, N. A., L. F. Barcellos, R. Q. Hintzen, C. Schaefer, C. M. van Duijn, J. A. Noble, T. Raj, Imsgc, Anzgene, P. A. Gourraud, B. E. Stranger, J. Oksenberg, T. Olsson, B. V. Taylor, S. Sawcer, D. A. Hafler, M. Carrington, P. L. De Jager, and P. I. de Bakker. 2013. "Fine-mapping the genetic association of the major histocompatibility complex in multiple sclerosis: HLA and non-HLA effects." *PLoS Genet* 9 (11):e1003926. doi: 10.1371/journal.pgen.1003926.

Patsopoulos, N. A., M. S. Genetics Working Group Bayer Pharma, IFNbeta-b Steering Committees of Studies Evaluating, C. C. R. Antagonist a, A. NZgene Consortium, GeneMsa, Consortium International Multiple Sclerosis Genetics, F. Esposito, J. Reischl, S. Lehr, D. Bauer, J. Heubach, R. Sandbrink, C. Pohl, G. Edan, L. Kappos, D. Miller, J. Montalban, C. H. Polman, M. S. Freedman, H. P. Hartung, B. G. Arnason, G. Comi, S. Cook, M. Filippi, D. S. Goodin, D. Jeffery, P. O'Connor, G. C. Ebers, D. Langdon, A. T. Reder, A. Traboulsee, F. Zipp, S. Schimrigk, J. Hillert, M. Bahlo, D. R. Booth, S. Broadley, M. A. Brown, B. L. Browning, S. R. Browning, H. Butzkueven, W. M. Carroll, C. Chapman, S. J. Foote, L. Griffiths, A. G. Kermode, T. J. Kilpatrick, J. Lechner-Scott, M. Marriott, D. Mason, P. Moscato, R. N. Heard, M. P. Pender, V. M. Perreau, D. Perera, J. P. Rubio, R. J. Scott, M. Slee, J. Stankovich, G. J. Stewart, B. V. Taylor, N. Tubridy, E. Willoughby, J. Wiley, P. Matthews, F. M. Boneschi, A. Compston, J. Haines, S. L. Hauser, J. McCauley, A. Ivinson, J. R. Oksenberg, M. Pericak-Vance, S. J. Sawcer, P. L. De Jager, D. A. Hafler, and P. I. de Bakker. 2011. "Genome-wide meta-analysis identifies novel multiple sclerosis susceptibility loci." *Ann Neurol* 70 (6):897-912. doi: 10.1002/ana.22609.

Pilz, G., A. Harrer, P. Wipfler, K. Oppermann, J. Sellner, F. Fazekas, E. Trinka, and J. Kraus. 2013. "Tumefactive MS lesions under fingolimod: a case report and literature review." *Neurology* 81 (19):1654-8. doi: 10.1212/01.wnl.0000435293.34351.11.

Polman, C. H., P. W. O'Connor, E. Havrdova, M. Hutchinson, L. Kappos, D. H. Miller, J. T. Phillips, F. D. Lublin, G. Giovannoni, A. Wajgt, M. Toal, F. Lynn, M. A. Panzara, A. W. Sandrock, and Affirm Investigators. 2006. "A randomized, placebo-controlled trial of natalizumab for relapsing multiple sclerosis." *N Engl J Med* 354 (9):899-910. doi: 10.1056/NEJMoa044397.

Racke, M. K., and A. E. Lovett-Racke. 2011. "Glatiramer acetate treatment of multiple sclerosis: an immunological perspective." *J Immunol* 186 (4):1887-90. doi: 10.4049/jimmunol.1090138.

Raj, T., K. Rothamel, S. Mostafavi, C. Ye, M. N. Lee, J. M. Replogle, T. Feng, M. Lee, N. Asinovski, I. Frohlich, S. Imboywa, A. Von Korff, Y. Okada, N. A. Patsopoulos, S. Davis, C. McCabe, H. I. Paik, G. P. Srivastava, S. Raychaudhuri, D. A. Hafler, D. Koller, A. Regev, N. Hacohen, D. Mathis, C. Benoist, B. E. Stranger, and P. L. De Jager. 2014. "Polarization of the effects of autoimmune and neurodegenerative risk alleles in leukocytes." *Science* 344 (6183):519-23. doi: 10.1126/science.1249547.

Rat Genome, Sequencing, Consortium Mapping, A. Baud, R. Hermsen, V. Guryev, P. Stridh, D. Graham, M. W. McBride, T. Foroud, S. Calderari, M. Diez, J. Ockinger, A. D. Beyeen, A. Gillett, N. Abdelmagid, A. O. Guerreiro-Cacais, M. Jagodic, J. Tuncel, U. Norin, E. Beattie, N. Huynh, W. H. Miller, D. L. Koller, I. Alam, S. Falak, M. Osborne-Pellegrin, E. Martinez-Membrives, T. Canete, G. Blazquez, E. Vicens-Costa, C. Mont-Cardona, S. Diaz-Moran, A. Tobena, O. Hummel, D. Zelenika, K. Saar, G. Patone, A. Bauerfeind, M. T. Bihoreau, M. Heinig, Y. A. Lee, C. Rintisch, H. Schulz, D. A. Wheeler, K. C. Worley, D. M. Muzny, R. A. Gibbs, M. Lathrop, N. Lansu, P. Toonen, F. P. Ruzius, E. de Bruijn, H. Hauser, D. J. Adams, T. Keane, S. S. Atanur, T. J. Aitman, P. Flicek, T. Malinauskas, E. Y. Jones, D. Ekman, R. Lopez-Aumatell, A. F. Dominiczak, M. Johannesson, R. Holmdahl, T. Olsson, D. Gauguier, N. Hubner, A. Fernandez-Teruel, E. Cuppen, R. Mott, and J. Flint. 2013. "Combined sequence-based and genetic mapping analysis of complex traits in outbred rats." *Nat Genet* 45 (7):767-75. doi: 10.1038/ng.2644.

Rhead, B., M. Baarnhielm, M. Gianfrancesco, A. Mok, X. Shao, H. Quach, L. Shen, C. Schaefer, J. Link, A. Gyllenberg, A. K. Hedstrom, T. Olsson, J. Hillert, I. Kockum, M. M. Glymour, L. Alfredsson, and L. F. Barcellos. 2016. "Mendelian randomization shows a causal effect of low vitamin D on multiple sclerosis risk." *Neurol Genet* 2 (5):e97. doi: 10.1212/NXG.0000000000000097.

Rice, G. P., H. P. Hartung, and P. A. Calabresi. 2005. "Anti-alpha4 integrin therapy for multiple sclerosis: mechanisms and rationale." *Neurology* 64 (8):1336-42. doi: 10.1212/01.WNL.0000158329.30470.D0.

Rizzo, M. A., O. C. Hadjimichael, J. Preiningerova, and T. L. Vollmer. 2004. "Prevalence and treatment of spasticity reported by multiple sclerosis patients." *Mult Scler* 10 (5):589-95. doi: 10.1191/1352458504ms1085oa.

Roosendaal, S. D., and F. Barkhof. 2015. "Imaging phenotypes in multiple sclerosis." *Neuroimaging Clin N Am* 25 (1):83-96. doi: 10.1016/j.nic.2014.09.008.

Ruhrmann, S., E. Ewing, E. Piket, L. Kular, J. C. Cetrulo Lorenzi, S. J. Fernandes, H. Morikawa, S. Aeinehband, S. Sayols-Baixeras, S. Aslibekyan, D. M. Absher, D. K. Arnett, J. Tegner, D. Gomez-Cabrero, F. Piehl, and M. Jagodic. 2017. "Hypermethylation of MIR21 in CD4+ T cells from patients with relapsing-remitting multiple sclerosis associates with lower miRNA-21 levels and concomitant up-regulation of its target genes." *Mult Scler*:1352458517721356. doi: 10.1177/1352458517721356.

Salzer, J., R. Svenningsson, P. Alping, L. Novakova, A. Bjorck, K. Fink, P. Islam-Jakobsson, C. Malmestrom, M. Axelsson, M. Vagberg, P. Sundstrom, J. Lycke, F. Piehl, and A. Svenningsson. 2016. "Rituximab in multiple sclerosis: A retrospective observational study on safety and efficacy." *Neurology* 87 (20):2074-2081. doi: 10.1212/WNL.0000000000003331.

Sanna, S., M. Pitzalis, M. Zoledziewska, I. Zara, C. Sidore, R. Murru, M. B. Whalen, F. Busonero, A. Maschio, G. Costa, M. C. Melis, F. Deidda, F. Poddie, L. Morelli, G. Farina, Y. Li, M. Dei, S. Lai, A. Mulas, G. Cuccuru, E. Porcu, L. Liang, P. Zavattari, L. Moi, E. Deriu, M. F. Urru, M. Bajorek, M. A. Satta, E. Cocco, P. Ferrigno, S. Sotgiu, M. Pugliatti, S. Traccis, A. Angius, M. Melis, G. Rosati, G. R. Abecasis, M. Uda, M. G. Marrosu, D. Schlessinger, and F. Cucca. 2010. "Variants within the immunoregulatory CBLB gene are associated with multiple sclerosis." *Nat Genet* 42 (6):495-7. doi: 10.1038/ng.584.

Sellebjerg, F., M. Krakauer, M. Khademi, T. Olsson, and P. S. Sorensen. 2012. "FOXP3, CBLB and ITCH gene expression and cytotoxic T lymphocyte antigen 4 expression on CD4(+) CD25(high) T cells in multiple sclerosis." *Clin Exp Immunol* 170 (2):149-55. doi: 10.1111/j.1365-2249.2012.04654.x.

Smith-Bouvier, D. L., A. A. Divekar, M. Sasidhar, S. Du, S. K. Tiwari-Woodruff, J. K. King, A. P. Arnold, R. R. Singh, and R. R. Voskuhl. 2008. "A role for sex chromosome complement in the female bias in autoimmune disease." *J Exp Med* 205 (5):1099-108. doi: 10.1084/jem.20070850.

Solaro, C., and M. M. Uccelli. 2011. "Management of pain in multiple sclerosis: a pharmacological approach." *Nat Rev Neurol* 7 (9):519-27. doi: 10.1038/nrneurol. 2011.120.

Song, J., H. Westerlind, K. A. McKay, C. Almqvist, P. Stridh, I. Kockum, J. Hillert, and A. Manouchehrinia. 2018. "Familial risk of early- and late-onset multiple sclerosis: a Swedish nationwide study." *J Neurol*. doi: 10.1007/s00415-018-9163-6.

Spence, R. D., and R. R. Voskuhl. 2012. "Neuroprotective effects of estrogens and androgens in CNS inflammation and neurodegeneration." *Front Neuroendocrinol* 33 (1):105-15. doi: 10.1016/j.yfrne.2011.12.001.

Steri, M., V. Orru, M. L. Idda, M. Pitzalis, M. Pala, I. Zara, C. Sidore, V. Faa, M. Floris, M. Deiana, I. Asunis, E. Porcu, A. Mulas, M. G. Piras, M. Lobina, S. Lai, M. Marongiu, V. Serra, M. Marongiu, G. Sole, F. Busonero, A. Maschio, R. Cusano, G. Cuccuru, F. Deidda, F. Poddie, G. Farina, M. Dei, F. Virdis, S. Olla, M. A. Satta, M. Pani, A. Delitala, E. Cocco, J. Frau, G. Coghe, L. Lorefice, G. Fenu, P. Ferrigno, M. Ban, N. Barizzone, M. Leone, F. R. Guerini, M. Piga, D. Firinu, I. Kockum, I. Lima Bomfim, T. Olsson, L. Alfredsson, A. Suarez, P. E. Carreira, M. J. Castillo-Palma, J. H. Marcus, M. Congia, A. Angius, M. Melis, A. Gonzalez, M. E. Alarcon Riquelme, B. M. da Silva, M. Marchini, M. G. Danieli, S. Del Giacco, A. Mathieu, A. Pani, S. B. Montgomery, G. Rosati, J. Hillert, S. Sawcer, S. D'Alfonso, J. A. Todd, J.

Novembre, G. R. Abecasis, M. B. Whalen, M. G. Marrosu, A. Meloni, S. Sanna, M. Gorospe, D. Schlessinger, E. Fiorillo, M. Zoledziewska, and F. Cucca. 2017. "Overexpression of the Cytokine BAFF and Autoimmunity Risk." *N Engl J Med* 376 (17):1615-1626. doi: 10.1056/NEJMoa1610528.

Storch, M. K., A. Stefferl, U. Brehm, R. Weissert, E. Wallstrom, M. Kerschensteiner, T. Olsson, C. Linington, and H. Lassmann. 1998. "Autoimmunity to myelin oligodendrocyte glycoprotein in rats mimics the spectrum of multiple sclerosis pathology." *Brain Pathol* 8 (4):681-94.

Stridh, P., S. Ruhrmann, P. Bergman, M. Thessen Hedreul, S. Flytzani, A. D. Beyeen, A. Gillett, N. Krivosija, J. Ockinger, A. C. Ferguson-Smith, and M. Jagodic. 2014. "Parent-of-origin effects implicate epigenetic regulation of experimental autoimmune encephalomyelitis and identify imprinted Dlk1 as a novel risk gene." *PLoS Genet* 10 (3):e1004265. doi: 10.1371/journal.pgen.1004265.

Sundqvist, E., T. Bergstrom, H. Daialhosein, M. Nystrom, P. Sundstrom, J. Hillert, L. Alfredsson, I. Kockum, and T. Olsson. 2014. "Cytomegalovirus seropositivity is negatively associated with multiple sclerosis." *Mult Scler* 20 (2):165-73. doi: 10.1177/1352458513494489.

Sundqvist, E., P. Sundstrom, M. Linden, A. K. Hedstrom, F. Aloisi, J. Hillert, I. Kockum, L. Alfredsson, and T. Olsson. 2012. "Epstein-Barr virus and multiple sclerosis: interaction with HLA." *Genes Immun* 13 (1):14-20. doi: 10.1038/gene.2011.42.

Sundstrom, P., M. Nystrom, K. Ruuth, and E. Lundgren. 2009. "Antibodies to specific EBNA-1 domains and HLA DRB1*1501 interact as risk factors for multiple sclerosis." *J Neuroimmunol* 215 (1-2):102-7. doi: 10.1016/j.jneuroim.2009.08.004.

Trojano, M., M. Liguori, G. Bosco Zimatore, R. Bugarini, C. Avolio, D. Paolicelli, F. Giuliani, F. De Robertis, M. G. Marrosu, and P. Livrea. 2002. "Age-related disability in multiple sclerosis." *Ann Neurol* 51 (4):475-80.

Trojano, M., G. Lucchese, G. Graziano, B. V. Taylor, S. Simpson, Jr., V. Lepore, F. Grand'maison, P. Duquette, G. Izquierdo, P. Grammond, M. P. Amato, R. Bergamaschi, G. Giuliani, C. Boz, R. Hupperts, V. Van Pesch, J. Lechner-Scott, E. Cristiano, M. Fiol, C. Oreja-Guevara, M. L. Saladino, F. Verheul, M. Slee, D. Paolicelli, C. Tortorella, M. D'Onghia, P. Iaffaldano, V. Direnzo, H. Butzkueven, M. SBase Study Group, and M. S. Prevalence Study Group the New Zealand. 2012. "Geographical variations in sex ratio trends over time in multiple sclerosis." *PLoS One* 7 (10):e48078. doi: 10.1371/journal.pone.0048078.

van der Mei, I. A., A. L. Ponsonby, T. Dwyer, L. Blizzard, R. Simmons, B. V. Taylor, H. Butzkueven, and T. Kilpatrick. 2003. "Past exposure to sun, skin phenotype, and risk of multiple sclerosis: case-control study." *BMJ* 327 (7410):316. doi: 10.1136/bmj.327.7410.316.

Wang, J. H., D. Pappas, P. L. De Jager, D. Pelletier, P. I. de Bakker, L. Kappos, C. H. Polman, Australian, Consortium New Zealand Multiple Sclerosis Genetics, L. B.

Chibnik, D. A. Hafler, P. M. Matthews, S. L. Hauser, S. E. Baranzini, and J. R. Oksenberg. 2011. "Modeling the cumulative genetic risk for multiple sclerosis from genome-wide association data." *Genome Med* 3 (1):3. doi: 10.1186/gm217.

Warnke, C., T. Olsson, and H. P. Hartung. 2015. "PML: The Dark Side of Immunotherapy in Multiple Sclerosis." *Trends Pharmacol Sci* 36 (12):799-801. doi: 10.1016/j.tips.2015.09.006.

Weideman, A. M., M. A. Tapia-Maltos, K. Johnson, M. Greenwood, and B. Bielekova. 2017. "Meta-analysis of the Age-Dependent Efficacy of Multiple Sclerosis Treatments." *Front Neurol* 8:577. doi: 10.3389/fneur.2017.00577.

Wellcome Trust Case Control, Consortium, Consortium Australo-Anglo-American Spondylitis, P. R. Burton, D. G. Clayton, L. R. Cardon, N. Craddock, P. Deloukas, A. Duncanson, D. P. Kwiatkowski, M. I. McCarthy, W. H. Ouwehand, N. J. Samani, J. A. Todd, P. Donnelly, J. C. Barrett, D. Davison, D. Easton, D. M. Evans, H. T. Leung, J. L. Marchini, A. P. Morris, C. C. Spencer, M. D. Tobin, A. P. Attwood, J. P. Boorman, B. Cant, U. Everson, J. M. Hussey, J. D. Jolley, A. S. Knight, K. Koch, E. Meech, S. Nutland, C. V. Prowse, H. E. Stevens, N. C. Taylor, G. R. Walters, N. M. Walker, N. A. Watkins, T. Winzer, R. W. Jones, W. L. McArdle, S. M. Ring, D. P. Strachan, M. Pembrey, G. Breen, D. St Clair, S. Caesar, K. Gordon-Smith, L. Jones, C. Fraser, E. K. Green, D. Grozeva, M. L. Hamshere, P. A. Holmans, I. R. Jones, G. Kirov, V. Moskivina, I. Nikolov, M. C. O'Donovan, M. J. Owen, D. A. Collier, A. Elkin, A. Farmer, R. Williamson, P. McGuffin, A. H. Young, I. N. Ferrier, S. G. Ball, A. J. Balmforth, J. H. Barrett, T. D. Bishop, M. M. Iles, A. Maqbool, N. Yuldasheva, A. S. Hall, P. S. Braund, R. J. Dixon, M. Mangino, S. Stevens, J. R. Thompson, F. Bredin, M. Tremelling, M. Parkes, H. Drummond, C. W. Lees, E. R. Nimmo, J. Satsangi, S. A. Fisher, A. Forbes, C. M. Lewis, C. M. Onnie, N. J. Prescott, J. Sanderson, C. G. Matthew, J. Barbour, M. K. Mohiuddin, C. E. Todhunter, J. C. Mansfield, T. Ahmad, F. R. Cummings, D. P. Jewell, J. Webster, M. J. Brown, M. G. Lathrop, J. Connell, A. Dominiczak, C. A. Marcano, B. Burke, R. Dobson, J. Gungadoo, K. L. Lee, P. B. Munroe, S. J. Newhouse, A. Onipinla, C. Wallace, M. Xue, M. Caulfield, M. Farrall, A. Barton, R. A. Genetics Biologics in, Committee Genomics Study Syndicate Steering, I. N. Bruce, H. Donovan, S. Eyre, P. D. Gilbert, S. L. Hilder, A. M. Hinks, S. L. John, C. Potter, A. J. Silman, D. P. Symmons, W. Thomson, J. Worthington, D. B. Dunger, B. Widmer, T. M. Frayling, R. M. Freathy, H. Lango, J. R. Perry, B. M. Shields, M. N. Weedon, A. T. Hattersley, G. A. Hitman, M. Walker, K. S. Elliott, C. J. Groves, C. M. Lindgren, N. W. Rayner, N. J. Timpson, E. Zeggini, M. Newport, G. Sirugo, E. Lyons, F. Vannberg, A. V. Hill, L. A. Bradbury, C. Farrar, J. J. Pointon, P. Wordsworth, M. A. Brown, J. A. Franklyn, J. M. Heward, M. J. Simmonds, S. C. Gough, S. Seal, Collaboration Breast Cancer Susceptibility, M. R. Stratton, N. Rahman, M. Ban, A. Goris, S. J. Sawcer, A. Compston, D. Conway, M. Jallow, M. Newport, G. Sirugo, K. A. Rockett, S. J.

Bumpstead, A. Chaney, K. Downes, M. J. Ghori, R. Gwilliam, S. E. Hunt, M. Inouye, A. Keniry, E. King, R. McGinnis, S. Potter, R. Ravindrarajah, P. Whittaker, C. Widden, D. Withers, N. J. Cardin, D. Davison, T. Ferreira, J. Pereira-Gale, I. B. Hallgrimsdo'ttir, B. N. Howie, Z. Su, Y. Y. Teo, D. Vukcevic, D. Bentley, M. A. Brown, A. Compston, M. Farrall, A. S. Hall, A. T. Hattersley, A. V. Hill, M. Parkes, M. Pembrey, M. R. Stratton, S. L. Mitchell, P. R. Newby, O. J. Brand, J. Carr-Smith, S. H. Pearce, R. McGinnis, A. Keniry, P. Deloukas, J. D. Reveille, X. Zhou, A. M. Sims, A. Dowling, J. Taylor, T. Doan, J. C. Davis, L. Savage, M. M. Ward, T. L. Learch, M. H. Weisman, and M. Brown. 2007. "Association scan of 14,500 nonsynonymous SNPs in four diseases identifies autoimmunity variants." *Nat Genet* 39 (11):1329-37. doi: 10.1038/ng.2007.17.

Westerlind, H., R. Ramanujam, D. Uvehag, R. Kuja-Halkola, M. Boman, M. Bottai, P. Lichtenstein, and J. Hillert. 2014. "Modest familial risks for multiple sclerosis: a registry-based study of the population of Sweden." *Brain* 137 (Pt 3):770-8. doi: 10.1093/brain/awt356.

Whitacre CC, Reingold SC, O'Looney PA, Blankenhorn E, Brinley F, Collier E, Duquette P, Fox H, Giesser B, Gilmore W, Lahita R, Nelson JL, Reiss C, Riskind P, Voskuhl R. 1999. "Biomedicine: A gender gap in autoimmunity." *Science* 283 (5406):1277-1278.

Willis, M. D., K. E. Harding, T. P. Pickersgill, M. Wardle, O. R. Pearson, N. J. Scolding, J. Smee, and N. P. Robertson. 2016. "Alemtuzumab for multiple sclerosis: Long term follow-up in a multi-centre cohort." *Mult Scler* 22 (9):1215-23. doi: 10.1177/1352458515614092.

In: Autoimmune Disorders
Editor: Kutty Selva Nandakumar

ISBN: 978-1-53616-046-8


*Chapter 2*

# THE RISK FACTOR, PATHOGENESIS AND TREATMENTS OF INFLAMMATORY BOWEL DISEASE

***Xiaoyan Shen**, MD, PhD, Yirui Wang, MD***
***Haidong Li MSc and Xinyue Cao MSc***
Department of Pharmacology, School of Pharmacy,
Fudan University, Shanghai, China

## ABSTRACT

Inflammatory bowel disease (IBD), categorized as Crohn's disease and ulcerative colitis, is immune mediated chronic non-specific intestinal disease. IBD has been increasingly threatening life quality worldwide in the past 10 years, especially in Asia and the Pacific. The clinical manifestations of IBD are abdominal pain, diarrhea, mucous pus and bloody stools, with repeated attacks and prolonged recovery. Some immunological and genetic evidence demonstrated that excessive or insufficient immune response against gut microbes is related to an imbalance of intestinal epithelial barrier function inducing inflammatory process. And what is equally as important to IBD as the former is environmental factors including family history, geography variation, smoking, dietary habits, even psychological condition. While a great number of efforts in illuminating IBD pathogenesis provide insight into relevant disease mechanisms. Multifactorial and complex etiology with unknown environmental triggers, genetic predisposition and aberrant immune responses interact with the intestinal microbes to make IBD hard to be predicted. Fortunately, with the progress researchers made, new drug varieties for IBD appear on the market continuously and more and more treatment options for IBD are available. Currently, the treatment of IBD prevailingly includes the treatment of IBD disease itself and the treatment of IBD's extra intestinal manifestations

* Corresponding Author's E-mail: shxiaoy@fudan.edu.cn.

in which drug treatment, surgical treatment and nutritional support are mainly involved. And drugs administrated for IBD are aminosalicylic acid, glucocorticoids, immunosuppressive agents and some macromolecular biological agents targeting TNF with patient-oriented surgical treatment and nutritional support as a supplement. In this review, we focus on the major improvement achieved from current research with regards to the IBD risk factors, pathogenesis as well as the therapy treatments and attempt to offer a novel idea or a potential target to manipulate and regulate IBD.

## ABBREVIATIONS

| | |
|---|---|
| 5-ASA | 5-aminosalicylic Acid |
| 6-MP | 6-mercaptopurine |
| AIEC | adherent-invasive *Escherichia coli* |
| AJs | adherent junctions |
| APCs | antigen-presenting cells |
| ATG16L1 | autophagy related 16 like 1 |
| AZA | azathioprine |
| CBSCT | cord blood stem cell transplantation |
| CD | Crohn's disease/cluster of differentiation |
| DCs | dendritic cells |
| DLG5 | discs large homolog 5 |
| DSS | dextran sulfate sodium |
| EGFR | epidermal growth factor receptor |
| GATA | GATA-binding protein |
| GCS | glucocorticosteroid |
| HLA | human leukocyte antigen |
| HSCT | hematopoietic stem cell transplantation |
| IBD | inflammatory bowel disease |
| IEC | Intestinal epithelial cell |
| IFN-γ | interferon Gamma |
| IFX | infliximab |
| IgA | immunoglobulin A |
| IgG | immunoglobulin G |
| IL | interleukin |
| IRF | interferon regulatory factor |
| IRGM | immunity related GTPase M |
| ISC | Intestinal stem cell |
| LCAP | leukocyte separation method |
| LCN2 | lipocalin 2 |
| LRRK2 | leucine rich repeat kinase 2 |

| | |
|---|---|
| LT | leukotriene |
| MAMPs | microbial-associated molecular patterns |
| MHC | major histocompatibility complex |
| MDR1 | multi-drug resistance gene 1 |
| MSCT | mesenchymal stem cell transplantation |
| MTX | methotrexate |
| MUC | mucin |
| MYD88 | myeloid differentiation primary response 88 |
| NF-κB | nuclear factor-kappa-B |
| NK cell | natural killer cell |
| NLRs | NOD-like receptors |
| NLRP3 | NOD-like receptor family pyrin domain containing 3 |
| NOD2 | nucleotide binding oligomerization domain containing 2 |
| NSAIDs | non-steroidal anti-inflammatory drugs |
| OCP | oral contraceptive pills |
| PAMPs | pathogen-associated molecular patterns |
| PPRs | pattern-recognition receptors |
| PUFA | polyunsaturated fatty acids |
| REE | resting energy expenditure |
| RELM-β | goblet cells-derived mucosal defense factor |
| RhTNF | recombinant human TNF |
| RLRs | rIG-I-like receptors |
| SASP | sulfasalazine |
| TGF-β | transforming growth factor beta |
| Th | helper T cells |
| TJs | tight junctions |
| TLR | toll-like receptor |
| TNF | tumor necrosis factor |
| Tregs | regulatory T cells |
| UC | ulcerative colitis |
| UV | ultraviolet |

## INTRODUCTION

Inflammatory Bowel Disease (IBD) is an idiopathic inflammation characterized by chronic and relapsing inflammatory disorders confined to the gastrointestinal tract involving the ileum, rectum, colon and even the entire digestive tract with two typical forms as Crohn's disease and ulcerative colitis (Coppell et al. 2018). Its incidence is concealed, with abdominal pain, diarrhea, mucous pus and bloody stools as the main clinical manifestations. In addition to intestinal symptoms, IBD often involves other organs and systems, such as the mouth, skin, eyes, skeletal muscles, reproductive system, nervous system and blood system, with corresponding extraintestinal manifestations (Olpin et al. 2017). Studies have reported that the incidence of extraintestinal manifestations of IBD is 15.0% to 55.1%, and the accompanying complications have a serious impact on the quality of patients' lives. The incidence of IBD in the world has been increasing in the past 10 years, especially in Asia and the Pacific, in which China is the country with the highest incidence of IBD (Bandyopadhyay et al. 2015; Molodecky et al. 2012).

However, IBD-pathogenesis-oriented research has been progressing these years but its etiology remains unclear. Complex mechanisms related to the host, such as intestinal epithelium functions and innate-adaptive immune system unbalance, together with the interaction with external factors, such as genes, environmental and luminal (i.e., microbial flora), may underlie the pathogenesis of IBD resulting in a disequilibrium between anti-inflammatory cytokines [TNF-α, IFN-γ, IL-12, IL-18 (Bank et al. 2018)] and pro-inflammatory cytokines (IL-10, TGF-β [Lennon et al. 2018)], leading to a chronic hyper-responsive state (Kim and Cheon 2017). Fortunately, IBD can be treated by restoring the balance of cytokines by inhibiting inflammatory factors and increasing the expression of immunoregulatory factors and there is a great progress in relative treatment. Here, in this review, we list the risk factors of IBD, focused on the major improvement achieved from current research with regard to hypothesis of the IBD origin. We also summarize the progress in the treatment of IBD in recent years, attempting to offer a novel idea or a potential target to regulate and manipulate IBD.

## RISK FACTORS

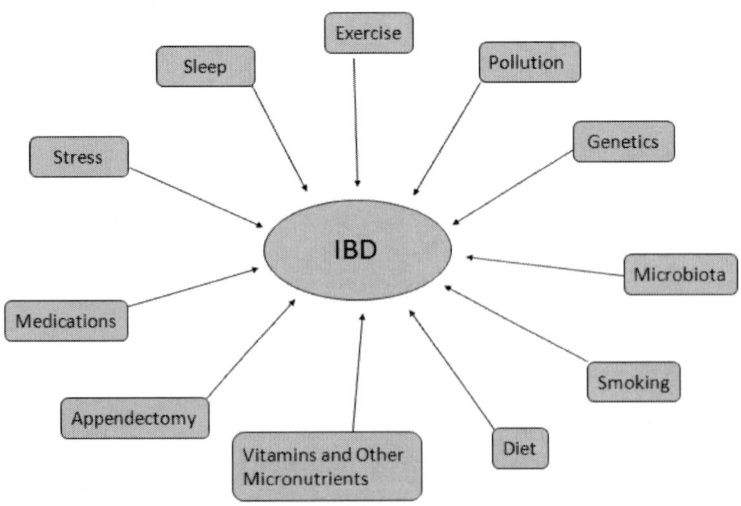


Figure 1. The risk factors of inflammatory bowel disease.

Due to its chronic refractory characteristics, etiology has become the main direction of IBD-related research. The etiology of IBD remains unclear, but genetics, immunity, environment, infection and other factors (Figure 1) are contributing to the disease, causing abnormal intestinal immune response, leading to changes in intestinal mucosal damage, and thus triggering a series of clinical manifestations. Studying the risk factors of IBD can help to better understand the causes and the increased incidence of IBD, and can provide a scientific basis for its prevention, diagnosis and treatment.

## Genetics

The genetic locus associated with IBD was initially identified using a linkage study, demonstrating association with loci on chromosome 16 (Hugot et al. 1996). This locus was subsequently characterized as the NOD2 locus in 2001 and has three common variants that affect the susceptibility to Crohn's disease. Homology at the NOD2 locus increases the risk of disease by 20-40 times, while heterozygosity increases the risk of disease by a factor of 2-4 (Ogura et al. 2001). Remarkably, the strongest associations with extensive UC are with variants of the ancestral 8.1 HLA haplotype, which is a known recessive risk factor for primary sclerosing cholangitis, another inflammatory disease (Cleynen et al. 2016). To date, 240 different risk sites have been identified that map to a greater number of potentially relevant genes (de Lange et al. 2017). Although some loci (such as NOD2 and ATG16L1) are only specifically associated with Crohn's disease, and some loci are only associated with ulcerative colitis, most loci are shared between the two diseases with similar effects (McGovern, Kugathasan, and Cho 2015). Despite their differences in the immune system, many putative genes can be broadly classified into influencing innate immune responses, autophagy, maintaining epithelial barrier integrity, adaptive immune responses, restitution and injury repair, oxidative stress, microbial defense and antibacterial activity response (Maxwell et al. 2017). Some risk loci may affect immune function in a single pathway; for example, ATG16L1, NOD2, IRGM, LRRK2 having an effect on autophagy. Genetic polymorphisms may also act synergistically and affect cellular phenotypes, such as Paneth cell function (VanDussen et al. 2014). However, genetic factors account for only about 20% of heritability in IBD (Liu and Anderson 2014).

## Microbiota

Recent advances in genetic analysis have highlighted key pathways associated with microbial responses and innate immunity, re-emerging interest in the IBD gut microbiota. IBD patients exhibit dysbiosis in their luminal microbiota, and the most common feature compared to healthy individuals is the reduced diversity of the microbial community (Gevers et al. 2014; Kostic, Xavier, and Gevers 2014). The difference in microbial diversity of Crohn's disease is greater than that of ulcerative colitis, which is more similar to the microbiota of healthy individuals.

Although pathogenic microorganisms have not been identified in all cases, specific phenotypes may be associated with certain microbial triggers. A more promising pathogen for potential pathogenic factors in IBD is adherent-invasive *Escherichia coli* (AIEC). A study identified the AIEC strain in 22% of patients with Crohn's disease, while only 6.2% of healthy controls were identified to have in the ileum (O'Brien et al. 2017). AIEC may play a role in Crohn's disease because it can invade epithelial cells and persists in macrophages. In contrast, certain microbial subpopulations may provide disease protection. Bacteria belonging to Phylum Firmicutes are usually less common in patients with Crohn's disease (Kostic, Xavier, and Gevers 2014). In particular, the butyrate-producing bacteria *Faecalibacterium prausnitzii* belongs to Phylum Firmicutes, which occurs less frequently in patients than in healthy controls and inversely proportional to the severity of endoscopic recurrence after resection. Furthermore, when administered intragastrically, this bacterium improves colitis in mice by increasing the level of IL-10 and anti-inflammatory effects mediated by inhibition of IL-17 (Martin et al. 2014).

The effects of gut microbiota on IBD are not limited to bacterial dysbiosis, and viruses, archaea and fungi may play important roles as well. Both Crohn's disease and ulcerative colitis are associated with the expansion of bacteriophages belonging to the Caudovirales family, but not with bacterial dysbiosis (Norman et al. 2015).

## Environmental Risk Factors

### *Smoking*

Smoking is one of the most important and clear environmental risk factors for IBD, but its pathogenesis is still unclear (Burisch et al. 2014). The impact of smoking on these two diseases is enormous. There is convincing evidence to support the protective role of smoking in UC, so that nicotine replacement therapy has been used as a treatment; in stark contrast, smoking is a risk factor for CD, as well as adverse consequences and complications, including Perianal disease, postoperative recurrence and drug resistance. This complex relationship between smoking and IBD highlights the pathophysiological differences between these disease subtypes.

It has recently been shown that smoking cessation can completely alter the composition of the human gut microbiota (Biedermann et al. 2013). Changes in the composition of the microbiota reveal features that are more pro-inflammatory. These data suggest that smoking can indeed affect the risk of colitis through a significant influence on the composition of the gut bacteria. Smoking cessation is good for the course of Crohn's disease. Intermittent smokers with UC note symptom exacerbation when they stop smoking, followed by symptom relief when they smoke again. Moreover, smokers with UC who quit experience an increase in disease activity, hospital admissions and the need for major medical therapy (oral steroids, immunosuppressants) within the first few years following the cessation of smoking (Biedermann et al. 2014).

*Diet*

The earliest diet is either breast milk or infant formula. The association between breast feeding and risk of subsequent IBD has been studied repeatedly. Some, but not all (Ananthakrishnan, Khalili, Konijeti, et al. 2013), studies have shown that breastfed children have a lower risk of developing IBD. Mothers with IBD are less likely to breastfeed their babies than mothers without IBD (Dotan et al. 2013). It is unclear whether breast feeding by a mother with IBD will reduce the risk of developing IBD, as much as breast feeding in a mother who does not have IBD. In the early years of life, the bacterial microbiome and virome are unstable (Lim et al. 2015). Although vaginal and cesarean delivery affects the infant microbiome (Jakobsson et al. 2014), the cessation of maternal IgA in breast milk is more likely to induce the characteristics of the adult-like microbiome, which is mainly Firmicutes and Bacteriodetes, rather than feeding solid foods (Planer et al. 2016).

Most epidemiological studies on diet and IBD focus on macronutrients and rely on case-control designs that are susceptible to many limitations. Despite the heterogeneity of the design, the most stable macronutrient association negatively correlated was with dietary fiber (Ananthakrishnan, Khalili, Konijeti, et al. 2013). In a prospective cohort study, women in the highest quintile of the long-term fiber intake had a 40% lower risk of Crohn's disease (Ananthakrishnan, Khalili, Konijeti, et al. 2013); this reverse association was stronger for fibers from fruits and vegetables, and not whole grains or cereals. It showed that fiber intake can prevent the risk of CD rather than UC.

Dietary fat, especially saturated fat, may also play a role in the pathogenesis. In two prospective cohort studies, dietary intake of n-3 polyunsaturated fatty acids (PUFA) was inversely associated with the risk of ulcerative colitis, while the intake of n-6 PUFA in the diet was associated with an increased risk of ulcerative colitis (Ananthakrishnan, Khalili, Konijeti, Higuchi, de Silva, Fuchs, Willett, et al. 2014; Chan, Luben, Olsen, et al. 2014). This association can be modified by polymorphisms in fatty acid metabolism, particularly in the CYP4F3 and FADS2 enzymes (Costea et al. 2014).

The relationship between IBD and carbohydrate/protein intake is more complicated. Some epidemiological cohorts, but no other studies, report animal protein-rich diets are at higher risk for IBD (Chan, Luben, van Schaik, et al. 2014).

## Vitamins and Other Micronutrients

*Vitamin D*

Few studies have examined the association of IBD with micronutrients, but this relationship is based on the considerable biological rationality of supporting laboratory research. Emerging data suggest that vitamin D may play a role in the pathogenesis and course of IBD (Wobke, Sorg, and Steinhilber 2014). Some studies have shown that patients with IBD have a high rate of vitamin D deficiency. A large intake of vitamin D was associated with a reduced risk of IBD, suggesting its pathophysiological role in the development of IBD (Reich et al. 2014).

A large study of 3,217 IBD patients demonstrated that lower 25- (OH)D plasma levels were associated with increased risk of surgery and hospitalization for CD and UC compared with patients with adequate vitamin levels (Ananthakrishnan, Cagan, et al. 2013). Its role has also been supported by animal experiments in which administration of 1,25- $(OH)_2D_3$ improves colitis by inhibiting genes associated with TNF-α in the mice (Zhu et al. 2015). Increased hospitalization rates and increased disease severity were recorded in areas with limited exposure to UV radiation. The exact pathological mechanism of UV in IBD is unclear, but it is likely to be related to vitamin D synthesis (Limketkai et al. 2014).

*Zinc*

Zinc has a great influence on immune function and regulates the function of innate immune cells, including macrophages, neutrophils and natural killer T cells (Cerasi, Ammendola, and Battistoni 2013; Haase and Rink 2014; Lahiri and Abraham 2014). Zinc also inhibits transcription of inflammatory mediators in the NF-κB pathway and reduces myeloperoxidase activity.

Especially in the case of Crohn's disease, intracellular zinc is important for autophagy and bacterial clearance, and for reducing intestinal permeability and the possibility of recurrence (Haase and Rink 2014; Lahiri and Abraham 2014). In a prospective cohort study, high intake of zinc was inversely associated with risk of Crohn's disease in women (Ananthakrishnan et al. 2015). The reduction in risk was noted up to a daily zinc intake of 16 mg per day, which is twice the daily intake. Among the identified diseases, low serum zinc levels were associated with increased risk of hospitalization, surgery, and disease-related complications of Crohn's disease and ulcerative colitis (Siva et al. 2017).

*Iron*

Iron is an essential metal for most living things. It is a growth-limiting nutrient for many gut bacteria that compete for unabsorbed dietary iron in the colon. Iron replacement therapy is a common treatment for patients with anemia and IBD, such as Crohn's disease, although these supplements may also affect intestinal inflammation, microflora structure and function (Lee, Clavel, et al. 2017). A key source of iron accessible to the gut microbiota is unabsorbed, and excess dietary iron and any significant changes in luminal iron concentrations may have a potential impact on structure, function and diversity of the gut microbiome (Jaeggi et al. 2015).

## Appendectomy

Similar to smoking, appendectomy demonstrates a divergent effect on Crohn's disease and ulcerative colitis. Appendectomy may be associated with an increased risk of CD (Rasmussen, Fonnes, and Rosenberg 2018). Conversely, Appendicitis followed by appendectomy (AA) reduces or prevents ulcerative colitis pathophysiology. A recent study in Sweden compared 1537 patients who underwent appendectomy before UC diagnosis and 603 patients who underwent surgery after diagnosis: the results showed that appendectomy may be a protective factor for colectomy, but only before UC diagnosis and in patients who underwent surgery for appendicitis before the age of 20 years. After UC diagnosis, appendectomy for acute appendicitis is associated with an increased risk of colectomy, whereas appendectomy without inflammation did not increase risk of colectomy (Myrelid et al. 2017).

## Stress

Anxiety and depression are more common in patients with IBD. However, studies have also shown that this psychological comorbidity itself may increase the risk of IBD events and lead to more serious processes, making it a possible behavioral targets for modification (Ananthakrishnan, Khalili, Pan, et al. 2013). A recent systematic review identified studies investigating whether depression can affect the development of IBD (Mikocka-Walus et al. 2016). According to the data from Nurses Health Research Center, women who have recent depressive symptoms have a 2.38-fold higher risk of CD, but have no effect on UC (Ananthakrishnan, Khalili, Pan, et al. 2013). In a Swiss study, the only factor that was significantly associated with the onset of ulcerative colitis in the cohort every 3 months for 1 year was being a male with a high perception of stress, although the effects of stress were small in this study (Langhorst et al. 2013).

Stress can affect intestinal inflammation through various mechanisms of the hypothalamic-pituitary-adrenal axis and the autonomic nervous system, leading to the production of pro-inflammatory cytokines, activation of macrophages, and changes in the intestinal permeability and microbiota (Bonaz and Bernstein 2013). Fewer studies have investigated the effects of antidepressants on disease activity. A small trial showed that the quality of life, physical and social aspects of duloxetine-treated patients with IBD were improved significantly (Daghaghzadeh et al. 2015).

## Sleep

Patients with IBD often have sleep disorders, especially when their disease is active with nocturnal symptoms. This association might be bidirectional. Although increased disease activity might disrupt sleep, poor sleep quality might exacerbate inflammation. Both prolonged and reduced duration of sleep were associated with an increased risk of ulcerative colitis (Ananthakrishnan, Khalili, Konijeti, Higuchi, de Silva, Fuchs, Richter, et al. 2014), whereas impaired sleep quality was associated with increased histological activity (Ali et al. 2013) and the risk of clinical relapse. A prospective study showed that sleep durations of less than 6 hours or more than 9 hours per day were associated with an increased risk of ulcerative colitis. Poor sleep quality during baseline remission was associated with an increased risk of disease recurrence at 6 months (Ananthakrishnan, Long, et al. 2013). No differences were observed between patients with CD and UC.

## Exercise

Autophagy is a lysosomal degradation pathway that is thought to contribute to the beneficial metabolism of exercise. Induction of autophagy can prevent inflammation, malignant, infectious and degenerative diseases. In mice, forced treadmill exercise exacerbated inflammation and increased pro-inflammatory gene expression, while voluntary wheel training relieved symptoms of colonic inflammation and reduced inflammatory gene expression (Cook et al. 2013). The Nurses' Health Study reports that exercise can prevent the development of Crohn's disease. Active women had a 44% lower risk of developing CD than women who are sedentary. However, no effect of exercise on ulcerative colitis was observed (Khalili, Ananthakrishnan, et al. 2013). Data on the beneficial effects of exercise on intestinal inflammation or prevention of recurrence are limited.

## MEDICATIONS

### Non-Steroidal Anti-Inflammatory Drugs

Non-steroidal anti-inflammatory drugs (NSAIDs) have anti-inflammatory and analgesic effects, which are widely used in the treatment of arthritis and rheumatism. NSAIDs can cause or aggravate IBD by disrupting the barrier between the immune system and the intestinal antigens. A recent nested case-control study in the southwestern plateau of China (Niu et al. 2016) showed that NSAIDs (except aspirin) are risk factors for UC. Korelitz (Korelitz 2016) believes that the impact of NSAIDs on UC and CD is unquestionable. It is recommended that clinicians do not use these drugs in patients with UC and CD unless the risk of side effects of NSAIDs is negligible.

### Oral Contraceptives

The use of oral contraceptives increases the risk of Crohn's disease, but the extent of this effect is reduced by discontinuation of use (Khalili, Higuchi, et al. 2013). In the consideration of ulcerative colitis after smoking, the risk of oral contraceptive use was small. In the Nurses' Health Study, the current use of oral contraceptives was found to be associated with an increased risk of Crohn's disease, but not with ulcerative colitis (Khalili, Higuchi, et al. 2013). In a nationwide study, Khalili et al. (Khalili et al. 2016) found that the use of oral contraceptive pills (OCP) in patients with UC was associated with a risk of disease progression, surgical need or anti-TNF therapy. However, in established CD, the combination of estrogen and progestin oral contraceptives was associated with a higher likelihood of surgery, especially when used for longer periods of time (Khalili et al. 2016). There is no clear mechanistic effect that can explain the adverse effects of oral contraceptives on the progression of Crohn's disease. However, oral estrogen has been shown to modify intestinal permeability and changes in the gut microbiome have been linked to endogenous levels of androgens (Khalili 2016).

### Antibiotics

Antibiotics was shown to alter the composition of the human gut microbiome by decreasing multifariousness and protein expression (Perez-Cobas et al. 2013). Although this damage is not permanent, it usually triggers an abnormal immune response and a series of inflammatory responses in genetically susceptible patients. Some studies have examined whether the use of antibiotics in early life leads to susceptibility to IBD or not and consistently demonstrated an association in Western populations (Ungaro et al. 2014). However, most of the association studies on antibiotics occur in Western populations, who have low exposure to early infectious pathogens or have good sanitation. Contrary to this prevalence data, antibiotic exposure has a protective association with Crohn's disease and ulcerative colitis in a large population-based study in Asia (Gevers et al. 2014).

### Pollution

Air pollution has dramatically increased in recent years, particularly in developing countries, especially in Asia that are experiencing rapid industrialization and the highest increase in IBD incidence (Hu et al. 2014). In a European nested case–control study, exposure to fine particles was inversely associated with IBD risk, but not with Crohn's disease or ulcerative colitis. In contrast, busy traffic was associated with increased disease risk, and other air pollutants such as nitrogen oxides showed a positive correlation with IBD (Opstelten et al. 2016).

## PATHOGENESIS

Complex mechanisms related to the host, such as intestinal epithelium functions and innate-adaptive immune system unbalance, together with the interaction with external factors, such as genes, environmental and luminal (i.e., microbial flora), may underlie the pathogenesis of IBD resulting in a disequilibrium between anti- and pro-inflammatory cytokines, leading to a chronic hyper-responsive state (Kim and Cheon 2017).

### Defects in Physical Barrier--Intestinal Epithelium (Figure 2)

The intestinal epithelium, established by a single layer of intestinal epithelial cells (IEC), provides a selective permeable barrier as it allows the passage of water, electrolytes and dietary nutrients but prevents a detrimental invasion of foreign antigens, microorganisms and their toxins (Blander 2016; Antoni et al. 2014; Okamoto and Watanabe 2016). This dual function depends on the existence of mucosal barrier restricting the access of bacteria to intestinal epithelium involving epithelial barrier and the structure of tight junctions which concur to intestinal barrier (IB) homeostasis (MM. and JR. 2017; Martini et al. 2017).

That is to say, disruption of this mucosal barrier is likely to result in translocation of the intestinal microbiota and potentiation of the immune system (Merga, Campbell, and Rhodes 2014). People diagnosed with IBD are always followed by increased intestinal permeability, which implies that the defects in the barrier function of the intestinal epithelium play a critical part in the pathologies of IBD (M. and S. 2017; K. et al. 2013; Johansson et al. 2014). Consequently, vital importance of intestinal physiological status and function came to light recently, while intestinal barrier defect is a cause of IBD or not remains under debate (Odenwald and Turner 2017; M. and S. 2017; Choi, Yeruva, and Turner 2017). To exert functions, several specialized epithelial cell subsets, including goblet cells, Paneth cells and endocrine cells, cooperatively form a physical and immunological network for the creation and maintenance of homeostasis (Y. and H. 2012).

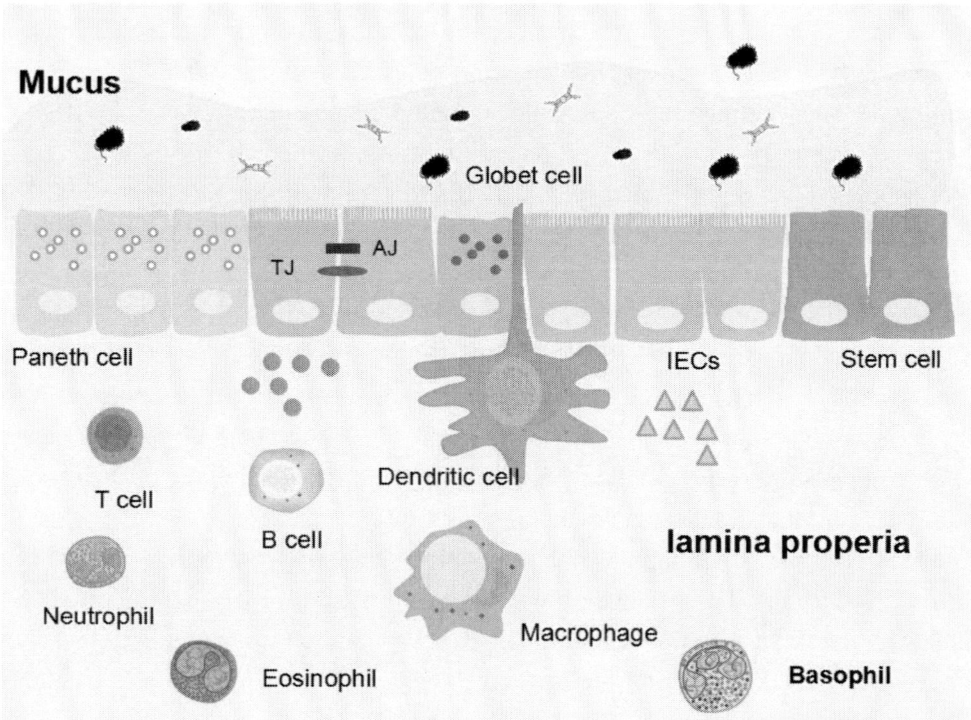


Figure 2. Components of the physical barrier--intestinal epithelium in inflammatory bowel disease. For explanations see text.

Epithelial homeostasis for an effective intestinal barrier is maintained by the balance of cell proliferation and epithelial apoptosis with the loss of function of the epigenetic regulator *ubiquitin-like protein containing PHD and RING finger domains 1* (*uhrf1*) in zebra fish. Reduced TNF*a* promoter methylation and induced *tnfa* expression in intestinal epithelial cells (IECs) increased IEC *tnfa* levels, which resulted in IEC shedding, apoptosis and barrier dysfunction, consistent with chronic inflammation (Marjoram. et al.

2015). In the colitis model of Adam17$^{flox/flox}$Mx1-Cre$^{+}$ mice treated with DSS, both epithelial regeneration and barrier integrity are significantly reduced compared to control mice, where the loss or inhibition of ADAM17 attenuated epidermal growth factor receptor (EGFR) activation and promoting the goblet cell differentiation leading to increased gastrointestinal permeability and barrier defects (Shimoda et al. 2016).

The integrity of this barrier and the proper response to infection requires precise regulation of powerful signals. Zhao, et al. found that GYY4137, a slow release $H_2S$ donor, significantly downregulated IL-1β, IL-6, IL-10, IL-17 which increased due to DSS treatment and alleviated inflammatory response and improved intestinal barrier via reducing intestinal permeability and upregulating tight junctions (Zhao et al. 2016). CD14 is up-regulated during inflammation. It is reported that intestinal barrier function could be coordinated by CD14 in IBD development, in which DSS-treated Cd14-deficient and B6-Il10−/−Cd14−/− IBD mice exhibited more severe intestinal barrier disruption, with increased inflammatory reactions compared to controls. Stimulation of CD14/TLR4 leads to activation and nuclear translocation of NF-kB, which is essential for maintaining the barrier function in intestinal epithelial cells (Buchheister et al. 2017).

Goblet cells, a cell type of the intestinal epithelium, are specialized in the secretion of mucus constituents and enteroendocrine cells secrete peptide hormones (Y. and H. 2012). Goblet cells produce various mucins (MUC2, MUC3 and MUC4) that form a polymeric network of glycosylated proteins restraining physical interactions between microbes and the epithelia. MUC2 deficiency in mice leads to over-expression of the goblet cell-derived mucosal defense factor RELM-β, which induces colonic production of the anti-microbial lectins, REGIIIβ and REGIIIγ (Morampudi et al. 2016). In contrast, MUC4 appears to promote colitis as Muc4$^{-/-}$ mice are more resistant to DSS colitis, which might be due to compensatory upregulation of MUC2 and MUC3 in mutant mice (Das et al. 2016). In addition, intestinal mucin-type O-glycosylation is essential to prevent bacterial intrusion and caspase-1 inflammasome activation, thereby protecting against colitis (Bergstrom et al. 2016). The balance of absorptive and secretory IEC can be regulated by inflammatory cytokines and interleukin IL-33 was shown to down-regulate Notch signaling in epithelial progenitor cells thereby promoting differentiation of them to Paneth and goblet cells (M. et al. 2016). Paneth cells are critical to the control of the ISC niche and the intestinal barrier (HC. and CL. 2013). Loss of PKCλ/ι contributed to Paneth cell deficiency in the intestinal epithelium, which resulted in increased inflammation (Nakanishi et al. 2016).

In addition to the epithelial cells, tight junctions (TJs) are also key components of the barrier, which is a multi-protein complex that forms a selectively permeable seal between adjacent epithelial cells and regulate permeability of ions, nutrients, and water (Keita. et al. 2018). It is possible that downregulation of TJs can compromise the integrity of the gut barrier that in turn would accelerate the development of mucosal inflammation. Aberrant molecular composition of epithelial TJs during intestinal inflammation include 'claudin switching' and decreased expression of non-claudin transmembrane proteins. Claudin switching is manifested by the altered balance between different members of the claudin protein family in the gut (C., JD., and M. 2015; CT. and A. 2015). Intestinal-specific deletion of claudin-7 in mice (cCldn7$^{-/-}$) induced inflammation in the mouse colon with a small intestine phenotype that resembles wild type mice (H. et al. 2015). The accessibility for antigens is also regulated by Claudin1 as the junctional protein demonstrates a permeability function for ions between 4 to 40 kDa (N. et al. 2013). Claudin1 is not contributing to barrier function directly but the loss of barrier function is mainly caused by occludin in TNBS-induced colitis and IL-9 was able to modulate the barrier functions by regulating Claudin1, Claudin7, JAM-A and occludin in this experimental colitis model (Gerlach et al. 2015).

Apart from TJs, the structures responsible for epithelial intercellular adhesion also involves adherens junctions (AJs) (MG. and GE. 1963; KR. and SP. 2009). The transmembrane adhesive core of epithelial AJs is composed of two major classes of integral membrane proteins, cadherins and nectins, which regulate calcium-dependent and calcium-independent intercellular adhesions, respectively (AI. and NG. 2013). E-cadherin based AJs are crucial regulators of epithelial differentiation and homeostasis in different tissues. Disruption of AJs during intestinal inflammation may significantly contribute to functional defects of the gut barrier. Experiments for now are limited to the E-cadherin-catenin module of AJs and they demonstrated either down regulation or mislocalization of these proteins during mucosal inflammation. Indeed, decreased expression of E-cadherin has been reported in tissue biopsies of CD, UC, CeD, and IBS patients (E., S., and M. 2014; C. et al. 2015).

The intestinal epithelium is not only a physical barrier, it also has innate immune cell functions to actively combat pathogens through antimicrobial peptides and forming a protective mucus layer (Martini et al. 2017). As the interface of the outer environment and inner gastrointestinal tract, the epithelium is easily accessible and more vulnerable to microbes, which triggers protective host-defense mechanisms and mucosal immune mechanisms.

Lipocalin 2 (LCN2) is a siderophore-binding antimicrobial protein that limits bacterial iron acquisition. LCN2 is induced by microbiota in a MyD88-dependent manner and prevents formation of a colitogenic microbiota (Singh et al. 2016). Lcn2$^{-/-}$ mice display microbial dysbiosis, characterized by higher bacterial load, increased relative abundance of Bacteroidetes and Proteobacteria and decreased Tenericutes (Singh et al. 2016). Consistently, Lcn2$^{-/-}$ Il10$^{-/-}$ mice are characterized by a complete loss of the interlaced mucus layer, bacteria attaching to IECs and crypt invasion. Moreover, LCN2 inhibits growth of Alistipes spp. (AR. et al. 2016).

## Aberrance in Biological Barrier--Immune Response (Figure 3)

Human intestine provide a shelter for around 100 trillion bacteria performing beneficial effects for their hosts through metabolizing nutrients and interacting with the host immune system (MJ. and NT. 2014; Li et al. 2014). Commensal bacteria activate homeostatic processes based on molecular responses driven by epithelial cells, macrophages, dendritic cells, and T and B lymphocytes that mediate the coexistence with microbes and their products (Koboziev et al. 2014). The gut shelters microbiota with nutrition, which in turn offers a huge diversity of functions including digestion and absorption, a barrier against pathogen and modulation of immune reactions (J. and R. 2015).

Generation of an immune response for repudiation of pathogens or noninflammatory response to dietary or bacterial antigens is essential to maintain intestinal homeostasis (Wallace et al. 2014; MJ. and NT. 2014; Kostic, Xavier, and Gevers 2014; N et al. 2017). First, there was a hypothesis that the microbiota of IBD patients differs significantly from that of healthy controls, and the most consistent change among the vast majority of IBD patients observed is a reduction in diversity of intestinal microbiota, where a lower proportion of Gram-positive and a higher proportion of Gram-negative bacteria was reported (J. and R. 2015), with slightly different findings between CD and UC patients (J. and R. 2015). Microbiotas show decreased levels of common Clostridium species, or increased levels of common infectious species, including *Campylobacter, Shigella* and *Escherichia*. There is no consensus regarding a definitive dysbiotic microbiota; this uncertainty is compounded by significant heterogeneity between studies (SM. et al. 2016). However, more and more evidences demonstrated that a pathologically excessive immune response to normal microbiota is considered to be involved in the pathogenesis of IBD (Wallace et al. 2014; J. and R. 2015; MJ. and NT. 2014).

Intestine-resident microbiota represents the entirety of microorganisms in the human intestine where bacteria, fungi and viruses are included (Martini et al. 2017). The gut microbiota plays a role in shaping the mucosal immune system. *Bacteroides* and *Clostridium* species have been shown to induce the expansion of Treg cells, reducing intestinal inflammation (Atarashi et al. 2013). As a complement to the physical barrier of the intestinal epithelium, a well-established mucosal immune system consisting of anti-pathogenic cells, activating immune responses and reduced inflammatory responses exist to maintain the steady status. IBD is considered to result from a chronic intestinal inflammation and tissue destruction via aberrant expressions of proinflammatory and anti-inflammatory molecules (K. et al. 2014) including autophagy (Parkes 2012), innate (Singh et al. 2016) and adaptive immunity (K. et al. 2014; Kato et al. 2014).

Autophagy ensures energetic homeostasis in cells by processes that degrade excessive, damaged or aged proteins and organelles (Netea-Maier et al. 2016; Hooper et al. 2017), whose functions can be exerted in the development and differentiation, survival, senescence and in immunity with dysregulated autophagy linked to a multitude of diseases (Hooper et al. 2017). Genetic variants of important autophagy genes like ATG16L1, Irgm1 have been reproducibly associated with susceptibility of the disease, demonstrating the important role of autophagy in Crohn's disease (Murthy et al. 2014).

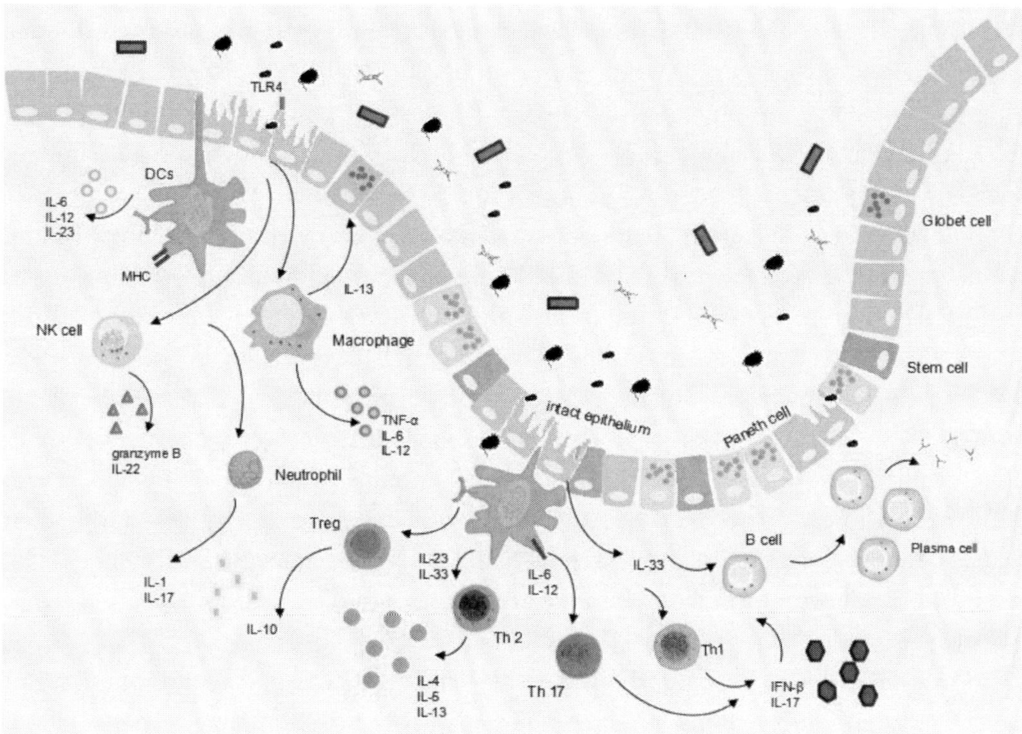


Figure 3. Aberrant immune responses in inflammatory bowel disease. For explanations see text.

Caspase 3 activation in the presence of a common risk allele leads to accelerated degradation of ATG16L1, placing cellular stress, apoptotic stimuli and impaired autophagy in a unified pathway that predisposes to Crohn's disease (Murthy et al. 2014). Functional studies have revealed that hypoxia ameliorated colitis by significantly reducing TNF-α, IL-6 and NLRP3 expression, as well as increasing the turnover of the autophagy protein p62 in samples from $Il\text{-}10^{-/-}$ mice by modulating autophagy and mammalian target of rapamycin (mTOR)/NLRP3 pathway (Cosin-Roger et al. 2017). Irgm1-deficient mice showed exaggerated intestinal inflammation in the colon and ileum, leading to changes in Paneth cell morphology and function putatively through the regulation of gut autophagic processes (B. et al. 2013).

The immune system comprises innate and adaptive immunity. Both of the immune responses act in different period and are represented by different populations of cells (Tanaka et al. 2016). Innate immunity represents the first line of defense against pathogens. In innate immunity, body recognizes pathogens and responds to it in an immediate non-specific way, which is comprised of the mucus and epithelial barrier, macrophages, monocytes, neutrophils, dendritic cells, NK cells, eosinophils, and basophils (Geremia et al. 2014). A physical barrier of immunity is provided in the gut wall by the presence of a protective mucus layer generated by goblet cells, and the maintenance of a relatively impermeable epithelial barrier between the immune cells and the intraluminal microbiome responses (Netea-Maier et al. 2016; Peterson and Artis 2014). IBD has been demonstrated to have several susceptibility genes involved in innate mucosal defense and antigen presentation, such as DLG5, MDR1, NOD2 and PPAR-*g* leading to deficiencies in mucus production and intestinal permeability (Gabbani et al. 2016; Katsanos and Papadakis 2017). Beyond the barrier function of the innate immune system, several immune receptors as important as the former one are required for developing tolerance to certain pathogens and in promoting wound healing (Rakoff-Nahoum et al. 2014). The host recognizes microbial structures and components via pattern-recognition receptors (PPRs) consisting of three receptor families: Toll-like receptors (TLRs), Nod-like receptors (NLRs) and RIG-I-like receptors (RLRs), involved in interpreting the microbial signals. PRRs detect evolutionarily conserved structures from microbes called PAMPs or microbial-associated molecular patterns (MAMPs) (Mehta, Ahmed, and Dryden 2017). Host innate immune signal modulating intestinal bacteria and ultimately the host's susceptibility to colitis are interrelated. Dheer and colleagues found that mice that overexpresses TLR4 in the intestinal epithelium, have increased in the density of mucosa-associated bacteria and bacterial translocation (Dheer et al. 2016).

The intestinal immune system is immensely shaped by the gut microbiota. Myeloid cells such as neutrophils and macrophages are typically the first immune responders to an infection (Pickard et al. 2017). Macrophages and DCs, acting as antigen-presenting cells (APCs), link the innate and the adaptive immunity. It was reported that IL-33 directly modulated goblet cells and increased the M2 macrophages, irrespective of a Th1-to-Th2 shift or Treg activity to attenuate colitis (Seo et al. 2017). Magnusson et al. found increased numbers of $CD14^{+}$ $DR^{int}$ macrophages in the inflamed mucosa. Total numbers of $CD141^{+}$ or $CD1c^{+}$ DCs were unchanged, although populations of $CD141^{+}CD103^{+}$ and $CD1c^{+}CD103^{+}$ DCs were reduced in the inflamed intestinal mucosa as compared to the uninvolved tissues (MK. et al. 2016). Natural killer (NK) cells are a first line of defense against viruses and down-regulation of NK cell cytotoxic receptors represents one of the strategies to fight infections and tumor growth (Marafini et al. 2016). Marafini et al., have found that CD-associated inflammation was marked by diminished presence of $NKG2A^{+}$ NK cells and $NKG2A^{+}$ NKT cells. NKp44/NKp46-double positive cells produced granzyme B and IL-22, and responded to TLR ligands with enhanced expression of granzyme B to regulate CD (Marafini et al. 2016).

The major role in the pathogenesis of IBD has been attributed to the adaptive immune responses (Wallace et al. 2014). Adaptive immunity depends upon the specific recognition of antigens by B or T cell receptors, and as a result this type of response is slower than innate immunity. Macrophages and dendritic cells (DCs), acting as antigen-presenting cells (APCs), link the innate and the adaptive immunity, due to their dual roles in both secreting cytokines which stimulate innate immune cells, in addition to presenting antigens to the T cells after binding to appropriate major histocompatibility complex (MHC) molecules (Geremia et al. 2014). Those activated T cells proliferate and mature into memory and effector T cells that enter the circulation and eventually arrive at the sites of antigen's presence (Kmiec, Cyman, and Slebioda 2017). The immunology of IBD consists an imbalance between two types of T-cell populations: pro-inflammatory T-cells and Tregs. Traditionally, it was thought that CD was characterized predominantly by Th1 cells secreting IFN-β and that UC was characterized by Th2 cells associated with IL-4, IL-5, and IL-13 production (Eichele and Kharbanda 2017; Li et al. 2016). Several genes modulate immune responses related to T cells. In Lcn2-deficient mice and Lcn2-deficient T cells, Lcn2 deficiency was not only dysregulated gut microbiota homeostasis, but also induced substantial intrinsic changes in immune cells (i.e., neutrophils, T cells), where neutrophils play a key role in mucosal healing by producing the mediators required for promoting the recruitment of other immune cells (RM. et al. 2014). Furthermore, $Slc6a13^{-/-}$ mice had higher expression of Il-1β, Il-17, and TGF-β1 in the colon during intestinal bacterial infection, which promoted Th17 responses in the mesenteric lymph nodes through GABA–mTOR signaling as compared to the $Slc6a13^{+/+}$ mice (Ren et al. 2018). IL-23 inhibits the expression of Gata3 and ST2, suggesting that the up regulation of IL-23 in colitis might limit T-cell responsiveness and Treg differentiation in response to IL-33 (Schiering et al. 2014). B cells are antibody-producing cells that play a key role in adaptive immune response under physiological and pathological conditions (Mishima et al. 2016). Chronic inflammation induces a persistent decrease in colonic lamina propria $CD5^+$ B cells, which produce greater amounts of IL-10 following stimulation with TLR ligands, especially TLR9 (Mishima et al. 2016). Intestinal IgA serves as a defense mechanism against enteric microorganisms and toxins. IgA synthesis was promoted by IL-33 in a TGF-β-dependent manner to maintain gut microbial homoeostasis in IL-1α–dependent colitis (Malik et al. 2016). It was also found that the frequencies of T-bet-expressing B cells were also directly correlated with CD disease activity. These $T\text{-bet}^+$ B cells were almost exclusively IgG expressing and produced significantly higher amounts of IFN-γ, IL-6, and IL-12 than IgA- and IgM-expressing $T\text{-bet}^-$ B cells. These B cells also supported IFN-γ production by $CD4^+$ T cells (Wang et al. 2016).

## TREATMENTS (FIGURE 4)

With the advances in the study on the etiology and pathogenesis of irritable bowel syndrome, new varieties of irritable bowel syndrome are emerging in the market, and there are more and more treatment options available now. Currently, the treatment of IBD mainly includes drug therapy, cell therapy, surgical treatment and nutritional support. The main drugs for IBD are aminosalicylic acid, glucocorticoids, immunosuppressants and macromolecule biological agents targeting TNF. Cell therapy has become a new way to treat IBD and the surgical treatment should be based on the actual situation of patients. Nutritional support is a complementary treatment for IBD.

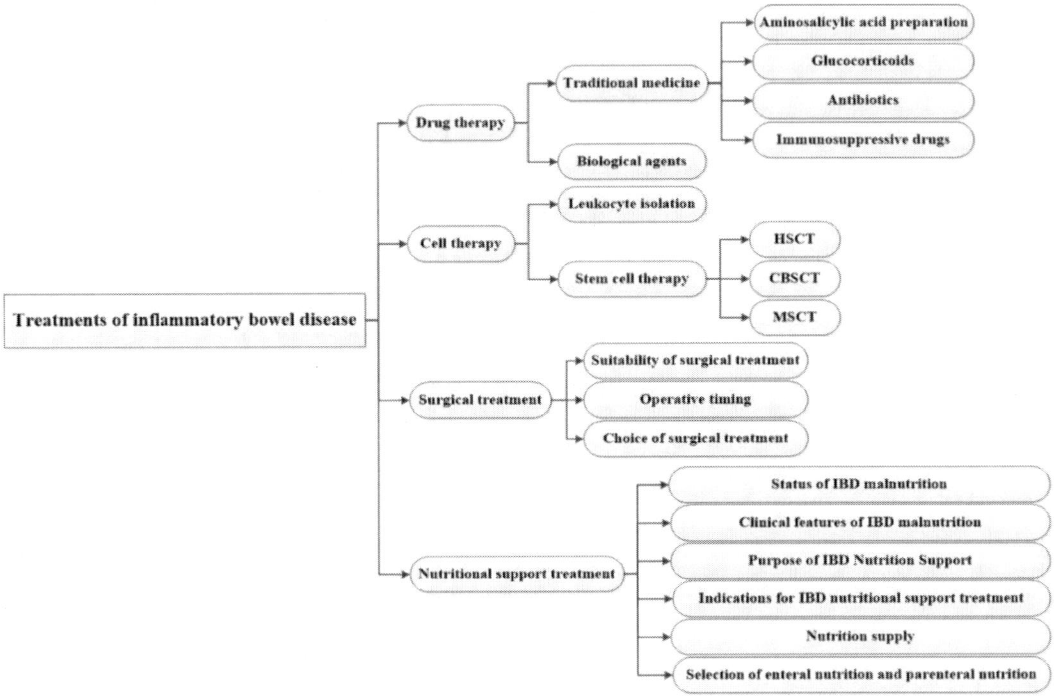


Figure 4. The treatments of inflammatory bowel disease.

## Drug Therapy

### *Traditional Medicine*

#### Aminosalicylic Acid Preparation

Sulfasalazine (SASP) has been used for more than 50 years and is still one of the basic drugs for IBD (Zhang, Yuan, et al. 2018). This drug is composed of sulfadiazine and salicylate, namely 5-aminosalicylic acid (5-ASA), through an azo bond, which is delivered to the colonic connective tissue. After the azo bond splits under the action of intestinal bacteria, most sulfadiazine is absorbed in the colon, acetylated into the liver, and excreted from urine (Zhang, Yuan, et al. 2018; Ge et al. 2017). Most of the 5-ASA remains in the colon, exerts local effects and is eventually excreted through stool. SASP has many adverse reactions, such as drug fever, skin rash, anorexia, anemia and neutrophil deficiency. Hemolysis, allergy, pancreatitis, pneumonia, hepatitis or colitis are rare (Zheng et al. 2017). 5-ASA is an active component of SASP after colonic decomposition, but 5-ASA is easily absorbed orally, so the drug concentration reaching the colon is low, which cannot reach the level of therapeutic purpose (Khan et al. 2018; Meng et al. 2018). Later, many new 5-ASA precursors and 5-ASA sustained-release preparations were developed. The newly developed 5-ASA encapsulated with ethyl cellulose or acrylic resin can release the drug slowly in the intestine and maintain the effective concentration of the ileum and colon. The therapeutic effect is similar to that of SASP without sulfonate-induced side effects (Datta et al. 2018; Kvetina et al. 2017; Banskota et al. 2016; Suneela, Gaurav, and Himanshu 2013).

**Glucocorticoids**

Glucocorticosteroid (GCS) is the single most effective drug to inhibit acute active inflammation, with an effective rate of up to 90%. It can control inflammation, inhibit autoimmune response, alleviate toxic symptoms and resist shock, and has effects on metabolism, hematopoiesis, nervous system and tissue healing (Lucafo et al. 2018). Its mechanism is mainly through blocking arachidonic acid metabolic pathways, which can prevent arachidonic acid from converting into free arachidonic acid in cell phospholipids, reduce the production of inflammatory transmitters such as leukotriene (LT) and oxygen free radicals, reduce the chemotactic activity of neutrophils, alleviate the inflammatory reaction of IBD and improve the toxic reaction (Lucafo et al. 2018; Gabryel et al. 2016). Commonly used drugs are prednisone, prednisolone, hydrocortisone, adrenocorticotropic hormone and so on (Lucafo et al. 2018; Gabryel et al. 2016). Budesonide is a 16alpha-hydroxypropionilone with high relative molecular weight and hence possible to attain high local concentration in the intestinal tract. It is a glucocorticoid with high local anti-inflammatory effect (Kafil et al. 2017). It can enhance the stability of endothelial cells, smooth muscle cells and lysosome membranes, inhibit immune response and reduce the synthesis of antibodies, thus reducing the release and activity of allergic transmitters such as histamine, alleviating the enzymatic process stimulated by antigen-antibody binding, inhibiting the synthesis and release of bronchial contractile substances and alleviating the contractile reaction of smooth muscle (Chang and Hanauer 2017; Cross 2017; Diaz Del Arco et al. 2018). It has anti-inflammatory, anti-allergic and anti-allergic antipruritic and anti-exudation effects, with characteristics like water-solubility, no endogenous cortisol inhibition and other shortcomings (Diaz Del Arco et al. 2018; Kafil et al. 2017).

**Immunosuppressive Drugs**

With more and more understanding of pathophysiology of IBD, immunosuppressive drugs have been widely used (Beaugerie and Kirchgesner 2018). Azathioprine (AZA) is one of the representative drugs. AZA was synthesized for the first time in 1957. It is a derivative of mercaptopurine (6-MP). It slowly decomposes into mercaptopurine *in vivo*.

Therefore, its immunosuppressive mechanism is the same as mercaptopurine, that is, it has purine antagonism. It inhibits the proliferation of lymphocytes by inhibiting the synthesis of adenine and guanine and Ba cells are transformed into immunoblasts to produce immunosuppression. These drugs are effective in both active and remission stages of IBD. Mucosal healing predicts better prognosis, including reduced recurrence of inflammatory bowel disease and reduced surgical rate (Suarez Ferrer et al. 2018; Spencer et al. 2019). Etchevers et al. suggested that in order to improve the prognosis of IBD and reduce the operation rate, immunosuppressive drugs should be given early. For most patients with recurrence after surgery, many experts believe that AZA is effective in avoiding recurrence after surgery or prolonging remission period (Adam, Phulukdaree, and Soma 2018; Citterio-Quentin et al. 2018). But Domenech et al. demonstrated that AZA can reduce the early development of endoscopic lesions in CD patients after surgery through a prospective, long-term follow-up study. They also pointed out that AZA could only delay the natural course of disease recurrence, but could not completely prevent it (Colman et al. 2018; Adam, Phulukdaree, and Soma 2018; Citterio-Quentin et al. 2018). Moreover, immunosuppressive agents have been found to be carcinogenic in organ transplant recipients. In this context, application of methotrexate (MTX) in patients with chronic steroid dependence is increasing day by day, and the curative effect is optimistic, but it needs to be further compared with 6-MP or azathioprine therapy (Colman et al. 2018; Rouiller-Braunschweig et al. 2017; Klimczak et al. 2016; Coskun et al. 2016).

In addition, immunosuppressive drugs for IBD treatment include mycophenolate mofetil and tacrolimus (Igaki et al. 2018; Smith and Cooper 2014). Literature reports show that these two drugs have certain curative effects on IBD. Mycophenolate is a new type of immunosuppressant. Its active ingredient is mycophenolate acid, a hypoxanthine 5'phosphate dehydrogenase inhibitor, which is a rate-limiting enzyme for the synthesis of guanosine triphosphate (Lv et al. 2015) and the proliferation of activated lymphocytes is highly dependent on the purine synthesis pathway, whereas other cells can proliferate through alternative pathways. Therefore, mycophenolate esters can selectively inhibit lymphocyte proliferation. In addition, it can inhibit the production of antibodies against angiogenesis and the expression of glycoproteins on lymphocyte surface (Lv et al. 2015; Smith and Cooper 2014). Tacrolimus is also an immunosuppressive drug, which inhibits calcineurin and reduces the release of inflammatory cytokines by activated T cells. Tacrolimus has shown efficacy in organ transplantation and autoimmune diseases, and has been used in UC treatment in recent years, with encouraging results (Igaki et al. 2018; Shibuya, Haga, et al. 2018; Berends et al. 2018; Rodriguez-Lago et al. 2016).

**Antibiotics**

Although the etiology of infection has not been confirmed so far, the treatment of Crohn's disease with perianal and colonic lesions with metronidazole has been very successful in recent years (Biancone et al. 2017). Its mechanisms of action may be related to the ability of metronidazole to fight anaerobic bacteria and have immunomodulatory effects. The drug also has a certain effect on UC. Many reports have received good results with oral treatment or enema with metronidazole (Biancone et al. 2017; Gawronska et al. 2017; Oppfeldt et al. 2016). Broad-spectrum antibiotic ampicillin, suitable for complications or serious conditions, has been promoted for IBD treatment in recent years (Rashidan et al. 2018). Quinolone antibiotics, such as ciprofloxacin, ofloxacin, may be used alone or in combination with metronidazole (Harrison et al. 2019). In addition, antibacterial drugs can be combined with corticosteroids or azathioprine to be more effective (Biancone et al. 2017; Turner et al. 2014).

*Biological Agents*

Biological agents target different aspects of IBD immune and inflammatory reaction processes. The main preparations are T lymphocyte activation inhibitor, anti-inflammatory factor, pro-inflammatory factor inhibitor and growth factors (Weisshof et al. 2018). Among them, anti-TNF-α monoclonal antibody is a new drug used in the treatment of IBD in recent years. It has shown good results in controlling disease symptoms and promoting mucosal healing. The main blockers are infliximab (IFX) and adalimumab. Infliximab (Remicade) is a chimeric anti-TNF-α monoclonal antibody (Lega et al. 2019; Madsen et al. 2018). In addition, there are new anti-TNF-α polyclonal antibodies now in the market, such as AVX-470 for oral administration (Harris et al. 2016). Moreover, blockers to leukocyte migration and inflammatory mediators are also available for IBD treatment.

Adalimumab is a fully humanized anti-TNF-α monoclonal IgG1 antibody that has been approved by the US Food and Drug Administration for the treatment of CD and can be used in patients with infliximab resistance or intolerance (Pouillon et al. 2018; Macaluso et al. 2018). Compared with infliximab, adalimumab is more advantageous in its administration (Macaluso et al. 2018; Pouillon et al. 2018; Aloi et al. 2018).

AVX-470 is a new type of polyclonal antibody. It is a lactose-free oral preparation purified from recombinant human TNF (RhTNF) immunized cow colostrum (Hartman et al. 2016; Berns and Hommes 2016). It is possible to have this drug at a high concentration in the gastrointestinal tract, which can bind specifically to TNF and participate in inducing apoptosis of cells expressing membrane-bound TNF. The purified antibodies were prepared into sustained-release capsules which were released in the small intestine and colon after oral administration (Harris et al. 2016; Hartman et al. 2016; Berns and Hommes 2016).

AMG 181 (Abrilumab) is an IgG2 monoclonal antibody targeting alpha 4 beta 7 isodimer, thus blocking the interaction with its ligands (MAdCAM-1) on intestinal cells, which prevents the migration and infiltration of intestinal leukocytes (McLean and Cross 2016; Li et al. 2015; Pan et al. 2014).

## Cell Therapy

### *Leukocyte Isolation*

A large number of clinical evidences suggest that the onset of UC and the activation of circulating soluble immune complexes are associated with increased numbers of neutrophils and monocytes. Therefore, the selective leukocyte separation method (LCAP) came into being as a treatment option (Yokoyama, Kamikozuru, and Nakamura 2017; Yamasaki et al. 2018). A meta-analysis showed that LCAP combined with traditional drug therapy can significantly improve UC remission rate and contribute to steroid hormone reduction, thus can significantly reduce the incidence of adverse reactions (Komoto et al. 2018; Nomura et al. 2018).

### *Stem Cell Therapy*

#### Hematopoietic Stem Cell Transplantation (HSCT)

UC is mainly characterized by diffuse damage of colonic mucosa. Repairing damaged colonic mucosa is the key to treatment (Mehta et al. 2018). Studies have shown that the regeneration and repair of colonic mucosa are dependent on the colonic mucosal stem cells, and their reduction may be an important cause for the inability to repair mucosal damage. Adult bone marrow stem cells may be the source of colonic mucosal stem cells (Gomollon 2015; Irhimeh and Cooney 2016; Mehta et al. 2018), which can differentiate into myofibroblast-like cells and epithelial cells in the intestinal injury site. Bone marrow stem cells can induce intestinal epithelial cell regeneration, enhance intestinal epithelial repair ability and regulate intestinal immunity (Gomollon 2015; Irhimeh and Cooney 2016).

#### Cord Blood Stem Cell Transplantation (CBSCT)

Since UC lesions may affect bone marrow stem cell functions and reduce its transplantation effect, cord blood stem cells can be used to ensure the quality of stem cells (Chatterjee et al. 2014). Umbilical cord blood is more primitive than bone marrow, and cord blood stem cells have the strongest self-reproduction ability and the fastest reproduction rate without the human leukocyte antigen (HLA) matching problem (Zhang, Lv, et al. 2018; Zhang et al. 2015).

#### Mesenchymal Stem Cell Transplantation

Studies have shown that mesenchymal stem cells also have long-term immunomodulatory effects in bone marrow transplant recipients (Lawrance et al. 2017). Studies have shown that mesenchymal stem cells can significantly reduce colonic inflammation by inducing the secretion of IL-10, thereby prolonging the remission period (Koliaraki et al. 2017; Lawrance et al. 2017).

## Surgical Treatment

Surgery is the final choice for IBD treatment. It is necessary to choose the type of clinical operation according to the patient's specific condition. That is, when Crohn's disease patients have recurrent attacks, obstruction and perforation, they can choose surgical treatment, and when the patient's intestinal lesions are adjacent to each other, they should be resected in whole or in segments (Novello et al. 2018; Luo et al. 2018). UC patients need to undergo surgical resection within 10 years of diagnosis, in which patients with toxic colon, massive hemorrhage, intestinal perforation should be given emergency surgery; patients with long-term ineffective medical treatment, repeated chronic attacks, hormone dependence but serious complications should be given elective surgery (Friedman et al. 2018; Lightner, Mathis, et al. 2018). According to the patient's actual age, economic status and the extent of the lesion, the operation method was chosen, and the common method is total colon and rectal resection (Lightner, Mathis, et al. 2018).

Most patients with Crohn's disease are given emergency treatment, while ulcerative colitis is given selective treatment. If medical treatment is ineffective, patients can be treated by selective operation scheme (Weng et al. 2018; Shibuya, Homma, et al. 2018; Luo et al. 2018; Lightner, Tse, et al. 2018). It was found that patients with inflammatory bowel disease were treated with partial small intestinal resection, total colon resection, stoma and rectal mucosal dissection. The condition of gastrointestinal disease was considered in the selection of appropriate surgical methods. (Lightner, Mathis, et al. 2018; Nakamura, Lim, and Puri 2018; Michailidou and Nfonsam 2018; Leo et al. 2016; Fujii et al. 2015; Ashton et al. 2016; Han et al. 2013) The recovery of patients with ulcerative colitis after treatment was analyzed. The results showed that the recovery of patients with ulcerative colitis after operation was good. Therefore, in the course of treatment of this disease, surgery can be used to improve the condition of patients who are having no improvement after medical treatment (Zhu and Xing 2017; Lightner, Raffals, et al. 2017; Leo et al. 2016). Crohn's disease did not recover in the course of the surgical treatment, but mostly improved. The reason is that this kind of disease belongs to non-radical disease. The probability of recurrence and reoperation after operation is higher. Therefore, in the course of clinical treatment, medical treatment is preferred to control the deterioration of the condition. Only after the treatment in internal medicine, patients who do not show significant improvement should be given surgical treatment in case of illness (Shibuya, Homma, et al. 2018; Bamba et al. 2017; Guo et al. 2017; Lee, Heywood, et al. 2017; Germain et al. 2016).

Postoperative recurrence may be caused by inappropriate treatment of the patient's lesion site during the operation, or by inappropriate treatment of the patient's internal conditions, resulting in the aggravation of various lesions or the emergence of new lesion sites. (Horio et al. 2018; Kumakura et al. 2017; Lightner, McKenna, et al. 2017; Lightner,

Raffals, et al. 2017) According to the results of these studies, in the course of clinical treatment, the clinical diagnosis of ulcerative colitis can be analyzed, and timely surgical treatment can be given to achieve a cure effect.

## Nutritional Support Treatment

Inflammatory bowel disease is often associated with malnutrition, which significantly increases the incidence of surgical complications and mortality, and also increases hospital stay and medical costs. The problem of malnutrition associated with IBD has long been ignored by clinicians and patients and their families until the complications of IBD need emergency surgery or limited surgery, which highlights a series of problems caused by malnutrition, with disastrous consequences. Therefore, it has attracted the attention of interns and surgeons (Akobeng et al. 2018; Limketkai, Wolf, and Parian 2018).

IBD patients with malnutrition account for 20% to 85% of inpatients. IBD lesions could vary, for example UC lesions are limited to the colon, and CD can occur in all parts of the gastrointestinal tract, especially in the small intestine, affecting digestion and absorption. So malnutrition in CD patients is more common than UC (Akobeng et al. 2018; Limketkai, Wolf, and Parian 2018). Experts agree that the indications for IBD nutritional support treatment are: 1. Patients with malnutrition or nutritional risk, as well as children with growth retardation and inadequate nutritional intake. 2. When the perioperative patients are malnourished or have nutritional risks, malnutrition needs to be corrected before surgery. 3. Short-term or long-term nutritional support for patients with intestinal dysfunctions (Clarke and Chintanaboina 2018; Miller et al. 2017; Suskind et al. 2016; Charlebois, Rosenfeld, and Bressler 2016).

Studies on enteral nutrition have shown that it supports the malnourished patients and is the main treatment for CD disease activities. Clear indications for nutritional support with enteral nutrition: 1 severe malnutrition; 2 moderate malnutrition, less than 5 days of expected nutrient intake; 3 normal nutritional status, estimated nutrient intake more than 10 days; 4 moderate or severe high metabolic status (Martinez Gomez, Melian Fernandez, and Romeo Donlo 2016; Charlebois, Rosenfeld, and Bressler 2016). Enteral nutrition is the first choice for nutritional replacement therapy, superior to parenteral nutrition, which can reduce complications and medical expenses. Contraindications for enteral nutrition: major bleeding, intestinal perforation, complete intestinal obstruction, and toxic megacolon. Parenteral nutrition should be applied promptly when enteral nutrition cannot be implemented (MacLellan et al. 2017). In recent years, clinical studies have shown that enteral nutrition can be used as an immunomodulator to maintain treatment, which is beneficial to the long-term relief of CD. Its efficacy is equivalent to that of immunosuppressive agents, and there is no adverse reactions (Yamamoto, Shimoyama, and Kuriyama 2017).

Surgical treatment is aimed at complications of IBD, such as hemorrhage, perforation, obstruction, internal hemorrhoids or external hemorrhoids, cancer, etc. If the patient has had multiple operations in the past, then there is a possibility for moderate to severe malnutrition. It is expected that there will be gastrointestinal dysfunction for a long time (Stoner et al. 2018; MacLellan et al. 2017; Nickerson and Merchea 2016). Because malnutrition increases perioperative complications, the use of parenteral nutrition will be beneficial, especially preoperative parenteral nutrition, which can increase plasma protein levels and body weight in CD patients, while reducing postoperative complications and hospital stay (Stoner et al. 2018; Miller and Suskind 2018; Brandt et al. 2017). Enteral nutrition is equal to or better than parenteral nutrition and is less expensive, hence current parenteral nutrition is limited to the nutritional support of a small number of IBD patients who are inadequately administered, unable to tolerate or contraindicated for enteral nutrition (Forbes et al. 2017). Paying attention to and assessing the nutritional status of IBD patients, screening and evaluation of nutritional risks, dietary management and enteral parenteral nutrition support treatment, prevention and correction of malnutrition, reduction of complications and recurrence of disease should be an important part of IBD treatment (Forbes et al. 2017).

## CONCLUSION

IBD is a complex disease that occurs at the confluence of genetic, environmental, and gut microbiota. Recently, many epidemiological risk factors have been found to lead to the development and deterioration of IBD. Advances in genetics and immunology have helped us gradually uncover the mysterious veil of the pathogenesis of IBD, even though there is a long way to go. Comprehensive management of patients with IBD requires not only addressing existing inflammation and achieving mucosal healing, but also changing the external environment to aid achieve and sustain lasting relief and improve patient outcomes. With the opening of the era of biologics, it has become possible to expect deep remission in IBD patients, and a variety of new drugs specific to IBD pathogenesis are now emerging and under clinical investigation. It is anticipated that it will be a great help in clinical practice to have a drug repertoire targeting diverse factors and various mechanisms of IBD.

## REFERENCES


Adam, L., A. Phulukdaree, and P. Soma. 2018. 'Effective long-term solution to therapeutic remission in Inflammatory Bowel Disease: Role of Azathioprine,' *Biomed Pharmacother*, 100: 8-14.

Akobeng, A. K., D. Zhang, M. Gordon, and J. K. MacDonald. 2018. 'Enteral nutrition for maintenance of remission in Crohn's disease,' *Cochrane Database Syst Rev*, 8: CD005984.

Ali, T., M. F. Madhoun, W. C. Orr, and D. T. Rubin. 2013. 'Assessment of the Relationship between Quality of Sleep and Disease Activity in Inflammatory Bowel Disease Patients,' *Inflammatory Bowel Diseases*, 19: 2440-43.

Aloi, M., M. Bramuzzo, S. Arrigo, C. Romano, G. D'Arcangelo, D. Lacorte, S. Gatti, M. T. Illiceto, F. Zucconi, D. Dilillo, G. Zuin, D. Knafelz, A. Ravelli, S. Cucchiara, P. Alvisi, and Sigenp Ibd Working Group. 2018. 'Efficacy and Safety of Adalimumab in Pediatric Ulcerative Colitis: A Real-life Experience from the SIGENP-IBD Registry,' *J Pediatr Gastroenterol Nutr*, 66: 920-25.

Ananthakrishnan, A. N., A. Cagan, V. S. Gainer, T. X. Cai, S. C. Cheng, G. Savova, P. Chen, P. Szolovits, Z. Q. Xia, P. L. De Jager, S. Y. Shaw, S. Churchill, E. W. Karlson, I. Kohane, R. M. Plenge, S. N. Murphy, and K. P. Liao. 2013. 'Normalization of Plasma 25-Hydroxy Vitamin D Is Associated with Reduced Risk of Surgery in Crohn's Disease,' *Inflammatory Bowel Diseases*, 19: 1921-27.

Ananthakrishnan, A. N., H. Khalili, A. Pan, L. M. Higuchi, P. de Silva, J. M. Richter, C. S. Fuchs, and A. T. Chan. 2013. 'Association Between Depressive Symptoms and Incidence of Crohn's Disease and Ulcerative Colitis: Results From the Nurses' Health Study,' *Clinical Gastroenterology and Hepatology*, 11: 57-62.

Ananthakrishnan, A. N., H. Khalili, G. G. Konijeti, L. M. Higuchi, P. de Silva, C. S. Fuchs, J. M. Richter, E. S. Schernhammer, and A. T. Chan. 2014. 'Sleep duration affects risk for ulcerative colitis: a prospective cohort study,' *Clin Gastroenterol Hepatol*, 12: 1879-86.

Ananthakrishnan, A. N., H. Khalili, G. G. Konijeti, L. M. Higuchi, P. de Silva, C. S. Fuchs, W. C. Willett, J. M. Richter, and A. T. Chan. 2014. 'Long-term intake of dietary fat and risk of ulcerative colitis and Crohn's disease,' *Gut*, 63: 776-84.

Ananthakrishnan, A. N., H. Khalili, G. G. Konijeti, L. M. Higuchi, P. De Silva, J. R. Korzenik, C. S. Fuchs, W. C. Willett, J. M. Richter, and A. T. Chan. 2013. 'A Prospective Study of Long-term Intake of Dietary Fiber and Risk of Crohn's Disease and Ulcerative Colitis,' *Gastroenterology*, 145: 970-77.

Ananthakrishnan, A. N., H. Khalili, M. Song, L. M. Higuchi, J. M. Richter, and A. T. Chan. 2015. 'Zinc intake and risk of Crohn's disease and ulcerative colitis: a prospective cohort study,' *Int J Epidemiol*, 44: 1995-2005.

Ananthakrishnan, A. N., M. D. Long, C. F. Martin, R. S. Sandler, and M. D. Kappelman. 2013. 'Sleep Disturbance and Risk of Active Disease in Patients with Crohn's Disease and Ulcerative Colitis,' *Clinical Gastroenterology and Hepatology*, 11: 965-71.

Antoni, L., S. Nuding, J. Wehkamp, and E. F. Stange. 2014. 'Intestinal barrier in inflammatory bowel disease,' *World J Gastroenterol*, 20: 1165-79.

Ashton, J. J., H. P. Versteegh, A. Batra, N. A. Afzal, A. King, D. M. Griffiths, R. M. Beattie, and M. P. Stanton. 2016. 'Colectomy in pediatric ulcerative colitis: A single center experience of indications, outcomes, and complications,' *J Pediatr Surg*, 51: 277-81.

Atarashi, K., T. Tanoue, K. Oshima, W. Suda, Y. Nagano, H. Nishikawa, S. Fukuda, T. Saito, S. Narushima, K. Hase, S. Kim, J. V. Fritz, P. Wilmes, S. Ueha, K. Matsushima, H. Ohno, B. Olle, S. Sakaguchi, T. Taniguchi, H. Morita, M. Hattori, and K. Honda. 2013. 'Treg induction by a rationally selected mixture of Clostridia strains from the human microbiota,' *Nature*, 500: 232-6.

Babickova, J., and Gardlik R. 2015. 'Pathological and therapeutic interactions between bacteriophages, microbes and the host in inflammatory bowel disease,' *World J Gastroenterol*, 21: 11321-30.

Bamba, S., M. Sasaki, A. Takaoka, K. Takahashi, H. Imaeda, A. Nishida, O. Inatomi, M. Sugimoto, and A. Andoh. 2017. 'Sarcopenia is a predictive factor for intestinal resection in admitted patients with Crohn's disease,' *PLoS One*, 12: e0180036.

Bandyopadhyay, D., S. Bandyopadhyay, P. Ghosh, A. De, A. Bhattacharya, G. K. Dhali, and K. Das. 2015. 'Extraintestinal manifestations in inflammatory bowel disease: Prevalence and predictors in Indian patients,' *Indian Journal of Gastroenterology*, 34: 387-94.

Bank, S., P. S. Andersen, J. Burisch, N. Pedersen, S. Roug, J. Galsgaard, S. Y. Turino, J. B. Brodersen, S. Rashid, B. K. Rasmussen, S. Avlund, T. B. Olesen, H. J. Hoffmann, B. A. Nexo, J. Sode, U. Vogel, and V. Andersen. 2018. 'Genetically determined high activity of IL-12 and IL-18 in ulcerative colitis and TLR5 in Crohns disease were associated with non-response to anti-TNF therapy,' *Pharmacogenomics J*, 18: 87-97.

Banskota, S., H. E. Kang, D. G. Kim, S. W. Park, H. Jang, U. Karmacharya, B. S. Jeong, J. A. Kim, and T. G. Nam. 2016. 'In vitro and in vivo inhibitory activity of 6-amino-2,4,5-trimethylpyridin-3-ols against inflammatory bowel disease,' *Bioorg Med Chem Lett*, 26: 4587-91.

Barmeyer, C., Schulzke J. D., and Fromm M. 2015. 'Claudin-related intestinal diseases,' *Semin Cell Dev Biol*, 42: 30–38.

Beaugerie, L., and J. Kirchgesner. 2018. 'Balancing Benefit vs Risk of Immunosuppressive Therapy for Individual Patients with Inflammatory Bowel Diseases,' *Clin Gastroenterol Hepatol*.

Berends, S. E., A. S. Strik, M. Lowenberg, G. R. D'Haens, and R. A. A. Mathot. 2018. 'Clinical Pharmacokinetic and Pharmacodynamic Considerations in the Treatment of Ulcerative Colitis,' *Clin Pharmacokinet*.

Bergstrom, K., X. Liu, Y. Zhao, N. Gao, Q. Wu, K. Song, Y. Cui, Y. Li, J. M. McDaniel, S. McGee, W. Chen, M. M. Huycke, C. W. Houchen, L. A. Zenewicz, C. M. West, H. Chen, J. Braun, J. Fu, and L. Xia. 2016. 'Defective Intestinal Mucin-Type O-Glycosylation Causes Spontaneous Colitis-Associated Cancer in Mice,' *Gastroenterology*, 151: 152-64 e11.

Berns, M., and D. W. Hommes. 2016. 'Anti-TNF-alpha therapies for the treatment of Crohn's disease: the past, present and future,' *Expert Opin Investig Drugs*, 25: 129-43.

Biancone, L., V. Annese, S. Ardizzone, A. Armuzzi, E. Calabrese, F. Caprioli, F. Castiglione, M. Comberlato, M. Cottone, S. Danese, M. Daperno, R. D'Inca, G. Frieri, W. Fries, P. Gionchetti, A. Kohn, G. Latella, M. Milla, A. Orlando, C. Papi, C. Petruzziello, G. Riegler, F. Rizzello, S. Saibeni, M. L. Scribano, M. Vecchi, P. Vernia, G. Meucci, and Disease Italian Group for the Study of Inflammatory Bowel. 2017. 'Safety of treatments for inflammatory bowel disease: Clinical practice guidelines of the Italian Group for the Study of Inflammatory Bowel Disease (IG-IBD),' *Dig Liver Dis*, 49: 338-58.

Biedermann, L., J. Zeitz, J. Mwinyi, E. Sutter-Minder, A. Rehman, S. J. Ott, C. Steurer-Stey, A. Frei, P. Frei, M. Scharl, M. J. Loessner, S. R. Vavricka, M. Fried, S. Schreiber, M. Schuppler, and G. Rogler. 2013. 'Smoking cessation induces profound changes in the composition of the intestinal microbiota in humans,' *PLoS One*, 8: e59260.

Biedermann, L., K. Brulisauer, J. Zeitz, P. Frei, M. Scharl, S. R. Vavricka, M. Fried, M. J. Loessner, G. Rogler, and M. Schuppler. 2014. 'Smoking Cessation Alters Intestinal Microbiota: Insights from Quantitative Investigations on Human Fecal Samples Using FISH,' *Inflammatory Bowel Diseases*, 20: 1496-501.

Blander, J. M. 2016. 'Death in the intestinal epithelium-basic biology and implications for inflammatory bowel disease,' *FEBS J*, 283: 2720-30.

Bonaz, B. L., and C. N. Bernstein. 2013. 'Brain-gut interactions in inflammatory bowel disease,' *Gastroenterology*, 144: 36-49.

Brandt, C. F., M. Hvistendahl, R. M. Naimi, S. Tribler, M. Staun, P. Brobech, and P. B. Jeppesen. 2017. 'Home Parenteral Nutrition in Adult Patients with Chronic Intestinal Failure: The Evolution Over 4 Decades in a Tertiary Referral Center,' *JPEN J Parenter Enteral Nutr*, 41: 1178-87.

Buchheister., Buettner M., Basic M., Noack A., Breves G., Buchen B., Keubler LM., Becker C., and Bleich A. 2017. 'CD14 Plays a Protective Role in Experimental Inflammatory Bowel Disease by Enhancing Intestinal Barrier Function,' *Am J Pathol*, 187: 1106-20.

Bull, M. J., and Plummer NT. 2014. 'Part 1: The human gut microbiome in health and disease,' *Integr Med (Encinitas)*, 13: 17–22.

Burisch, J., N. Pedersen, S. Cukovic-Cavka, N. Turk, I. Kaimakliotis, D. Duricova, M. Bortlik, O. Shonova, I. Vind, S. Avnstrom, N. Thorsgaard, S. Krabbe, V. Andersen, J. F. Dahlerup, J. Kjeldsen, R. Salupere, J. Olsen, K. R. Nielsen, P. Manninen, P. Collin, K. H. Katsanos, E. V. Tsianos, K. Ladefoged, L. Lakatos, G. Ragnarsson, E. Bjornsson, Y. Bailey, C. O'Morain, D. Schwartz, S. Odes, M. Giannotta, G. Girardin, G. Kiudelis, L. Kupcinskas, S. Turcan, L. Barros, F. Magro, D. Lazar, A. Goldis, I. Nikulina, E. Belousova, D. Martinez-Ares, V. Hernandez, S. Almer, Y. Zhulina, J. Halfvarson, N. Arebi, H. H. Tsai, S. Sebastian, P. L. Lakatos, E. Langholz, P. Munkholm, and group EpiCom. 2014. 'Environmental factors in a population-based inception cohort of inflammatory bowel disease patients in Europe--an ECCO-EpiCom study,' *J Crohns Colitis*, 8: 607-16.

Capaldo, C. T., and Nusrat A. 2015. 'Claudin switching: Physiological plasticity of the Tight Junction,' *Semin Cell Dev Biol*, 42: 22–29.

Cerasi, M., S. Ammendola, and A. Battistoni. 2013. 'Competition for zinc binding in the host-pathogen interaction,' *Front Cell Infect Microbiol*, 3: 108.

Chan, S. S. M., R. Luben, A. Olsen, A. Tjonneland, R. Kaaks, S. Lindgren, O. Grip, M. M. Bergmann, H. Boeing, G. Hallmans, P. Karling, K. Overvad, S. K. Veno, F. van Schaik, B. Bueno-de-Mesquita, B. Oldenburg, K. T. Khaw, E. Riboli, and A. R. Hart. 2014. 'Association between high dietary intake of the n-3 polyunsaturated fatty acid docosahexaenoic acid and reduced risk of Crohn's disease,' *Alimentary Pharmacology & Therapeutics*, 39: 834-42.

Chan, S. S., R. Luben, F. van Schaik, B. Oldenburg, H. B. Bueno-de-Mesquita, G. Hallmans, P. Karling, S. Lindgren, O. Grip, T. Key, F. L. Crowe, M. M. Bergmann, K. Overvad, D. Palli, G. Masala, K. T. Khaw, A. Racine, F. Carbonnel, M. C. Boutron-Ruault, A. Olsen, A. Tjonneland, R. Kaaks, R. Tumino, A. Trichopoulou, and A. R. Hart. 2014. 'Carbohydrate intake in the etiology of Crohn's disease and ulcerative colitis,' *Inflammatory Bowel Diseases*, 20: 2013-21.

Chang, S., and S. Hanauer. 2017. 'Optimizing pharmacologic management of inflammatory bowel disease,' *Expert Rev Clin Pharmacol*, 10: 595-607.

Charlebois, A., G. Rosenfeld, and B. Bressler. 2016. 'The Impact of Dietary Interventions on the Symptoms of Inflammatory Bowel Disease: A Systematic Review,' *Crit Rev Food Sci Nutr*, 56: 1370-8.

Chatterjee, D., N. Marquardt, D. M. Tufa, G. Beauclair, H. Z. Low, T. Hatlapatka, R. Hass, C. Kasper, C. von Kaisenberg, R. E. Schmidt, and R. Jacobs. 2014. 'Role of gamma-secretase in human umbilical-cord derived mesenchymal stem cell mediated suppression of NK cell cytotoxicity,' *Cell Commun Signal*, 12: 63.

Choi, W., S. Yeruva, and J. R. Turner. 2017. 'Contributions of intestinal epithelial barriers to health and disease,' *Exp Cell Res*, 358: 71-77.

Citterio-Quentin, A., M. Moulsma, M. P. Gustin, A. Lachaux, and R. Boulieu. 2018. 'ITPA Activity in Children Treated by Azathioprine: Relationship to the Occurrence of Adverse Drug Reactions and Inflammatory Response,' *Basic Clin Pharmacol Toxicol*, 122: 588-95.

Clarke, K., and J. Chintanaboina. 2018. 'Allergic and Immunologic Perspectives of Inflammatory Bowel Disease,' *Clin Rev Allergy Immunol*.

Clevers, H. C., and Bevins CL. 2013. 'Paneth cells: maestros of the small intestinal crypts,' *Annu Rev Physiol*, 75: 289–311.

Cleynen, I., G. Boucher, L. Jostins, L. P. Schumm, S. Zeissig, T. Ahmad, V. Andersen, J. M. Andrews, V. Annese, S. Brand, S. R. Brant, J. H. Cho, M. J. Daly, M. Dubinsky, R. H. Duerr, L. R. Ferguson, A. Franke, R. B. Gearry, P. Goyette, H. Hakonarson, J. Halfvarson, J. R. Hov, H. L. Huang, N. A. Kennedy, L. Kupcinskas, I. C. Lawrance, J. C. Lee, J. Satsangi, S. Schreiber, E. Theatre, A. E. van der Meulen-de Jong, R. K. Weersma, D. C. Wilson, M. Parkes, S. Vermeire, J. D. Rioux, J. Mansfield, M. S. Silverberg, G. Radford-Smith, D. P. B. McGovern, J. C. Barrett, C. W. Lees, and Int Inflammatory Bowel Dis Genet. 2016. 'Inherited determinants of Crohn's disease and ulcerative colitis phenotypes: a genetic association study,' *Lancet*, 387: 156-67.

Colman, R. J., R. C. Lawton, M. C. Dubinsky, and D. T. Rubin. 2018. 'Methotrexate for the Treatment of Pediatric Crohn's Disease: A Systematic Review and Meta-analysis,' *Inflamm Bowel Dis*, 24: 2135-41.

Cook, M. D., S. A. Martin, C. Williams, K. Whitlock, M. A. Wallig, B. D. Pence, and J. A. Woods. 2013. 'Forced treadmill exercise training exacerbates inflammation and causes mortality while voluntary wheel training is protective in a mouse model of colitis,' *Brain Behavior and Immunity*, 33: 46-56.

Coppell, K. J., C. P. Galts, F. Y. Huizing, J. K. Norton, A. R. Gray, K. Schultz, C. E. Hobbs, K. Aluzaite, and M. Schultz. 2018. 'Annual Incidence and Phenotypic Presentation of IBD in Southern New Zealand: An 18-Year Epidemiological Analysis,' *Inflamm Intest Dis*, 3: 32-39.

Cosin-Roger, J., S. Simmen, H. Melhem, K. Atrott, I. Frey-Wagner, M. Hausmann, C. de Valliere, M. R. Spalinger, P. Spielmann, R. H. Wenger, J. Zeitz, S. R. Vavricka, G. Rogler, and P. A. Ruiz. 2017. 'Hypoxia ameliorates intestinal inflammation through NLRP3/mTOR downregulation and autophagy activation,' *Nat Commun*, 8: 98.

Coskun, M., C. Steenholdt, N. K. de Boer, and O. H. Nielsen. 2016. 'Pharmacology and Optimization of Thiopurines and Methotrexate in Inflammatory Bowel Disease,' *Clin Pharmacokinet*, 55: 257-74.

Costea, I., D. R. Mack, R. N. Lemaitre, D. Israel, V. Marcil, A. Ahmad, and D. K. Amre. 2014. 'Interactions between the Dietary Polyunsaturated Fatty Acid Ratio and Genetic Factors Determine Susceptibility to Pediatric Crohn's Disease,' *Gastroenterology*, 146: 929-U443.

Cross, R. K. 2017. 'Safety Considerations with the Use of Corticosteroids and Biologic Therapies in Mild-to-Moderate Ulcerative Colitis,' *Inflamm Bowel Dis*, 23: 1689-701.

Daghaghzadeh, H., F. Naji, H. Afshar, M. R. Sharbafchi, A. Feizi, M. Maroufi, M. Tabatabaeeyan, P. Adibi, and H. Tavakoli. 2015. 'Efficacy of duloxetine add on in treatment of inflammatory bowel disease patients: A double-blind controlled study,' *J Res Med Sci*, 20: 595-601.

Das, S., S. Rachagani, Y. Sheinin, L. M. Smith, C. B. Gurumurthy, H. K. Roy, and S. K. Batra. 2016. 'Mice deficient in Muc4 are resistant to experimental colitis and colitis-associated colorectal cancer,' *Oncogene*, 35: 2645-54.

Datta, P., K. Rewers-Felkins, R. R. Kallem, T. Baker, and T. W. Hale. 2018. 'Determination of Mesalamine levels in Human Milk as a Function of Dose,' *Breastfeed Med.*

de Lange, K. M., L. Moutsianas, J. C. Lee, C. A. Lamb, Y. Luo, N. A. Kennedy, L. Jostins, D. L. Rice, J. Gutierrez-Achury, S. G. Ji, G. Heap, E. R. Nimmo, C. Edwards, P. Henderson, C. Mowat, J. Sanderson, J. Satsangi, A. Simmons, D. C. Wilson, M. Tremelling, A. Hart, C. G. Mathew, W. G. Newman, M. Parkes, C. W. Lees, H. Uhlig, C. Hawkey, N. J. Prescott, T. Ahmad, J. C. Mansfield, C. A. Anderson, and J. C. Barrett. 2017. 'Genome-wide association study implicates immune activation of multiple integrin genes in inflammatory bowel disease,' *Nat Genet*, 49: 256-61.

Dheer, R., R. Santaolalla, J. M. Davies, J. K. Lang, M. C. Phillips, C. Pastorini, M. T. Vazquez-Pertejo, and M. T. Abreu. 2016. 'Intestinal Epithelial Toll-Like Receptor 4 Signaling Affects Epithelial Function and Colonic Microbiota and Promotes a Risk for Transmissible Colitis,' *Infect Immun*, 84: 798-810.

Diaz Del Arco, C., C. Taxonera, D. Olivares, and M. J. Fernandez Acenero. 2018. 'Eosinophilic colitis: Case series and literature review,' *Pathol Res Pract*, 214: 100-04.

Dotan, I., A. Alper, D. Rachmilewitz, E. Israeli, S. Odes, I. Chermesh, T. Naftali, G. Fraser, A. B. G. Shitrit, V. Peles, and S. Reif. 2013. 'Maternal inflammatory bowel disease has short and long-term effects on the health of their offspring: A multicenter study in Israel,' *Journal of Crohns & Colitis*, 7: 542-50.

Eichele, D. D., and K. K. Kharbanda. 2017. 'Dextran sodium sulfate colitis murine model: An indispensable tool for advancing our understanding of inflammatory bowel diseases pathogenesis,' *World J. Gastroenterol.*, 23: 6016–29.

Farquhar, M. G., and PALADE GE. 1963. 'Junctional complexes in various epithelia,' *J Cell Biol*, 17: 375-412.

Forbes, A., J. Escher, X. Hebuterne, S. Klek, Z. Krznaric, S. Schneider, R. Shamir, K. Stardelova, N. Wierdsma, A. E. Wiskin, and S. C. Bischoff. 2017. 'ESPEN guideline: Clinical nutrition in inflammatory bowel disease,' *Clin Nutr*, 36: 321-47.

France, M. M., and Turner J. R. 2017. 'The mucosal barrier at a glance,' *J Cell Sci*, 130: 307–14.

Friedman, S., B. Magnussen, A. O'Toole, J. Fedder, M. D. Larsen, and B. M. Norgard. 2018. 'Increased Use of Medications for Erectile Dysfunction in Men With Ulcerative Colitis and Crohn's Disease Compared to Men Without Inflammatory Bowel Disease: A Nationwide Cohort Study,' *Am J Gastroenterol*, 113: 1355-62.

Fujii, T., H. Morita, T. Sutoh, R. Yajima, S. Tsutsumi, T. Asao, and H. Kuwano. 2015. 'Outlet Obstruction of Temporary Loop Diverting Ileostomy,' *Hepatogastroenterology*, 62: 602-5.

Gabbani, T., S. Deiana, A. L. Annese, S. Lunardi, and V. Annese. 2016. 'The genetic burden of inflammatory bowel diseases: Implications for the clinic?,' *Expert Rev. Gastroenterol. Hepatol*, 10: 1109–17.

Gabryel, M., M. Skrzypczak-Zielinska, M. A. Kucharski, R. Slomski, and A. Dobrowolska. 2016. 'The impact of genetic factors on response to glucocorticoids therapy in IBD,' *Scand J Gastroenterol*, 51: 654-65.

Gawronska, A., M. Banasiuk, D. Lachowicz, H. Pituch, P. Albrecht, and A. Banaszkiewicz. 2017. 'Metronidazole or Rifaximin for Treatment of Clostridium difficile in Pediatric Patients with Inflammatory Bowel Disease: A Randomized Clinical Trial,' *Inflamm Bowel Dis*, 23: 2209-14.

Ge, F., S. Zhu, L. Liu, J. Yan, Y. Ji, and Z. Sun. 2017. 'Anti-inflammatory effects of Fagopyrum cymosum administered as a potential drug for ulcerative colitis,' *Experimental and Therapeutic Medicine*, 14: 4745-54.

Gerasimidis, K., Bertz M., Hanske L., Junick J., Biskou O., Aguilera M., Garrick V., Russell RK., Blaut M., McGrogan P., and Edwards CA. 2014. 'Decline in presumptively protective gut bacterial species and metabolites are paradoxically associated with disease improvement in pediatric Crohn's disease during enteral nutrition,' *Inflamm Bowel Dis.*, 20: 2861-71.

Geremia, A., P. Biancheri, P. Allan, G. R. Corazza, and A. Di Sabatino. 2014. 'Innate and adaptive immunity in inflammatory bowel disease,' *Autoimmun. Rev*, 13: 3–10.

Gerlach, K., A. N. McKenzie, M. F. Neurath, and B. Weigmann. 2015. 'IL-9 regulates intestinal barrier function in experimental T cell-mediated colitis,' *Tissue Barriers*, 3: e983777.

Germain, A., R. M. Gueant, M. Chamaillard, P. B. Allen, L. Bresler, J. L. Gueant, and L. Peyrin-Biroulet. 2016. 'NOD2 gene variant is a risk factor for postoperative complications in patients with Crohn's disease: A genetic association study,' *Surgery*, 160: 74-80.

Geva-Zatorsky, N, Sefik E., Kua L., Pasman L., Tan T. G., Ortiz-Lopez A., Yanortsang TB., Yang L., Jupp R., Mathis D., Benoist C., and Kasper DL. 2017. 'Mining the Human Gut Microbiota for Immunomodulatory Organisms,' *Cell*, 168: 928-43.e11.

Gevers, D., S. Kugathasan, L. A. Denson, Y. Vazquez-Baeza, W. Van Treuren, B. Ren, E. Schwager, D. Knights, S. J. Song, M. Yassour, X. C. Morgan, A. D. Kostic, C. Luo, A. Gonzalez, D. McDonald, Y. Haberman, T. Walters, S. Baker, J. Rosh, M. Stephens, M. Heyman, J. Markowitz, R. Baldassano, A. Griffiths, F. Sylvester, D. Mack, S. Kim, W. Crandall, J. Hyams, C. Huttenhower, R. Knight, and R. J. Xavier. 2014. 'The treatment-naive microbiome in new-onset Crohn's disease,' *Cell Host Microbe*, 15: 382-92.

Gomollon, F. 2015. '[Treatment of inflammatory bowel diseases],' *Gastroenterol Hepatol*, 38 Suppl 1: 13-9.

Goto, Y., and Kiyono H. 2012. 'Epithelial barrier: an interface for the cross-communication between gut flora and immune system,' *Immunol Rev*, 245: 147-63.

Groschwitz, K. R., and Hogan SP. 2009. 'Intestinal barrier function: molecular regulation and disease pathogenesis,' *J Allergy Clin Immunol*, 124: 3–20. quiz 21–22.

Guo, Z., L. Cao, J. Gong, Y. Li, L. Gu, W. Zhu, and J. Li. 2017. '[Effect of a clinical pathway in patients with Crohn's disease complicated with intestinal obstruction],' *Zhonghua Wei Chang Wai Ke Za Zhi*, 20: 53-57.

Haase, H., and L. Rink. 2014. 'Zinc signals and immune function,' *Biofactors*, 40: 27-40.

Han, Y., M. B. Lin, Y. G. He, H. B. Zhang, Y. J. Zhang, and L. Yin. 2013. 'Laparoscopic surgery for inflammatory bowel disease--the experience in China,' *J Invest Surg*, 26: 180-5.

Harris, M. S., D. Hartman, B. R. Lemos, E. C. Erlich, S. Spence, S. Kennedy, T. Ptak, R. Pruitt, S. Vermeire, and B. S. Fox. 2016. 'AVX-470, an Orally Delivered Anti-Tumour Necrosis Factor Antibody for Treatment of Active Ulcerative Colitis: Results of a First-in-Human Trial,' *J Crohns Colitis*, 10: 631-40.

Harrison, C. A., D. Laubitz, M. T. Midura-Kiela, D. R. Jamwal, D. G. Besselsen, F. K. Ghishan, and P. R. Kiela. 2019. 'Sexual Dimorphism in the Response to Broad-spectrum Antibiotics During T Cell-mediated Colitis,' *J Crohns Colitis*, 13: 115-26.

Hartman, D. S., D. E. Tracey, B. R. Lemos, E. C. Erlich, R. E. Burton, D. M. Keane, R. Patel, S. Kim, K. C. Bhol, M. S. Harris, and B. S. Fox. 2016. 'Effects of AVX-470, an Oral, Locally Acting Anti-Tumour Necrosis Factor Antibody, on Tissue Biomarkers in Patients with Active Ulcerative Colitis,' *J Crohns Colitis*, 10: 641-9.

Hooper, K. M., P. G. Barlow, C. Stevens, and P. Henderson. 2017. 'Inflammatory Bowel Disease Drugs: A Focus on Autophagy,' *J Crohns Colitis*, 11: 118-27.

Horio, Y., M. Uchino, T. Bando, T. Chohno, Y. Takesue, and H. Ikeuchi. 2018. 'Association between Higher Body Mass Index and Pouch-Related Complications during Restorative Proctocolectomy in Patients with Ulcerative Colitis,' *Digestion*, 98: 257-62.

Hu, D., J. N. Ren, G. F. Wang, G. S. Gu, S. Liu, X. W. Wu, J. Chen, H. J. Ren, Z. W. Hong, and J. S. Li. 2014. 'Geographic Mapping of Crohn's Disease and Its Relation to Affluence in Jiangsu Province, an Eastern Coastal Province of China,' *Gastroenterology Research and Practice*.

Hugot, J. P., P. Laurent-Puig, C. Gower-Rousseau, J. M. Olson, J. C. Lee, L. Beaugerie, I. Naom, J. L. Dupas, A. Van Gossum, M. Orholm, C. Bonaiti-Pellie, J. Weissenbach, C. G. Mathew, J. E. Lennard-Jones, A. Cortot, J. F. Colombel, and G. Thomas. 1996. 'Mapping of a susceptibility locus for Crohn's disease on chromosome 16,' *Nature*, 379: 821-3.

Igaki, K., Y. Nakamura, Y. Komoike, K. Uga, A. Shibata, Y. Ishimura, M. Yamasaki, Y. Tsukimi, and N. Tsuchimori. 2018. 'Pharmacological Evaluation of TAK-828F, a Novel Orally Available RORgammat Inverse Agonist, on Murine Colitis Model,' *Inflammation*.

Irhimeh, M. R., and J. Cooney. 2016. 'Management of Inflammatory Bowel Disease Using Stem Cell Therapy,' *Curr Stem Cell Res Ther*, 11: 72-7.

Ivanov, A. I., and Naydenov N. G. 2013. 'Dynamics and regulation of epithelial adherens junctions: recent discoveries and controversies,' *Int Rev Cell Mol Biol*, 303: 27–99.

Jaeggi, T., G. A. Kortman, D. Moretti, C. Chassard, P. Holding, A. Dostal, J. Boekhorst, H. M. Timmerman, D. W. Swinkels, H. Tjalsma, J. Njenga, A. Mwangi, J. Kvalsvig, C. Lacroix, and M. B. Zimmermann. 2015. 'Iron fortification adversely affects the gut microbiome, increases pathogen abundance and induces intestinal inflammation in Kenyan infants,' *Gut*, 64: 731-42.

Jakobsson, H. E., T. R. Abrahamsson, M. C. Jenmalm, K. Harris, C. Quince, C. Jernberg, B. Bjorksten, L. Engstrand, and A. F. Andersson. 2014. 'Decreased gut microbiota diversity, delayed Bacteroidetes colonisation and reduced Th1 responses in infants delivered by caesarean section,' *Gut*, 63: 559-66.

Janas, R. M., Ochocińska A., Snitko R., Dudka D., Kierkuś J., Teisseyre M., and Najberg E. 2014. 'Neutrophil gelatinase-associated lipocalin (NGAL) in blood in children with inflammatory bowel disease,' *J Gastroenterol Hepatol*, 29: 1883-9.

Johansson, M. E., J. K. Gustafsson, J. Holmen-Larsson, K. S. Jabbar, L. Xia, H. Xu, F. K. Ghishan, F. A. Carvalho, A. T. Gewirtz, H. Sjovall, and G. C. Hansson. 2014. 'Bacteria penetrate the normally impenetrable inner colon mucus layer in both murine colitis models and patients with ulcerative colitis,' *Gut*, 63: 281-91.

Kafil, T. S., T. M. Nguyen, P. H. Patton, J. K. MacDonald, N. Chande, and J. W. McDonald. 2017. 'Interventions for treating collagenous colitis,' *Cochrane Database Syst Rev*, 11: CD003575.

Kato, L., S. Kawamoto, M. Maruya, and S. Fagarasan. 2014. 'The role of the adaptive immune system in regulation of gut microbiota,' *Immunol Rev*, 260: 67–75.

Katsanos, K. H., and K. A. Papadakis. 2017. 'Inflammatory Bowel Disease: Updates on Molecular Targets for Biologics,' *Gut liver*, 11: 455.

Keita., Åsa V, Carl Mårten Lindqvist., Åke Öst., Carlos D L Magana., Ida Schoultz., and Jonas Halfvarson. 2018. 'Gut Barrier Dysfunction—A Primary Defect in Twins with

Crohn's Disease Predominantly Caused by Genetic Predisposition,' *J Crohns Colitis.*, 12: 1200–09.

Khalili, H. 2016. 'Risk of Inflammatory Bowel Disease with Oral Contraceptives and Menopausal Hormone Therapy: Current Evidence and Future Directions,' *Drug Saf*, 39: 193-7.

Khalili, H., A. N. Ananthakrishnan, G. G. Konijeti, X. M. Liao, L. M. Higuchi, C. S. Fuchs, D. Spiegelman, J. M. Richter, J. R. Korzenik, and A. T. Chan. 2013. 'Physical activity and risk of inflammatory bowel disease: prospective study from the Nurses' Health Study cohorts,' *Bmj-British Medical Journal*, 347.

Khalili, H., L. M. Higuchi, A. N. Ananthakrishnan, J. M. Richter, D. Feskanich, C. S. Fuchs, and A. T. Chan. 2013. 'Oral contraceptives, reproductive factors and risk of inflammatory bowel disease,' *Gut*, 62: 1153-9.

Khalili, H., M. Neovius, A. Ekbom, J. F. Ludvigsson, J. Askling, A. T. Chan, and O. Olen. 2016. 'Oral Contraceptive Use and Risk of Ulcerative Colitis Progression: A Nationwide Study,' *American Journal of Gastroenterology*, 111: 1614-20.

Khan, N., D. Patel, C. Trivedi, Y. Shah, G. Lichtenstein, J. Lewis, and Y. X. Yang. 2018. 'Overall and Comparative Risk of Herpes Zoster with Pharmacotherapy for Inflammatory Bowel Diseases: A Nationwide Cohort Study,' *Clin Gastroenterol Hepatol*, 16: 1919-27 e3.

Kim, D. H., and J. H. Cheon. 2017. 'Pathogenesis of Inflammatory Bowel Disease and Recent Advances in Biologic Therapies,' *Immune Netw*, 17: 25-40.

Kirschner, N., Rosenthal R, Furuse M, Moll I., Fromm M., and Brandner JM. 2013. 'Contribution of tight junction proteins to ion, macromolecule, and water barrier in keratinocytes,' *J Invest Dermatol*, 133: 1161-9.

Klimczak, K., L. Lykowska-Szuber, I. Krela-Kazmierczak, P. Eder, A. Szymczak, K. Stawczyk-Eder, and K. Linke. 2016. '[The use of methotrexate in an inflammatory bowel diseases based on the review of the current literature],' *Wiad Lek*, 69: 262-6.

Kmiec, Z., M. Cyman, and T. J. Slebioda. 2017. 'Cells of the innate and adaptive immunity and their interactions in inflammatory bowel disease,' *Adv Med Sci*, 62: 1-16.

Koboziev, I., C. Reinoso Webb, K. L. Furr, and M. B. Grisham. 2014. 'Role of the enteric microbiota in intestinal homeostasis and inflammation,' *Free Radic Biol Med*, 68: 122-33.

Koliaraki, V., C. K. Pallangyo, F. R. Greten, and G. Kollias. 2017. 'Mesenchymal Cells in Colon Cancer,' *Gastroenterology*, 152: 964-79.

Komoto, S., K. Matsuoka, T. Kobayashi, Y. Yokoyama, Y. Suzuki, T. Hibi, S. Miura, and R. Hokari. 2018. 'Safety and efficacy of leukocytapheresis in elderly patients with ulcerative colitis: The impact in steroid-free elderly patients,' *J Gastroenterol Hepatol*, 33: 1485-91.

Korelitz, B. I. 2016. 'Role of Nonsteroidal Anti-Inflammatory Drugs in Exacerbation of Inflammatory Bowel Disease,' *J Clin Gastroenterol*, 50: 97-8.

Kostic, A. D., R. J. Xavier, and D. Gevers. 2014. 'The microbiome in inflammatory bowel disease: current status and the future ahead,' *Gastroenterology*, 146: 1489-99.

Kumakura, M., T. Ogura, Y. Muta, T. Ito, A. Yamamoto, K. Amano, T. Ishiguro, M. Fukuchi, E. Mochiki, and H. Ishida. 2017. '[A Case of Local Recurrence with Negative FDG/PET Findings after a Total Proctocolectomy for Ulcerative Colitis Associated with Colon Cancer with Retroperitoneal Penetration],' *Gan To Kagaku Ryoho*, 44: 1464-66.

Kvetina, J., I. Tacheci, M. Nobilis, M. Kopacova, M. Kunes, and J. Bures. 2017. 'The Importance of Wireless Capsule Endoscopy for Research into the Intestin al Absorption Window of 5-Aminosalicylic Acid in Experimental Pigs,' *Curr Pharm Des*, 23: 1873-76.

Lahiri, A., and C. Abraham. 2014. 'Activation of pattern recognition receptors up-regulates metallothioneins, thereby increasing intracellular accumulation of zinc, autophagy, and bacterial clearance by macrophages,' *Gastroenterology*, 147: 835-46.

Langhorst, J., A. Hofstetter, F. Wolfe, and W. Hauser. 2013. 'Short-Term Stress, but Not Mucosal Healing Nor Depression Was Predictive for the Risk of Relapse in Patients with Ulcerative Colitis: A Prospective 12-Month Follow-up Study,' *Inflammatory Bowel Diseases*, 19: 2380-86.

Lawrance, I. C., G. Rogler, G. Bamias, C. Breynaert, J. Florholmen, G. Pellino, S. Reif, S. Speca, and G. Latella. 2017. 'Cellular and Molecular Mediators of Intestinal Fibrosis,' *J Crohns Colitis*, 11: 1491-503.

Lee, M. J., N. Heywood, P. M. Sagar, S. R. Brown, N. S. Fearnhead, and C. D. Collaborators p. 2017. 'Surgical management of fistulating perianal Crohn's disease: a UK survey,' *Colorectal Dis*, 19: 266-73.

Lee, T., T. Clavel, K. Smirnov, A. Schmidt, I. Lagkouvardos, A. Walker, M. Lucio, B. Michalke, P. Schmitt-Kopplin, R. Fedorak, and D. Haller. 2017. 'Oral versus intravenous iron replacement therapy distinctly alters the gut microbiota and metabolome in patients with IBD,' *Gut*, 66: 863-71.

Lega, S., B. L. Phan, C. J. Rosenthal, J. Gordon, N. Haddad, N. Pittman, K. J. Benkov, and M. C. Dubinsky. 2019. 'Proactively Optimized Infliximab Monotherapy Is as Effective as Combination Therapy in IBD,' *Inflamm Bowel Dis*, 25: 134-41.

Lennon, E. M., L. B. Borst, L. L. Edwards, and A. J. Moeser. 2018. 'Mast Cells Exert Anti-Inflammatory Effects in an IL10 (-/-) Model of Spontaneous Colitis,' *Mediators Inflamm*, 2018: 7817360.

Leo, C. A., S. Samaranayake, Z. L. Perry-Woodford, L. Vitone, O. Faiz, J. D. Hodgkinson, I. Shaikh, and J. Warusavitarne. 2016. 'Initial experience of restorative proctocolectomy for ulcerative colitis by transanal total mesorectal rectal excision and single-incision abdominal laparoscopic surgery,' *Colorectal Dis*, 18: 1162-66.

Li, H., K. Kock, J. A. Wisler, W. A. Rees, P. J. Prince, K. O. Reynhardt, H. Hsu, Z. Yu, D. C. Borie, D. H. Salinger, and W. J. Pan. 2015. 'Prediction of clinical pharmacokinetics of AMG 181, a human anti-alpha 4 beta 7 monoclonal antibody for treating inflammatory bowel diseases,' *Pharmacol Res Perspect*, 3: e00098.

Li, J., A. Ueno, M. Fort Gasia, J. Luider, T. Wang, C. Hirota, H. B. Jijon, M. Deane, M. Tom, and R.; et al. Chan. 2016. 'Profiles of lamina propria T helper cell subsets discriminate between ulcerative colitis and crohn's disease,' *Inflamm. Bowel Dis*, 22: 1779–92.

Li, J., H. Jia, X. Cai, H. Zhong, Q. Feng, S. Sunagawa, M. Arumugam, J. R. Kultima, E. Prifti, T. Nielsen, A. S. Juncker, C. Manichanh, B. Chen, W. Zhang, F. Levenez, J. Wang, X. Xu, L. Xiao, S. Liang, D. Zhang, Z. Zhang, W. Chen, H. Zhao, J. Y. Al-Aama, S. Edris, H. Yang, J. Wang, T. Hansen, H. B. Nielsen, S. Brunak, K. Kristiansen, F. Guarner, O. Pedersen, J. Dore, S. D. Ehrlich, H. I. T. Consortium Meta, P. Bork, J. Wang, and H. I. T. Consortium Meta. 2014. 'An integrated catalog of reference genes in the human gut microbiome,' *Nat Biotechnol*, 32: 834-41.

Lightner, A. L., C. S. Tse, D. D. Potter, Jr., and C. Moir. 2018. 'Postoperative outcomes in vedolizumab-treated pediatric patients undergoing abdominal operations for inflammatory bowel disease,' *J Pediatr Surg*, 53: 1706-09.

Lightner, A. L., K. L. Mathis, C. S. Tse, J. H. Pemberton, B. Shen, G. Kochlar, A. Singh, P. S. Dulai, S. Eisenstein, W. J. Sandborn, L. Parry, S. Stringfield, D. Hudesman, F. Remzi, and E. V. Loftus, Jr. 2018. 'Postoperative Outcomes in Vedolizumab-Treated Patients Undergoing Major Abdominal Operations for Inflammatory Bowel Disease: Retrospective Multicenter Cohort Study,' *Inflamm Bowel Dis*, 24: 871-76.

Lightner, A. L., L. E. Raffals, K. L. Mathis, R. R. Cima, C. S. Tse, J. H. Pemberton, E. J. Dozois, and E. V. Loftus. 2017. 'Postoperative Outcomes in Vedolizumab-Treated Patients Undergoing Abdominal Operations for Inflammatory Bowel Disease,' *J Crohns Colitis*, 11: 185-90.

Lightner, A. L., N. P. McKenna, S. Moncrief, J. H. Pemberton, L. E. Raffals, and K. L. Mathis. 2017. 'Surgical Outcomes in Vedolizumab-Treated Patients with Ulcerative Colitis,' *Inflamm Bowel Dis*, 23: 2197-201.

Lim, E. S., Y. Zhou, G. Zhao, I. K. Bauer, L. Droit, I. M. Ndao, B. B. Warner, P. I. Tarr, D. Wang, and L. R. Holtz. 2015. 'Early life dynamics of the human gut virome and bacterial microbiome in infants,' *Nature Medicine*, 21: 1228-34.

Limketkai, B. N., A. Wolf, and A. M. Parian. 2018. 'Nutritional Interventions in the Patient with Inflammatory Bowel Disease,' *Gastroenterol Clin North Am*, 47: 155-77.

Limketkai, B. N., T. M. Bayless, S. R. Brant, and S. M. Hutfless. 2014. 'Lower regional and temporal ultraviolet exposure is associated with increased rates and severity of inflammatory bowel disease hospitalisation,' *Alimentary Pharmacology & Therapeutics*, 40: 508-17.

Liu, B., Gulati A. S., Cantillana V., Henry S. C., Schmidt E. A., Daniell X., Grossniklaus E., Schoenborn A. A., Sartor R. B., and Taylor G. A. 2013. 'Irgm1-deficient mice exhibit Paneth cell abnormalities and increased susceptibility to acute intestinal inflammation,' *Am J Physiol Gastrointest Liver Physiol.*, 305: G573-84.

Liu, J. Z., and C. A. Anderson. 2014. 'Genetic studies of Crohn's disease: Past, present and future,' *Best Practice & Research in Clinical Gastroenterology*, 28: 373-86.

Lucafo, M., B. Stankovic, N. Kotur, A. Di Silvestre, S. Martelossi, A. Ventura, B. Zukic, S. Pavlovic, and G. Decorti. 2018. 'Pharmacotranscriptomic Biomarkers in Glucocorticoid Treatment of Pediatric Inflammatory Bowel Disease,' *Current Medicinal Chemistry*, 25: 2855-71.

Ludwig, K., Fassan M., Mescoli C., Pizzi M., Balistreri M., Albertoni L., Pucciarelli S., Scarpa M., Sturniolo G. C., Angriman I., and Rugge M. 2013. 'PDCD4/miR-21 dysregulation in inflammatory bowel disease-associated carcinogenesis,' *Virchows Arch.*, 462: 57–63.

Luo, C. X., Z. H. Wen, Y. Zhen, Z. J. Wang, J. X. Mu, M. Zhu, Q. Ouyang, and H. Zhang. 2018. 'Chinese research into severe ulcerative colitis has increased in quantity and complexity,' *World J Clin Cases*, 6: 35-43.

Lv, Q. K., J. X. Liu, S. N. Li, Y. J. Gao, Y. Lv, Z. P. Xu, B. X. Huang, S. Y. Xu, D. X. Yang, Y. L. Zeng, D. F. Liu, and W. Wang. 2015. 'Mycophenolate Mofetil Modulates Differentiation of Th1/Th2 and the Secretion of Cytokines in an Active Crohn's Disease Mouse Model,' *Int J Mol Sci*, 16: 26654-66.

Macaluso, F. S., W. Fries, A. C. Privitera, M. Cappello, S. Siringo, G. Inserra, A. Magnano, R. Di Mitri, F. Mocciaro, N. Belluardo, G. Scarpulla, G. Magri, A. Trovatello, A. Carroccio, S. Genova, C. Bertolami, R. Vassallo, C. Romano, M. Citrano, S. Accomando, M. Ventimiglia, S. Renna, R. Orlando, G. Rizzuto, S. Porcari, C. Ferracane, M. Cottone, A. Orlando, and Diseases Sicilian Network for Inflammatory Bowel. 2018. 'A propensity score-matched comparison of infliximab and adalimumab in TNF-alpha inhibitors naive and non-naive patients with Crohn's disease: real-life data from the Sicilian Network for Inflammatory Bowel Disease (SN-IBD),' *J Crohns Colitis*.

MacLellan, A., J. Moore-Connors, S. Grant, L. Cahill, M. G. I. Langille, and J. Van Limbergen. 2017. 'The Impact of Exclusive Enteral Nutrition (EEN) on the Gut Microbiome in Crohn's Disease: A Review,' *Nutrients*, 9.

Madsen, K. G., A. Pottegard, J. Hallas, and J. Kjeldsen. 2018. 'Treatment Failure of TNF-alpha Inhibitors in Obese Patients With Inflammatory Bowel Disease-A Cohort Study,' *Inflamm Bowel Dis*, 24: 2628-33.

Magnusson, M. K., Brynjólfsson S. F., Dige A., Uronen-Hansson H., Börjesson LG., Bengtsson JL., Gudjonsson S., Öhman L., Agnholt J., Sjövall H., Agace WW., and Wick MJ. 2016. 'Macrophage and dendritic cell subsets in IBD: ALDH$^+$ cells are reduced in colon tissue of patients with ulcerative colitis regardless of inflammation,' *Mucosal Immunol*, 9: 171–82.

Mahapatro, M., Foersch S., Hefele M., He G. W., Giner-Ventura E., Mchedlidze T., Kindermann M., Vetrano S., Danese S., Günther C., Neurath M. F., Wirtz S., and Becker C. 2016. 'Programming of Intestinal Epithelial Differentiation by IL-33 Derived from Pericryptal Fibroblasts in Response to Systemic Infection,' *Cell Rep*, 15: 1743-56.

Malik, A., D. Sharma, Q. Zhu, R. Karki, C. S. Guy, P. Vogel, and T. D. Kanneganti. 2016. 'IL-33 regulates the IgA-microbiota axis to restrain IL-1alpha-dependent colitis and tumorigenesis,' *J Clin Invest*, 126: 4469-81.

Marafini, I., I. Monteleone, D. Di Fusco, S. Sedda, M. L. Cupi, D. Fina, A. O. Paoluzi, F. Pallone, and G. Monteleone. 2016. 'Celiac Disease-Related Inflammation Is Marked by Reduction of Nkp44/Nkp46-Double Positive Natural Killer Cells,' *PLoS One*, 11: e0155103.

Marjoram., Lindsay, Ashley Alvers, M. Elizabeth Deerhake., Jennifer Bagwell., Jamie Mankiewicz., Jordan L. Cocchiaro., Rebecca W. Beerman., Jason Willer., Kaelyn D. Sumigray., Nicholas Katsanis., David M. Tobin., John F. Rawls., Mary G. Goll., and and Michel Bagnata. 2015. 'Epigenetic control of intestinal barrier function and inflammation in zebrafish,' *Proc Natl Acad Sci U S A.*, 112: 2770–75.

Martin, R., F. Chain, S. Miquel, J. Lu, J. J. Gratadoux, H. Sokol, E. F. Verdu, P. Bercik, L. G. Bermudez-Humaran, and P. Langella. 2014. 'The Commensal Bacterium Faecalibacterium prausnitzii Is Protective in DNBS-induced Chronic Moderate and Severe Colitis Models,' *Inflammatory Bowel Diseases*, 20: 417-30.

Martinez Gomez, M. J., C. Melian Fernandez, and M. Romeo Donlo. 2016. 'Nutrition in inflammatory bowel disease,' *Nutr Hosp*, 33: 348.

Martini, E., S. M. Krug, B. Siegmund, M. F. Neurath, and C. Becker. 2017. 'Mend Your Fences: The Epithelial Barrier and its Relationship with Mucosal Immunity in Inflammatory Bowel Disease,' *Cell Mol Gastroenterol Hepatol*, 4: 33-46.

Maxwell, E. C., N. Dawany, R. N. Baldassano, P. Mamula, P. Mattei, L. Albenberg, and J. R. Kelsen. 2017. 'Diverting Ileostomy for the Treatment of Severe, Refractory, Pediatric Inflammatory Bowel Disease,' *J Pediatr Gastroenterol Nutr*, 65: 299-305.

McGovern, D. P., S. Kugathasan, and J. H. Cho. 2015. 'Genetics of Inflammatory Bowel Diseases,' *Gastroenterology*, 149: 1163-76 e2.

McLean, L. P., and R. K. Cross. 2016. 'Integrin antagonists as potential therapeutic options for the treatment of Crohn's disease,' *Expert Opin Investig Drugs*, 25: 263-73.

Mehta, K., P. Jaiswal, F. Briggs, W. A. Faubion, J. H. Tabibian, F. Cominelli, and M. Dave. 2018. 'In-patient outcomes of Hematopoietic Stem Cell Transplantation in Patients with Immune Mediated Inflammatory Diseases: A Nationwide Study,' *Sci Rep*, 8: 6825.

Mehta, M., S. Ahmed, and G. Dryden. 2017. 'Immunopathophysiology of inflammatory bowel disease: how genetics link barrier dysfunction and innate immunity to inflammation,' *Innate Immun*, 23: 497-505.

Meng, X., G. Dunsmore, P. Koleva, Y. Elloumi, R. Y. Wu, R. T. Sutton, L. Ambrosio, N. Hotte, V. Nguyen, K. L. Madsen, L. A. Dieleman, H. Chen, V. Huang, and S. Elahi. 2018. 'The profile of human milk metabolome, cytokines and antibodies in inflammatory bowel diseases versus healthy mothers and potential impact on the newborn,' *J Crohns Colitis*.

Merga, Y., B. Campbell, and J. Rhodes. 2014. 'Mucosal barrier, bacteria and inflammatory bowel disease: possibilities for therapy,' *Dig Dis*, 32: 475–83.

Michailidou, M., and V. N. Nfonsam. 2018. 'Preoperative anemia and outcomes in patients undergoing surgery for inflammatory bowel disease,' *Am J Surg*, 215: 78-81.

Mikocka-Walus, A., S. R. Knowles, L. Keefer, and L. Graff. 2016. 'Controversies Revisited: A Systematic Review of the Comorbidity of Depression and Anxiety with Inflammatory Bowel Diseases,' *Inflammatory Bowel Diseases*, 22: 752-62.

Miller, T. L., D. Lee, M. Giefer, G. Wahbeh, and D. L. Suskind. 2017. 'Nutritional Therapy in Very Early-Onset Inflammatory Bowel Disease: A Case Report,' *Dig Dis Sci*, 62: 2196-200.

Miller, T., and D. L. Suskind. 2018. 'Exclusive enteral nutrition in pediatric inflammatory bowel disease,' *Curr Opin Pediatr*, 30: 671-76.

Mishima, Y., S. Ishihara, A. Oka, N. Fukuba, N. Oshima, H. Sonoyama, N. Yamashita, Y. Tada, R. Kusunoki, I. Moriyama, T. Yuki, K. Kawashima, and Y. Kinoshita. 2016. 'Decreased Frequency of Intestinal Regulatory $CD^{5+}$ B Cells in Colonic Inflammation,' *PLoS One*, 11: e0146191.

Molodecky, N. A., I. S. Soon, D. M. Rabi, W. A. Ghali, M. Ferris, G. Chernoff, E. I. Benchimol, R. Panaccione, S. Ghosh, H. W. Barkema, and G. G. Kaplan. 2012. 'Increasing incidence and prevalence of the inflammatory bowel diseases with time, based on systematic review,' *Gastroenterology*, 142: 46-54 e42; quiz e30.

Morampudi, V., U. Dalwadi, G. Bhinder, H. P. Sham, S. K. Gill, J. Chan, K. S. Bergstrom, T. Huang, C. Ma, K. Jacobson, D. L. Gibson, and B. A. Vallance. 2016. 'The goblet cell-derived mediator RELM-beta drives spontaneous colitis in Muc2-deficient mice by promoting commensal microbial dysbiosis,' *Mucosal Immunol*, 9: 1218-33.

Moschen, A. R., Gerner R. R., Wang J., Klepsch V., Adolph T. E., Reider S. J., Hackl H., Pfister A., Schilling J., Moser P. L., Kempster S. L., Swidsinski A., Orth Höller D., Weiss G., Baines J. F., Kaser A., and Tilg H. 2016. 'Lipocalin 2 Protects from Inflammation and Tumorigenesis Associated with Gut Microbiota Alterations,' *Cell Host Microbe*, 19: 455-69.

Murthy, A., Y. Li, I. Peng, M. Reichelt, A. K. Katakam, R. Noubade, M. Roose-Girma, J. DeVoss, L. Diehl, R. R. Graham, and M. van Lookeren Campagne. 2014. 'A Crohn's disease variant in Atg16l1 enhances its degradation by caspase 3,' *Nature*, 506: 456-62.

Myrelid, P., K. Landerholm, C. Nordenvall, T. D. Pinkney, and R. E. Andersson. 2017. 'Appendectomy and the Risk of Colectomy in Ulcerative Colitis: A National Cohort Study,' *Am J Gastroenterol*, 112: 1311-19.

Nakamura, H., T. Lim, and P. Puri. 2018. 'Inflammatory bowel disease in patients with Hirschsprung's disease: a systematic review and meta-analysis,' *Pediatr Surg Int*, 34: 149-54.

Nakanishi, Y., M. Reina-Campos, N. Nakanishi, V. Llado, L. Elmen, S. Peterson, A. Campos, S. K. De, M. Leitges, H. Ikeuchi, M. Pellecchia, R. S. Blumberg, M. T. Diaz-Meco, and J. Moscat. 2016. 'Control of Paneth Cell Fate, Intestinal Inflammation, and Tumorigenesis by PKClambda/iota,' *Cell Rep*, 16: 3297-310.

Netea-Maier, R. T., T. S. Plantinga, F. L. van de Veerdonk, J. W. Smit, and M. G. Netea. 2016. 'Modulation of inflammation by autophagy: Consequences for human disease,' *Autophagy*, 12: 245-60.

Nickerson, T. P., and A. Merchea. 2016. 'Perioperative Considerations in Crohn Disease and Ulcerative Colitis,' *Clin Colon Rectal Surg*, 29: 80-4.

Niu, J. K., J. R. Miao, Y. Tang, Q. Nan, Y. Liu, G. Yang, X. Q. Dong, Q. Huang, S. X. Xia, K. H. Wang, and Y. L. Miao. 2016. 'Identification of Environmental Factors Associated with Inflammatory Bowel Disease in a Southwestern Highland Region of China: A Nested Case-Control Study,' *PLoS One*, 11.

Nomura, O., T. Osada, T. Shibuya, D. Ishikawa, K. Haga, T. Kodani, N. Sakamoto, T. Ogihara, K. Yamaji, and S. Watanabe. 2018. 'Efficacy of cytapheresis for remission induction and dermatological manifestations of ulcerative colitis,' *J Clin Apher*, 33: 21-28.

Norman, J. M., S. A. Handley, M. T. Baldridge, L. Droit, C. Y. Liu, B. C. Keller, A. Kambal, C. L. Monaco, G. Zhao, P. Fleshner, T. S. Stappenbeck, D. P. McGovern, A. Keshavarzian, E. A. Mutlu, J. Sauk, D. Gevers, R. J. Xavier, D. Wang, M. Parkes, and H. W. Virgin. 2015. 'Disease-specific alterations in the enteric virome in inflammatory bowel disease,' *Cell*, 160: 447-60.

Novello, M., L. Stocchi, S. Holubar, S. Shawki, J. Lipman, E. Gorgun, T. Hull, and S. R. Steele. 2018. 'Surgical outcomes of patients treated with ustekinumab vs. vedolizumab in inflammatory bowel disease: a matched case analysis,' *Int J Colorectal Dis*.

O'Brien, C. L., M. A. Bringer, K. E. Holt, D. M. Gordon, A. L. Dubois, N. Barnich, A. Darfeuille-Michaud, and P. Pavli. 2017. 'Comparative genomics of Crohn's disease-associated adherent-invasive Escherichia coli,' *Gut*, 66: 1382-89.

Odenwald, M. A., and J. R. Turner. 2017. 'The intestinal epithelial barrier: a therapeutic target?,' *Nat Rev Gastroenterol Hepatol*, 14: 9-21.

Ogura, Y., D. K. Bonen, N. Inohara, D. L. Nicolae, F. F. Chen, R. Ramos, H. Britton, T. Moran, R. Karaliuskas, R. H. Duerr, J. P. Achkar, S. R. Brant, T. M. Bayless, B. S. Kirschner, S. B. Hanauer, G. Nunez, and J. H. Cho. 2001. 'A frameshift mutation in NOD2 associated with susceptibility to Crohn's disease,' *Nature*, 411: 603-6.

Okamoto, R., and M. Watanabe. 2016. 'Role of epithelial cells in the pathogenesis and treatment of inflammatory bowel disease,' *J Gastroenterol*, 51: 11-21.

Olpin, J. D., B. P. Sjoberg, S. E. Stilwill, L. E. Jensen, M. Rezvani, and A. M. Shaaban. 2017. 'Beyond the Bowel: Extraintestinal Manifestations of Inflammatory Bowel Disease,' *Radiographics*, 37: 1135-60.

Oppfeldt, A. M., J. F. Dahlerup, L. A. Christensen, and C. L. Hvas. 2016. 'Faecal microbiota transplantation for recurring Clostridium difficile infection in a patient with Crohn's disease and ileorectal anastomosis,' *BMJ Case Rep*, 2016.

Opstelten, J. L., R. M. J. Beelen, M. Leenders, G. Hoek, B. Brunekreef, F. D. M. van Schaik, P. D. Siersema, K. T. Eriksen, O. Raaschou-Nielsen, A. Tjonneland, K. Overvad, M. C. Boutron-Ruault, F. Carbonnel, K. de Hoogh, T. J. Key, R. Luben, S. S. M. Chan, A. R. Hart, H. B. Bueno-de-Mesquita, and B. Oldenburg. 2016. 'Exposure to Ambient Air Pollution and the Risk of Inflammatory Bowel Disease: A European Nested Case-Control Study,' *Dig Dis Sci*, 61: 2963-71.

Pan, W. J., K. Kock, W. A. Rees, B. A. Sullivan, C. M. Evangelista, M. Yen, J. M. Andrews, G. L. Radford-Smith, P. J. Prince, K. O. Reynhardt, D. R. Doherty, S. K. Patel, C. D. Krill, K. Zhou, J. Shen, L. E. Smith, J. M. Gow, J. Lee, A. M. Treacy, Z. Yu, V. M. Platt, and D. C. Borie. 2014. 'Clinical pharmacology of AMG 181, a gut-specific human anti-alpha4beta7 monoclonal antibody, for treating inflammatory bowel diseases,' *Br J Clin Pharmacol*, 78: 1315-33.

Parkes, M.. 2012. 'Evidence from genetics for a role of autophagy and innate immunity in IBD pathogenesis,' *Dig Dis*, 30: 330–33.

Perez-Cobas, A. E., M. J. Gosalbes, A. Friedrichs, H. Knecht, A. Artacho, K. Eismann, W. Otto, D. Rojo, R. Bargiela, M. von Bergen, S. C. Neulinger, C. Daumer, F. A. Heinsen, A. Latorre, C. Barbas, J. Seifert, V. M. dos Santos, S. J. Ott, M. Ferrer, and A. Moya. 2013. 'Gut microbiota disturbance during antibiotic therapy: a multi-omic approach,' *Gut*, 62: 1591-601.

Peterson, L. W., and D. Artis. 2014. 'Intestinal epithelial cells: Regulators of barrier function and immune homeostasis,' *Nat. Rev. Immunol*, 14.

Pickard, J. M., M. Y. Zeng, R. Caruso, and G. Nunez. 2017. 'Gut microbiota: Role in pathogen colonization, immune responses, and inflammatory disease,' *Immunol Rev*, 279: 70-89.

Planer, J. D., Y. Peng, A. L. Kau, L. V. Blanton, I. M. Ndao, P. I. Tarr, B. B. Warner, and J. I. Gordon. 2016. 'Development of the gut microbiota and mucosal IgA responses in twins and gnotobiotic mice,' *Nature*, 534: 263-6.

Pouillon, L., A. Lamoureux, G. Pineton de Chambrun, L. Vuitton, B. Pariente, C. Zallot, G. Dufour, M. Fumery, C. Baumann, A. Amiot, S. Nancey, H. Rousseau, and L. Peyrin-Biroulet. 2018. 'Dose de-escalation to adalimumab 40mg every three weeks in patients with inflammatory bowel disease-A multicenter, retrospective, observational study,' *Dig Liver Dis*.

Rakoff-Nahoum, S., J. Paglino, F. Eslami-Varzaneh, S. Edberg, and R. Medzhitov. 2014. 'Recognition of commensal microflora by toll-like receptors is required for intestinal homeostasis,' *Cell*, 118: 229–41.

Rashidan, M., M. Azimirad, M. Alebouyeh, M. Ghobakhlou, H. Asadzadeh Aghdaei, and M. R. Zali. 2018. 'Detection of B. fragilis group and diversity of bft enterotoxin and antibiotic resistance markers cepA, cfiA and nim among intestinal Bacteroides fragilis strains in patients with inflammatory bowel disease,' *Anaerobe*, 50: 93-100.

Rasmussen, T., S. Fonnes, and J. Rosenberg. 2018. 'Long-Term Complications of Appendectomy: A Systematic Review,' *Scand J Surg*, 107: 189-96.

Reich, K. M., R. N. Fedorak, K. Madsen, and K. I. Kroeker. 2014. 'Vitamin D improves inflammatory bowel disease outcomes: basic science and clinical review,' *World J Gastroenterol*, 20: 4934-47.

Ren, W., Y. Liao, X. Ding, Y. Jiang, J. Yan, Y. Xia, B. Tan, Z. Lin, J. Duan, X. Jia, G. Yang, J. Deng, C. Zhu, P. R. Hardwidge, J. Li, G. Zhu, and Y. Yin. 2018. 'Slc6a13 deficiency promotes Th17 responses during intestinal bacterial infection,' *Mucosal Immunol*.

Rodriguez-Lago, I., O. Merino, O. Nantes, C. Munoz, U. Aguirre, and J. L. Cabriada. 2016. 'Previous exposure to biologics and C-reactive protein are associated with the response to tacrolimus in inflammatory bowel disease,' *Rev Esp Enferm Dig*, 108: 550-7.

Rouiller-Braunschweig, C., N. Fournier, V. Pittet, J. Dudler, and P. Michetti. 2017. 'Efficacy, Safety and Mucosal Healing of Methotrexate in a Large Longitudinal Cohort of Inflammatory Bowel Disease Patients,' *Digestion*, 96: 220-27.

Schiering, C., T. Krausgruber, A. Chomka, A. Frohlich, K. Adelmann, E. A. Wohlfert, J. Pott, T. Griseri, J. Bollrath, A. N. Hegazy, O. J. Harrison, B. M. J. Owens, M. Lohning, Y. Belkaid, P. G. Fallon, and F. Powrie. 2014. 'The alarmin IL-33 promotes regulatory T-cell function in the intestine,' *Nature*, 513: 564-68.

Seo, D. H., X. Che, M. S. Kwak, S. Kim, J. H. Kim, H. W. Ma, D. H. Kim, T. I. Kim, W. H. Kim, S. W. Kim, and J. H. Cheon. 2017. 'Interleukin-33 regulates intestinal inflammation by modulating macrophages in inflammatory bowel disease,' *Sci Rep*, 7: 851.

Shibuya, K., S. Homma, T. Yoshida, Y. Ohno, N. Ichikawa, H. Kawamura, T. Imamoto, Y. Matsuno, and A. Taketomi. 2018. 'Carcinoma in the residual rectum of a long-standing Crohn's disease patient following subtotal colectomy: A case report,' *Mol Clin Oncol*, 9: 50-53.

Shibuya, T., K. Haga, M. Kamei, K. Okahara, S. Ito, M. Takahashi, O. Nomura, T. Murakami, M. Makino, T. Kodani, D. Ishikawa, N. Sakamoto, T. Osada, T. Ogihara, S. Watanabe, and A. Nagahara. 2018. 'Successful remission of ulcerative colitis flare-up during pregnancy with adsorptive granulomonocytapheresis plus tacrolimus,' *Intest Res*, 16: 484-88.

Shimoda, M., K. Horiuchi, A. Sasaki, T. Tsukamoto, K. Okabayashi, H. Hasegawa, Y. Kitagawa, and Y. Okada. 2016. 'Epithelial Cell-Derived a Disintegrin and Metalloproteinase-17 Confers Resistance to Colonic Inflammation through EGFR Activation,' *EBioMedicine*, 5: 114-24.

Singh, V., B. S. Yeoh, B. Chassaing, B. Zhang, P. Saha, X. Xiao, D. Awasthi, R. Shashidharamurthy, M. Dikshit, A. Gewirtz, and M. Vijay-Kumar. 2016. 'Microbiota-inducible Innate Immune, Siderophore Binding Protein Lipocalin 2 is Critical for Intestinal Homeostasis,' *Cell Mol Gastroenterol Hepatol*, 2: 482-98 e6.

Siva, S., D. T. Rubin, G. Gulotta, K. Wroblewski, and J. Pekow. 2017. 'Zinc Deficiency is Associated with Poor Clinical Outcomes in Patients with Inflammatory Bowel Disease,' *Inflammatory Bowel Diseases*, 23: 152-57.

Smith, M. R., and S. C. Cooper. 2014. 'Mycophenolate mofetil therapy in the management of inflammatory bowel disease--a retrospective case series and review,' *J Crohns Colitis*, 8: 890-7.

Spencer, E., E. Norris, C. Williams, and M. C. Dubinsky. 2019. 'The Impact of Thiopurine Metabolite Monitoring on the Durability of Thiopurine Monotherapy in Pediatric IBD,' *Inflamm Bowel Dis*, 25: 142-49.

Stoner, P. L., A. Kamel, F. Ayoub, S. Tan, A. Iqbal, S. C. Glover, and E. M. Zimmermann. 2018. 'Perioperative Care of Patients with Inflammatory Bowel Disease: Focus on Nutritional Support,' *Gastroenterol Res Pract*, 2018: 7890161.

Suarez Ferrer, C., Y. Gonzalez-Lama, I. Gonzalez-Partida, M. Calvo Moya, I. Vera Mendoza, V. Matallana Royo, J. Arevalo Serrano, and L. Abreu Garcia. 2018. 'Usefulness of Thiopurine Monotherapy for Crohn's Disease in the Era of Biologics: A Long-Term Single-Center Experience,' *Dig Dis Sci*.

Suneela, D., V. Gaurav, and R. Himanshu. 2013. 'Design and development of novel azo prodrugs using various permutations and combinations of 5- and 4-aminosalicylic acids for inflammatory bowel disease: a colon-targeted approach,' *Inflamm Allergy Drug Targets*, 12: 328-40.

Suskind, D. L., G. Wahbeh, S. A. Cohen, C. J. Damman, J. Klein, K. Braly, M. Shaffer, and D. Lee. 2016. 'Patients Perceive Clinical Benefit with the Specific Carbohydrate Diet for Inflammatory Bowel Disease,' *Dig Dis Sci*, 61: 3255-60.

Tanaka, H., Takechi M., Kiyonari H., Shioi G., Tamura A., and Tsukita S. 2015. 'Intestinal deletion of Claudin-7 enhances paracellular organic solute flux and initiates colonic inflammation in mice,' *Gut*, 64: 1529-38.

Tanaka, H., Y. Yamamoto, H. Kashihara, Y. Yamazaki, K. Tani, Y. Fujiyoshi, K. Mineta, K. Takeuchi, A. Tamura, and S. Tsukita. 2016. 'Claudin-21 Has a Paracellular Channel Role at Tight Junctions,' *Mol Cell Biol*, 36: 954-64.

Turner, D., A. Levine, K. L. Kolho, R. Shaoul, and O. Ledder. 2014. 'Combination of oral antibiotics may be effective in severe pediatric ulcerative colitis: a preliminary report,' *J Crohns Colitis*, 8: 1464-70.

Ungaro, R., C. N. Bernstein, R. Gearry, A. Hviid, K. L. Kolho, M. P. Kronman, S. Shaw, H. Van Kruiningen, J. F. Colombel, and A. Atreja. 2014. 'Antibiotics associated with increased risk of new-onset Crohn's disease but not ulcerative colitis: a meta-analysis,' *Am J Gastroenterol*, 109: 1728-38.

Vancamelbeke, M., and Vermeire S. 2017. 'The intestinal barrier: a fundamental role in health and disease,' *Expert Rev Gastroenterol Hepatol*, 11: 821–34.

VanDussen, K. L., T. C. Liu, D. L. Li, F. Towfic, N. Modiano, R. Winter, T. Haritunians, K. D. Taylor, D. Dhall, S. R. Targan, R. J. Xavier, D. P. B. McGovern, and T. S. Stappenbeck. 2014. 'Genetic Variants Synthesize to Produce Paneth Cell Phenotypes That Define Subtypes of Crohn's Disease,' *Gastroenterology*, 146: 200-09.

Vindigni, S. M., Zisman T. L., Suskind D. L., and Damman C. J. 2016. 'The intestinal microbiome, barrier function, and immune system in inflammatory bowel disease: a tripartite pathophysiological circuit with implications for new therapeut,' *Therap Adv Gastroenterol*, 9: 606-25.

Wallace, K. L., L. B. Zheng, Y. Kanazawa, and D. Q. Shih. 2014. 'Immunopathology of inflammatory bowel disease,' *World J Gastroenterol*, 20: 6-21.

Wang, Z., Z. Wang, J. Wang, Y. Diao, X. Qian, and N. Zhu. 2016. 'T-bet-Expressing B Cells Are Positively Associated with Crohn's Disease Activity and Support Th1 Inflammation,' *DNA Cell Biol*, 35: 628-35.

Weisshof, R., K. El Jurdi, N. Zmeter, and D. T. Rubin. 2018. 'Emerging Therapies for Inflammatory Bowel Disease,' *Adv Ther*, 35: 1746-62.

Weng, M. T., C. C. Tung, Y. T. Chang, Y. L. Leong, Y. T. Wang, J. M. Wong, and S. C. Wei. 2018. 'Trends of Medication Usage and Associated Outcomes for Taiwanese Patients with Inflammatory Bowel Disease from 2001 to 2015,' *J Clin Med*, 7.

Wilcz-Villega, E., McClean S., and O'Sullivan M. 2014. 'Reduced E-cadherin expression is associated with abdominal pain and symptom duration in a study of alternating and diarrhea predominant IBS,' *Neurogastroenterol Motil*, 26: 316–25.

Wobke, T. K., B. L. Sorg, and D. Steinhilber. 2014. 'Vitamin D in inflammatory diseases,' *Front Physiol*, 5: 244.

Yamamoto, T., T. Shimoyama, and M. Kuriyama. 2017. 'Dietary and enteral interventions for Crohn's disease,' *Curr Opin Biotechnol*, 44: 69-73.

Yamasaki, S., Y. Sakata, H. Yoshida, S. Shirai, Y. Tanaka, R. Nakano, T. Yukimoto, N. Tsuruoka, R. Shimoda, M. Fukuda, M. Miyazono, Y. Ikeda, R. Iwakiri, K. Anzai, and K. Fujimoto. 2018. ‘Shorter Relapse-Free Period after Leukocyte Removal Therapy in Younger than Older Patients with Ulcerative Colitis,’ *Digestion*: 1-7.

Yokoyama, Y., K. Kamikozuru, and S. Nakamura. 2017. ‘Cytapheresis,’ *Nihon Rinsho*, 75: 419-25.

Zhang, C., Liu L. W., Sun W. J., Qin S. H., Qin L. Z., and Wang X. 2015. ‘Expressions of E-cadherin, p120ctn, beta-catenin and NF-kappaB in ulcerative colitis,’ *J Huazhong Univ Sci Technolog Med Sci*, 35: 368–73.

Zhang, J., S. Lv, X. Liu, B. Song, and L. Shi. 2018. ‘Umbilical Cord Mesenchymal Stem Cell Treatment for Crohn’s Disease: A Randomized Controlled Clinical Trial,’ *Gut Liver*, 12: 73-78.

Zhang, X. J., Z. W. Yuan, C. Qu, X. T. Yu, T. Huang, P. V. Chen, Z. R. Su, Y. X. Dou, J. Z. Wu, H. F. Zeng, Y. Xie, and J. N. Chen. 2018. ‘Palmatine ameliorated murine colitis by suppressing tryptophan metabolism and regulating gut microbiota,’ *Pharmacol Res*, 137: 34-46.

Zhang, X. T., L. N. Duan, L. Ding, L. Zhu, H. M. Yan, Z. D. Wang, S. Wang, X. L. Zheng, L. Dong, M. Xue, J. Liu, and H. X. Wang. 2015. ‘[Unrelated Donor Peripheral Blood Stem Cell Transplantation Combined with Umbilical Cord Mesenchymal Stem Cells in Patients with Hematologic Malignancies],’ *Zhongguo Shi Yan Xue Ye Xue Za Zhi*, 23: 1445-50.

Zhao, H., R. Yan, X. Zhou, F. Ji, and B. Zhang. 2016. ‘Hydrogen sulfide improves colonic barrier integrity in DSS-induced inflammation in Caco-2 cells and mice,’ *Int Immunopharmacol*, 39: 121-27.

Zheng, H., M. Chen, Y. Li, Y. Wang, L. Wei, Z. Liao, M. Wang, F. Ma, Q. Liao, and Z. Xie. 2017. ‘Modulation of Gut Microbiome Composition and Function in Experimental Colitis Treated with Sulfasalazine,’ *Front Microbiol*, 8: 1703.

Zhu, P., and C. Xing. 2017. ‘Hand-assisted laparoscopic restorative proctocolectomy with ileal pouch-anal anastomosis for ulcerative colitis,’ *J Minim Access Surg*, 13: 256-60.

Zhu, T., T. J. Liu, Y. Y. Shi, and Q. Zhao. 2015. ‘Vitamin D/VDR signaling pathway ameliorates 2,4,6-trinitrobenzene sulfonic acid-induced colitis by inhibiting intestinal epithelial apoptosis,’ *Int J Mol Med*, 35: 1213-8.

In: Autoimmune Disorders
Editor: Kutty Selva Nandakumar

ISBN: 978-1-53616-046-8


*Chapter 3*

# PSORIASIS: GENETIC PREDISPOSITION, PATHOGENESIS, TREATMENT AND THE ROLE OF MICROBIOME

***Ia Khmaladze, PhD[1], Susanne Fabre, PhD[1] and Kutty Selva Nandakumar, PhD, DSc[2,*]***

[1] Skin Research Institute, Oriflame Cosmetics AB, Stockholm, Sweden
[2]School of Pharmaceutical Sciences, Southern Medical University, Guangzhou, China

## ABSTRACT

Psoriasis (Ps) is a common immune-mediated disease characterized by red, scaly patches with painful phenotypes. The distribution of Ps is approximately 0.2–2% worldwide and is driven by the interactions between inherited susceptibility alleles and environmental triggers. So far, the strongest Ps susceptibility locus identified is *PSORS1* (Ps susceptibility locus 1), located within the major histocompatibility complex (MHC). Other genes, such as *IL12B*, *IL23R*, *IL23A*, *TNFAIP3*, *IL13* etc., are also strong contributors for this complex disease. Ps is associated with the DCs and T cells, in which inflammatory myeloid dendritic cells release IL-23 and IL-12 to activate Th17, Th1 and Th22 cells to produce abundant Ps-associated cytokines such as IL-17, IFN-γ, TNF-α, and IL-22. These cytokines affect keratinocyte responses to amplify Ps inflammation. Ps can be provoked or exacerbated by specific microbial pathogens such as bacteria (*S. aureus* and, *Streptococcus pyogenes*), viruses (human papillomavirus and endogenous retroviruses), and fungi (*Malassezia* and *Candida albicans*). A recent research suggests that the skin microbiome in patients with Ps is distinct from that of healthy controls. Moreover, the gut microbiome and enterotype also showed for the first time a specific "psoriasis core intestinal microbiome" that clearly differs from the one present in healthy

* Corresponding Author's E-mail: nandakumar@smu.edu.cn.

population. The treatment options for Ps symptoms fall into three major categories: *Topical* (vitamin D analogues, corticosteroids, retinoids, dithranol and coal-tar products), *phototherapy* [UVB, UVB + psoralen, UVA, UVA + psoralen (PUVA)] and *systemic* treatments (biologics alone or in combination with methotrexate or cyclosporin). Thus, understanding disease causative factors and mechanisms are important for developing future therapeutics and for optimal disease management.

**Keywords:** inflammation, microbiome, psoriasis, skin

## Abbreviations

| | |
|---|---|
| ACE | angiotensin-converting enzyme |
| AMP | antimicrobial peptide |
| BSA | body surface area |
| CCL | Chemokine (C-C motif) ligand |
| CD62E | E-selectin |
| CPP | chronic Plaque Ps |
| CRP | C-reactive protein |
| CXCL | Chemokine (C-X-C motif) ligand |
| DC | dendritic cell |
| ERR | elongated rete ridges |
| EPI | epidermis |
| GWAS | genome-wide association study |
| HBD | human β-defensin |
| HERV | human endogenous retrovirus |
| HLA | human leukocyte antigen |
| IBD | inflammatory bowel disease |
| ICAM-1 | intercellular adhesion molecule1 |
| IFN | interferon |
| IL | interleukin |
| IMQ | imiquimod |
| JAK | Janus kinase |
| LCE | late cornified envelope |
| LL37 | cathelicidin, antimicrobial peptide |
| mDC | myeloid dendritic cell |
| MF | macrophage |
| MHC | major histocompatibility complex |
| miRNA | microRNA |
| MMP | matrix metalloproteinase |
| Mo | monocyte |
| NB-UVB | narrow-band ultraviolet B |

| | |
|---|---|
| NKT cell | natural killer T cell |
| NLR | NOD-like receptor |
| PASI | psoriasis area and severity index |
| pDC | plasmacytoid dendritic cell |
| PGA | physicians global assessment |
| Ps | psoriasis |
| PsA | psoriasis arthritis |
| PSORS1 | psoriasis susceptibility 1 locus |
| PUVA | psoralen and ultraviolet A |
| RNF114 | ring finger protein 114 |
| SNP | single-nucleotide polymorphism |
| STAT | signal transducers and activators of transcription |
| Th cell | T helper cell |
| TLR | toll-like receptor |
| TNF | tumor necrosis factor |
| *TNFAIP3* | TNF Alpha Induced Protein 3 |
| TNIP1 | TNFAIP3 Interacting Protein 1 |
| TRAF | tumor necrosis factor receptor-associated factor |
| Treg cell | regulatory T cell |
| T17 cell | IL-17 secreting T cell |
| T22 cell | IL-22 secreting T cell |
| UVB | ultraviolet B |
| UVA | ultraviolet A |
| VCAM-1 | vascular cell adhesion molecule 1 |
| VDR | Vitamin D receptor |
| VEGF | vascular endothelial growth factor |
| γδ T cell | gamma delta T cell |

## Introduction to Psoriasis

Psoriasis (Ps) is a chronic, immune-mediated, skin inflammatory disease affecting up to 4% of the population in western countries (Parisi et al. 2013). Disease development is higher in American and Canadian populations compared to Africans and Asians with a prevalence of 4.6-4.7% to 0.4-0.7% respectively (Christophers 2001). Ps is a complex multifactorial condition, where different environmental triggers might initiate the disease in genetically prone individuals. Additionally, patients with Ps disease have other disorders involving musculoskeletal structures, cardiovascular system, eye and the gut (Scarpa et al. 2006; Ritchlin 2007). Certain risk actors might increase the risk of triggering the disease in individuals with genetic predisposition. Among such factors are

*Infections:* Various microorganisms such as bacteria (*Streptococcus pyogenes, Staphylococcus aureus*), fungi (Malassezia, *Candida albicans*) and viruses (papilloma viruses, retroviruses, endogenous retroviruses) are associated with triggering and/or exacerbation of Ps skin lesions (Fry and Baker 2007); *Stress:* Development and exacerbation of Ps can be influenced by emotional stress. “Stress responders” in Ps patients are considerably high ranging from 37% to 78% (Picardi and Abeni 2001); *Smoking:* Based on recent meta-analysis, smoking is identified as an independent risk factor for the development of Ps and patients with established Ps continue to smoke more than patients without Ps (Armstrong et al. 2014); *Medications:* Surprisingly, few currently used medications such as Lithium (prescribed for bipolar disorder), anti-malarial agents (AMs) and non-steroidal anti-inflammatory drugs (NSAIDs) can provoke or induce Ps symptoms (Fry and Baker 2007; Tsankov, Angelova, and Kazandjieva 2000).

## Ps Clinical Variants

Ps can manifest into two different forms viz., cutaneous and extracutaneous. *Cutaneous manifestations:* In cutaneous Ps, different patterns are recognized depending on the clinical appearances and the body part involvement. *Chronic Plaque Ps* (CPP, also called *psoriasis vulgaris*) is the most common variant of the disease affecting approximately 85-90% of Ps patients characterized by erythematous plaques with adherent silvery scale in the skin (Griffiths and Barker 2007; Gudjonsson et al. 2002). Usually the scalp, elbows, knees and lumbosacral areas are mostly involved (Ladizinski et al. 2013). Less common variants are *Guttate Ps, Pustular Ps, Inverse Ps,* and *Erythrodermic Ps* (exfoliative Ps) (Martin, Chalmers, and Telfer 1996; Naldi and Gambini 2007; Rosenbach et al. 2010). *Extracutaneous manifestations:* Among extra-cutaneous forms, *Nail Ps* and *Psoriasis arthritis (PsA)* are recognized. Nail involvement in Ps patients was observed in 80% of the cases (Brazzelli et al. 2012) affecting the nail matrix, bed, plate and the hyponychium (epithelium between the nail bed and nail plate). Psoriatic nail changes may include the following features: Pitting, subungual hyperkeratosis/dystrophy, oil spots and onycholysis (Ladizinski et al. 2013). PsA is an inflammatory disease with an additional involvement of joints. It is a sero-negative arthritis and occurs in up to 30% of CPP patients (Merola, Espinoza, and Fleischmann 2018; Patrick et al. 2018).

### Ps Histopathology

Histopathologically, Ps is characterized by thickening of epidermis represented as acanthosis due to increased proliferation of keratinocytes with elongated rete ridges

(ERR) (in humans only) protruded downward into the dermis. Incomplete maturation of epidermal keratinocytes results in abnormal retention of nuclei in the stratum corneum, denoted as parakeratosis (Figure 1) and inflammatory infiltrates in the epidermis (EPI). The dermis of the skin usually consists of DCs (dendritic cells), MFs (macrophages), neutrophils and T cells (Nestle, Kaplan, and Barker 2009). Erythema of the Ps skin lesions is due to increased dilation of elongated blood vessels in the papillary dermal region. Moreover, endothelial cells are also activated in the Ps lesions via ICAM-1 (intercellular adhesion molecule 1), VCAM-1 (vascular cell adhesion molecule 1) and E-selectin (CD62E) molecules (Lowes, Bowcock, and Krueger 2007).

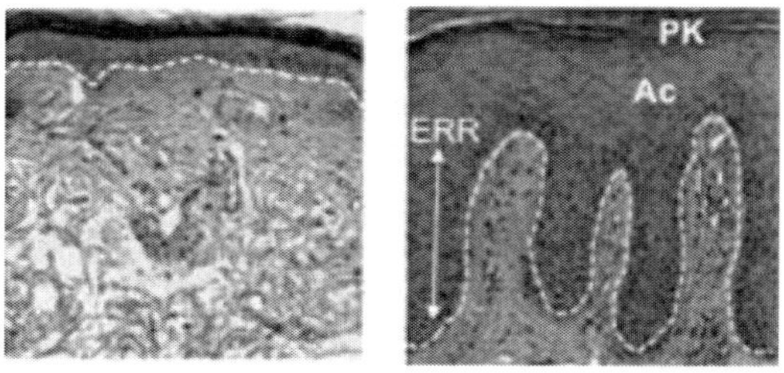


Figure 1. Histology of Ps. Normal (left) and Ps (right) human skin. PK (parakeratosis), Ac (acanthosis), ERR (elongated rete ridges). Dashed line indicates the border between epidermis and the dermis.

## Genes with Mutations Associated with Ps

Ps is a complex disease where an altered expression of more than 1,300 genes in psoriatic lesions have been described and discussed (Alshobaili et al. 2010). The genetic basis of Ps is supported by population based epidemiological studies, HLA association studies, genome-wide linkage analysis, candidate gene studies within and outside the major histocompatibility complex and meta-analysis studies. In this section, we describe genes with mutations conferring increased susceptibility to Ps (Figure 2).

Classic genome wide linkage analysis has mapped PSORS1 (Ps susceptibility 1) locus as a major genetic determinant (Trembath et al. 1997). PSORS1 is located on chromosome 6 in the MHC region spanning within the class I telomeric part of HLA -B locus. It accounts for up to 50% of the inheritability of Ps (Capon et al. 2002). Research also suggested that the HLA-C gene hypermethylation is an epigenetic marker in Ps HLA-Cw6 locus, an associated variant of HLA-C, as the susceptibility allele within PSOPS1 region. In a Swedish study, polymorphisms in the SEEK1 *(PSORS1C1)* and SPR1 genes on 6p21.3 were reported to be associated with Ps in the Swedish population (Holm et al. 2003), but a Chinese report suggested that the *PSORS1C1* gene might not play an important role in the causation of chronic plaque Ps in Chinese people (Chang et al. 2005). Variants in MHC, LCE and IL12B have epistatic effects on Ps risk in Chinese population. The risk increased 26-fold in individuals with risk alleles present in both the

*MHC* and *LCE* loci as compared with those without having these risk alleles, and an individual carrying risk alleles of *MHC* and *IL12B* has around 36-fold higher risk of Ps than those with protective alleles (Zheng et al. 2011). Hence, identifying susceptibility genes for different subtypes of Ps in each ethnic group could facilitate research on personalized drug development.

One of the most robust genetic findings is the association of variants in the *IL12B* gene with Ps and PsA. Interleukin 12 (IL-12) is a key player in disease models of autoimmunity. Studies conferred increased risk of Ps with IL-12B (rs3212227) and IL-23R (rs2201841) polymorphisms in a South Indian Tamil cohort (Indhumathi et al. 2016). Moreover, genetic variations at *IL12B*, *IL23R* and *IL23A* have an influence not only on the risk for Ps but also on the disease severity and development of type 2 diabetes mellitus, T2D (Eiris et al. 2014). A meta-analysis study showed that the IL-23 R (rs11209026 and rs7530511) polymorphisms are associated with Ps risk and the IL-12B (rs6887695 and rs3212227) polymorphisms are associated with susceptibility to Ps disease in Europeans (Lee and Song 2013).

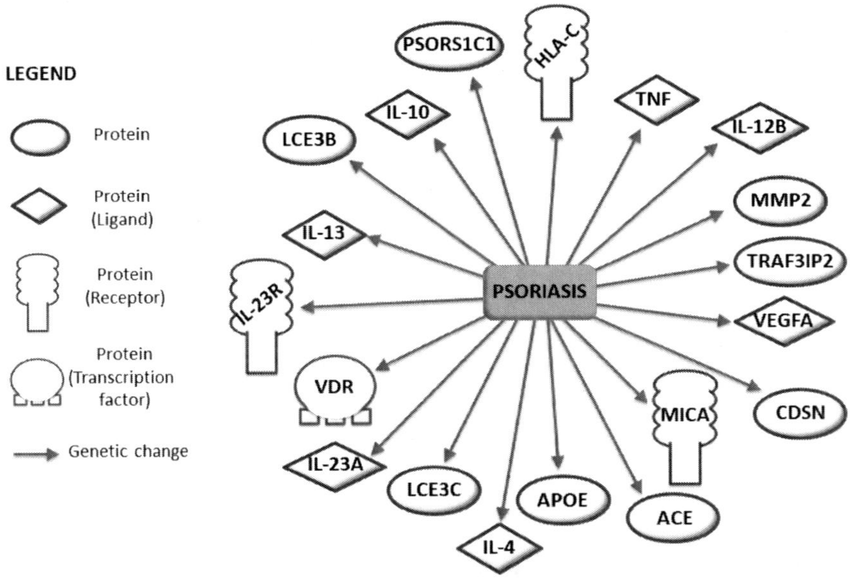


Figure 2. Genes with mutations associated with Ps (ref: Pathway studio-curated pathways).

An *IL-13* promoter single nucleotide polymorphism (SNP) was also associated with Ps. An increase in IFN-γexpression in Ps patients was reported to be linked to polymorphisms in the IL-4 and IL-13 genes, resulting in the hypo-functionality of these IFN-γ–inhibiting cytokines (Elder 2009). Another risk factor for Ps is the polymorphisms in *TNF-α* and *IL-10* gene promoters and their correlation with disease severity (Karam, Zidan, and Khater 2014). Earlier, it was shown that the patients with age-of-onset of less than 40 were 4-fold more likely to have a Ps family background if they carried IL-10.G13 allele, suggesting the IL-10 locus contribution to the hereditability of Ps susceptibility (Asadullah et al. 2001).

Another interesting study emphasized the central role of TNFα in the pathogenesis of Ps. A strong association of TNFα -308 G/A polymorphism was found in Ps cases. The A allele of the TNFα -308 G/A polymorphism occurs rarely in the Indian population, however there is an over representation of this allele in Ps patients from India. Thus, TNFα genotyping may be helpful in identifying subjects in whom anti-TNFα therapeutic strategies may be tried (Moorchung et al. 2015).

The pathogenesis of Ps and PsA may be caused by *TRAF3IP2* (the gene encoding Act1) gene mutations that result in the deregulation of immune system (Doyle et al. 2012). A polymorphism in TRAF3IP2 confers increased risk of both diseases presumably secondary to dysregulation of downstream signaling pathways from the IL-17 receptor (Huffmeier et al. 2010). The critical role of IL-17 in Ps was highlighted in genome wide association study (GWAS) linking IL-23R and Act1 polymorphisms to Ps, which regulates IL-17 production and IL-17-mediated signaling respectively. This study confirmed the link between genetic variation of the Act1 gene to Ps susceptibility (Zhu and Qian 2012; Isono, Fujita-Sato, and Ito 2014).

VEGF (vascular endothelial growth factor) was proposed to be a key factor in the link between inflammation and angiogenesis Ps (Simonetti et al. 2006). A meta-analysis study suggested that the VEGF +405 C/G polymorphism in Asians, and, -460 C/T and -1154 A/G polymorphisms in Europeans conferred susceptibility to Ps (Lee and Song 2015). Though the hypothesis of SNPs at +405C>G, −460C>T, and −1154G>A of the *VEGF* gene may serve as biological markers of Ps was supported by the meta-analysis, the contribution of genetic polymorphisms in the VEGF gene to Ps risk is still controversial (Qi et al. 2014). In another comprehensive study, there was lack of evidence for the association of VEGF polymorphisms in Swedish Ps patients (Carlstrom et al. 2012). Interestingly, in northern polish population, significant increase in the serum levels of VEGF in Ps patients was observed compared to healthy controls, which has significantly correlated with PASI scores. Moreover, these patients had GC genotype, C allele at the locus +405 and TT genotype at the locus −460 more frequently. These results strongly support the role of VEGF gene polymorphism in the pathogenesis of Ps in certain populations. Thus, VEGF, and its receptor flt-1, and KDR might provide attractive targets for the development of future Ps therapeutics (Young et al. 2004). Based on these observations, exploring the interactions among multiple genotypes and environmental exposures will be useful to identify the role and mechanisms of pro-angiogenic markers in Ps.

ACE (angiotensin-converting enzyme) is another interesting gene associated with the development of Ps. A Chinese study suggested that the *ACE* II genotype and I allele might confer susceptibility to Ps in a Chinese population (Yang et al. 2014). Interesting results were obtained from a different study, where the I/I genotype was associated with risk for Ps, whereas the I/D genotype may even decrease the risk of Ps in Asian but not in Caucasian populations (Liu, Han, and Lu 2013). An earlier study suggested that the presence of the I allele may confer susceptibility to development of Ps among ethinic Chinese Taiwanese individuals (Chang et al. 2007). Most recently, it was shown that the serum levels of ACE, IL-8 and IL-6 were significantly higher in Ps patients compared to healthy subjects (73 Ps patients and 47 healthy controls). Also, D allele was significantly over-represented in patients compared to controls. Thus, *ACE* gene polymorphism might confer development to Ps.

*IL-4* −590*C and IL-2 −330*G alleles were shown to be significantly increased in Ps patients, especially in the late-onset group, compared to the controls. The combined effect of IL-2 −330*G and IL-4 −590*C showed that the positive combination of IL-2 −330*G and IL-4 −590*C alleles were more significantly associated with the late-onset group of Ps patients than the controls. These results suggest that the genetic polymorphisms of IL-2 and IL-4 genes could be a contributing factor to Ps susceptibility in Korean population, especially in the late-onset Ps group (Kim et al. 2007).

Deletion of the late cornified envelope *LCE3C_LCE3B* genes is also a susceptible factor for Ps. A meta-analysis study demonstrates a significant association between Ps and the *LCE3C_LCE3B*-del polymorphism in Europeans and Asians, but no such association was found in patients with Ps arthritis (Song, Kim, and Lee 2013). In total, 970 patients with Ps and 1064 healthy controls were recruited in this study to determine the frequency of *LCE3C_LCE3B* deletion. These findings indicate that the *LCE3C_LCE3B- del* is an important risk factor in the pathogenesis of Ps on its own because the *LCE3C_LCE3B- del* did not show any epistatic effect with the *HLA- Cw6* allele on susceptibility to Ps in the northern Chinese population (Xu, Li, et al. 2011). Researchers also suggested that the homozygosity for a common LCE3C_LCE3B deletion contributes to the risk of developing chronic plaque type Ps, but without Ps arthritis. This work confirmed previous reports that have described an association of this marker with only skin manifestations, and supported the concept of different genetic risk factors contributing to skin and joint disease phenotypes (Coto et al. 2010).

In a GWAS study, 2269 SNPs in the eight known susceptibility loci (IL23R, IL13, IL12B, TNIP1, MHC, TNFAIP3, IL23A and RNF114) for 2699 Ps cases and 2107 unaffected controls of European ancestry were genotyped and fine-mapped (Das et al. 2015). Among them, association with five SNPs within the *IL23R, IL23A,* and IL12B genes were later confined to severe Ps phenotype (Nikamo, Lysell, and Stahle 2015). In northern Spanish population, genetic variation at *IL12B*, *IL23R* and *IL23A* had an influence not only on the risk for Ps but also with the disease severity and the development of T2D (Eiris et al. 2014). Using animal models, it was confirmed that IL-23 from Langerhans cells is required for the development of imiquimod-induced Ps-like dermatitis by induction of IL-17A-producing γδ T cells (Yoshiki et al. 2014). In another Ps mouse model, Ps-like skin lesions were found to be dependent on IL-23 but the disease developed in the absence of IL-22 (Takaishi et al. 2014). Sequence variants in the genes for the IL23R and its ligand IL12B confer protection against Ps (Capon et al. 2007) and interestingly the anti/IL-12/23p40 antibody therapy has successfully ameliorated the disease in human skin (Krueger et al. 2007).

Vitamin D has important immunomodulatory effects on Ps. *VDR* (Vitamin D receptor) promoter A-1012G polymorphism is associated with Ps risk, which suggests that this polymorphism may modulate Ps risk by affecting *VDR* expression (Richetta et al. 2014). VDR polymorphisms were also associated with Ps in northeastern Han Chinese population (Zhou, Xu, and Li 2014). Meta-analysis showed that ApaI, TaqI polymorphisms in VDR gene correlated with Ps in Caucasians (Liu, Zhang, and Zeng 2013).

Furthermore, regulation of gene-expression can be controlled by microRNAs (miRNAs) via interfering with key inflammatory checkpoints (Sonkoly et al. 2007). It was shown that a distinct miRNA expression profile exists in Ps skin compared to healthy skin. For example, miR-203, miR-125b, miR-424 and miR-99a regulate keratinocyte proliferation and differentiation, whereas miR-21 is up regulated in Ps skin and involved in the suppression of T cell apoptosis (Sonkoly et al. 2007; Xu, Brodin, et al. 2011). Suppression of miR-31 (a miRNA over-expressed in Ps keratinocytes) in Ps skin alleviated inflammation by interfering with the cross talk between the keratinocytes and immune cells (Xu et al. 2013).

## IMMUNOPATHOLOGY OF PS

### Cytokine Network in Non-Immune and Innate Immune Cells

It is well documented that non-immune cells together with innate and adaptive immunity play a functional role in Ps pathology and in their interactions with keratinocytes.

*Keratinocytes* have a key function in balancing skin homeostasis. They serve as sentinels of the skin and protect our body against the invading pathogens. Keratinocyte activation via TLR/NLR leads to predominant Th1-type immune responses leading to the secretion of type I interferons (IFNs) (Miller and Modlin 2007). Keratinocytes may have anti-microbial activity by producing anti-microbial peptides (AMPs) like, psoriasin (S100A7), HBD-s (human β-defensin-2 and human β-defensin-3) and LL-37 (Cathelicidin) (Buchau and Gallo 2007; Nestle et al. 2009). Keratinocytes can secrete pro-inflammatory cytokines and chemokines such as IL-1, IL-6, CXCL8, CXCL10 and CCL20 in response to different cytokine stimulations produced by innate and adaptive cells in addition to secreted anti-microbial peptides, which form chemotactic gradients to attract immune cells into the skin tissue (Nestle et al. 2009). Psoriatic keratinocytes can also secrete IL-17C, a member of IL-17 cytokine family. It has been shown that IL-17C can stimulate β-defensin 2 and granulocyte colony stimulating factor (Martin et al. 2013; Ramirez-Carrozzi et al. 2011) and aggravate psoriasiform skin inflammation (Johnston et al. 2013).

*Monocytes/macrophages* (Mo/MF) are divided into three major groups based on their functional properties: M1, M2 and wound–healing macrophages (Mosser and Edwards 2008). M1 macrophages play an important role in both acute and chronic inflammation of the skin (Wang et al. 2006; Stratis et al. 2006; Khmaladze et al. 2014). Psoriatic skin contains a large number of MF-secreting pro-inflammatory cytokines such as IL-6, IL-12 and IL-23 (Yawalkar et al. 2009; Sabat et al. 2007). Also, MF is the major source of TNF-α, which is involved in the activation of IL-17A driven inflammatory pathways and consequently triggering Ps/PsA like-inflammation in mice (Khmaladze et al. 2014).

*Neutrophils and mast cells* play an important role in Ps. Anti-Ly6G treatment had suppressing effect on both skin and joint lesions (Khmaladze et al. 2014). Neutrophils together with mast cells are normally found in the infiltrations of Ps plaques, where mast cells and neutrophils but not the T cells are the main source for IL-17 secretion in the human skin. IL-17$^+$ mast cells and neutrophils are found at higher densities than IL-17$^+$ T cells in Ps lesions (Lin et al. 2011). But it is still debatable whether positive staining for IL-17 in these cell types is due to its secretion or uptake.

*Dendritic cells* (DC) are another sentinels of the immune system that bridge innate and adaptive immunity. They are normally found in both the layers of the skin: LCs (Langerhans cells) in the epidermis and, myeloid DC (mDC) and plasmacytoid DC (pDC) in the dermis (Zaba, Krueger, and Lowes 2009). In the dermis, an increased number of CD11c+ mDCs were found that are secreting pro-inflammatory IL-12 and IL-23 cytokines. These mDCs might be the immigrant cells derived from circulating DC precursors that are migrated and trapped in the skin in response to chemo-attraction (Zaba, Krueger, and Lowes 2009) induced by AMPs and chemokines produced by keratinocytes (Nestle et al. 2009). pDC cell numbers are also significantly increased in Ps skin. They are mainly activated via toll-like receptor (TLR) signaling. pDC produces high levels of IFN-α in response to self-DNA-LL37 complexes targeting TLR9, or self- RNA-LL37 complexes recognizing TLR7 and TLR8. Self-DNA/RNA fragments itself are released by the dying cells in the skin (Lande et al. 2007; Ganguly et al. 2009).

*γδ T cells* have important role in skin inflammation. They provide protection towards skin invading agents through production of IFNγ and IL-17. Mouse IL-17-producing γδ T cells were shown to be important in imiquimod (IMQ)-induced Ps and mannan-induced Ps/PsA models (Khmaladze et al. 2014; Cai et al. 2011). In IMQ-model, opposing effects of IL-15 and IL-15Rα were shown in the psoriasiform skin inflammation, where IL-15 was responsible for the expansion of IL-17-producing γδ (and αβ) T cell populations and inhibited by keratinocyte-derived soluble IL-15 receptor antagonist (Bouchaud et al. 2013). In addition, CCR6 was required for the epidermal trafficking of γδ-T cells in the

IL-23-induced model of psoriasiform dermatitis (Mabuchi et al. 2013). Recent investigations show that IL-23 from Langerhans cells was necessary for the development of IMQ-induced Ps-like dermatitis by induction of IL-17A-producing γδ T Cells (Yoshiki et al. 2014). In initial inflammatory phase of mannan induced PsA, macrophages, γδ-T cells, group 3 innate lymphoid cells (ILC3) and, the secreted IL-17A are the major players in the pathogenic process (Khmaladze et al. 2014; Zhong et al. 2018). A central role of *IL-17A* in Ps pathogenesis is confirmed by IL-17A specific targeting therapy (secukinumab), which has been approved in Ps treatment (Wasilewska et al. 2016).

## Cytokine Network in Adaptive Immune Cells

T cells are considered to be the major mediators of Ps based on previous studies, which demonstrated lymphocyte inhibition and T cell–specific immunosuppressive (cyclosporin) treatments leading to clinical improvement of the disease (Gottlieb, Heftler, et al. 1995; Gottlieb, Gilleaudeau, et al. 1995; Ellis et al. 1986). Ps can be induced by Th1, NK cells, ILC3, even keratinocytes, but another cytokine was discovered to be crucial for disease development. This cytokine has a p19 protein paired to IL-12 p40 subunit (p40 is a shared subunit between IL-12 and IL-23 cytokines) and forms a new cytokine called IL-23. In the Ps skin, levels of IL-23 p19 and p40 subunits but not IL-12 p35 subunit are increased (Lee et al. 2004). Myeloid DCs and most likely keratinocytes are rich source of IL-23 in Ps disease (Tonel et al. 2010; Piskin et al. 2006) (Ramnath et al. 2015). Depending on the cytokine milieu, T cells can be profiled differently. *IL-23* was shown to activate T cells that expressed different cytokine profiles such as IL-17A and IL-17F termed as Th17 cells and IL-22 expressing T cell subsets called Th22. Both Th17 and Th22 cells are influenced by the cytokine IL-23, which is required for their expansion and maintenance and, as such designated as mediator of Ps pathogenesis (Volpe et al. 2008). Thus IL-23-mediated Ps-like inflammation in the skin is IL-17A dependent (Rizzo et al. 2011), where IL-17A and other Th17 effector cytokines can lead to keratinocyte activation and further production of inflammatory mediators, all of which help in maintaining the Ps lesions. The essential role of IL-23 in Ps is confirmed by the effective biological treatment targeting the common p40 subunit of IL-23 and IL-12 (ustekinumab) or IL-23-specific p19 subunit (tildrakizumab, guselkumab and risankizumab) (Girolomoni et al. 2017; Savage et al. 2015).

There are different models of Ps available to understand disease immune mechanisms. *IL-22* belongs to the IL10 family of cytokines and binds to chains of IL10R and IL22RA1, which are expressed mainly on non-immune cells such as keratinocytes (Sabat, Ouyang, and Wolk 2014; Zenewicz and Flavell 2011) and is secreted by Th17, Th22, NKT and γδ T cells (Zenewicz and Flavell 2011). IL-22 acts via JAK1/3/STAT3 axis and regulates the expression of AMPs and MMPs (Sestito et al. 2011; Wolk et al.

2006). Interestingly, targeting JAK/STAT axis in Ps was shown to be therapeutically efficient (Welsch et al. 2017). IL-22 over-expressing transgenic mouse has aberrant skin phenotypes mimicking Ps (Wolk et al. 2009). It was shown that in the absence of IL-22 and IL-23, dermal inflammation is reduced significantly (Zheng et al. 2007). Recently it was also shown in the IMQ-induced psoriasiform skin inflammation model, skin pathology was almost absent after daily applications of imiquimod in the IL-22-deficient mice and also in the mice treated with blocking anti-IL-22 Abs (Van Belle et al. 2012).

A novel type of Th cells, designated as Th9, was identified recently but little information is available about these cells in humans. Recently, Schlapbach et al., showed that most of the memory Th9 cells are skin-tropic or skin-resident. IL-9-producing T cells were increased in the skin lesions of Ps, suggesting that these cells may contribute to human inflammatory skin disease. They also demonstrated that IL-9 is necessary for efficient production of IFN-γ, IL-9, IL-13 and IL-17 by skin-tropic T cells. Authors suggest that human Th9 cells may have protective function in the skin, but anomalous activation of these cells may contribute to skin inflammatory diseases (Schlapbach et al. 2014).

## Ps Diagnosis and Novel Treatment Options

### *Diagnosis*

The diagnosis of Ps is mainly based on physical examination involving the following criteria: a) Skin examination/inspection, determination of disease-involved sites and nail involvement, which is more common in PsA 2) A history of previous Ps or a family history of Ps. 3) Skin punch biopsy, which is a simple and effective way to confirm the diagnosis (Ladizinski et al. 2013).

Ps severity can be categorized according to the Ps area and severity index (PASI), body surface area (BSA) or the physicians global assessment (PGA) (Ladizinski et al. 2013). PASI measures the sum of both the severity of Ps plaque signs (erythema, thickness/induration and desquamation) and the percentage involvement of each body region (the head and neck, the upper limbs, the trunk and the lower limbs) to the final PASI scores ranging from 0 to 72 (Bozek and Reich 2017). BSA, the most commonly used method to estimate the Ps lesions is the "rule of nines", which is defined as 9% coverage for the head and neck, 9% for each arm, 9% for the anterior and posterior legs, and 9% for each of 4 trunk quadrants, leaving 1% for the genitalia (Ramsay and Lawrence 1991). The BSA can also be estimated by the number of a patient's hand areas affected, on the assumption that one "handprint" reflects approximately 1% of BSA (Spuls and Nast 2010). PGA is an average assessment of all psoriatic lesions, based on erythema, scale and duration of the disease. It neither quantifies body surface area nor evaluates individual lesion locations. PGA is a 5, 6 or 7 points ordinal rating ranging from "clear" to "very severe" Ps (Ramsay and Lawrence 1991; Robinson, Kardos, and Kimball 2012).

*Treatment*

There is no cure for Ps disease and all the available treatment options are aimed only to control the severity of the disease. These treatments are divided into different categories: Topical treatment agents (lotion, gel, cream and ointment) are mainly used when Ps affected body surface area is less than 10%. This first line of medication can possibly be used as a monotherapy or in combination with other treatment options such as phototherapy and systemic medication (Menter et al. 2010; Menter et al. 2009). Topical steroids are effective for patients with mild Ps to control symptoms (Kamili and Menter 2009). Calcipotriol, a vitamin D3 analogue, is a first-line topical agent for the treatment of plaque Ps and moderately severe scalp Ps. It reduces the disease symptoms by modulating keratinocyte proliferation and differentiation, and by inhibiting T lymphocyte activity. Vitamin D3 analogues are commonly used as monotherapy or, more often, as combination therapy. Intralesional steroid injection is used to deliver the medications into skin lesions, to provide prolonged therapy and thereby minimizing the adverse effects of systemic therapy (Ladizinski et al. 2013). *Phototherapy* is usually used for both extensive and moderate Ps diseases. It consists of ultraviolet B (UVB) radiations, where NB-UVB (Narrow-Band UVB) may provide a faster rate of remission. Also, ultraviolet A (UVA), which penetrates deeper into the skin and is mostly combined with the drug Psoralen (acting as a photosensitizer and increases the local effect of UVA-treatment), so called PUVA treatment is also available as a treatment option (Ladizinski et al. 2013). Current developments in phototherapy for Ps is based on dual-action mechanisms of UV phototherapy: apoptosis and immune suppression (Morita 2018). Patients with moderate to severe Ps, when more than 10% of body surface area is affected, and/or non-responders to topical/phototherapy are subjected to systemic treatment with methotrexate (inhibitor of folate biosynthesis), acitretin (synthetic retinoid) or cyclosporin (calcineurin inhibitor), or in combination with biologics including anti–tumor necrosis factor (anti-TNF) therapies, such as adalimumab (a full monoclonal antibody), etanercept and infliximab. Secukinumab, a recombinant, high affinity, fully human monoclonal antibody that selectively neutralizes interleukin-17A was shown to have high efficacy and safety in two randomized, phase 3 trials in patients with moderate-to-severe plaque Ps (Langley et al. 2014). Another human monoclonal antibody Brodalumab, against interleukin-17 receptor A (IL17RA), was tested in a phase 2, randomized, double-blind, placebo-controlled study and showed significant improvement among patients with PsA (Mease et al. 2014).

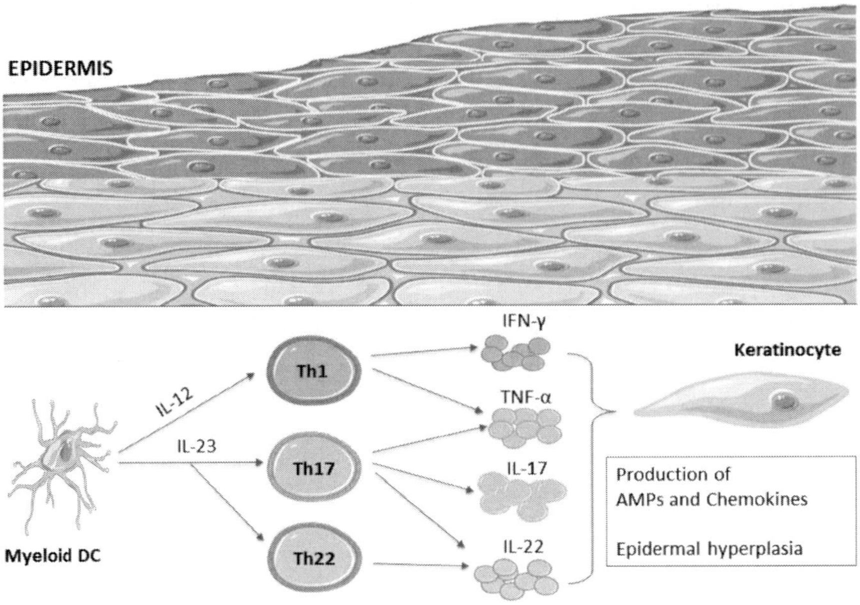


Figure 3. Simplified model of Ps. Myeloid dendritic cells (DCs) produce cytokines such as IL-12 and IL-23, which in turn activate Th1, Th17 and Th22 inducing IFN-γ, TNF-α, IL-17 and IL-22 cytokines. These pro-inflammatory cytokines cooperate to promote anti-microbial peptides (AMPs), chemokine production and epidermal hyperplasia by keratinocytes.

## Microbiome and Ps

The human gut and skin microbiome are part of our inner and outer endothelial barriers, where microbiota (comprised of various types of bacteria, viruses and fungi) imbalances have been linked to different types of dermatological diseases including Ps. However, until now we are having only a limited knowledge in understanding the role of host-microbiome interactions in the disease pathogenesis.

Studies show that both the gut and the skin diseases share common pro-inflammatory cytokine pathways, such as Th17 axis (Eppinga et al. 2014; Verstockt et al. 2017). In inflammatory bowel disease (IBD), some patients are carrying Ps phenotype as well (Eppinga et al. 2014; Huang, Chandra, and Shih 2012; Takeshita et al. 2017). Interestingly, the pattern of dysbiosis described in IBD patients has also been described in Ps patients with and without IBD (Scher et al. 2015). Dysbiosis was presented by depletion of symbiont bacteria, including *Bifidobacteria*, *Lactobacilli*, and *Faecalibacterium prausnitzii* and colonization of pathogens such as *Salmonella, Escherichia coli, Helicobacter, Campylobacter, Mycobacterium*, and *Alcaligenes.* Ps patients also have significantly lower number of *F. prausnitzii* – a most common beneficial microbe producing butyrate, which was shown to be essential for the maintenance of Th17/Treg balance and significant anti-inflammatory effects in experimental colorectal colitis (Sokol et al. 2008; Lopez-Siles et al. 2012; Eppinga et al. 2016; Zhou et al. 2018). Although blood bacterial cultures are negative in patients with Ps, it was hypothesized that the presence of bacterial DNA in the blood might act as a molecular trigger in disease outbreaks and possibly induce a systemic inflammatory response in these patients (Ramirez-Bosca et al. 2015). A recent study mapped gut microbial profile of 52 Ps patients by 16s rRNA massive sequencing, where gut microbiome and enterotype were shown for the first time to be a specific "psoriasis core intestinal microbiome" that clearly differs from the healthy population (Codoner et al. 2018). Another study analyzed the microbiota profiles in Ps using a 16S rDNA sequencing platform and found that the abundance of *Akkermansia muciniphila* bacterial species, which is proposed to be an indicator of health status, was significantly reduced in patients with Ps (Tan et al. 2018). Moreover, the microbiota of severe Ps patients differed from patients with more mild form of Ps and the healthy controls. The *veillonella* in fecal microbiota showed a positive relationship with h-CRP in blood. This study has not only confirmed previous observations but also proved that Ps patients have a significant level of disturbed microbiota profiles (Huang et al. 2018).

Studies have also shown that Ps can be provoked or exacerbated not only by gut microflora but also by specific *skin pathogens* such as *bacteria* (*Staphylococcus aureus* and *Streptococcus pyogenes*), viruses (human papillomavirus and endogenous retroviruses), and fungi (*Malassezia* and *Candida albicans*) (Fry and Baker 2007). Specific skin pathogens such as *Corynebacterium*, *Propionibacterium*, *Staphylococcus*, and *Streptococcus* were significantly increased in psoriasis plaques (Alekseyenko et al. 2013; Gao et al. 2008). Another study has shown that *Actinobacteria* and *Propionibacterium* were significantly under-represented in the Ps skin lesions. Liew *et al.* found that *Firmicutes* were significantly over-represented in psoriasis lesions compared to uninvolved skin in patients and healthy controls (Chang et al. 2018). Diversity in microbiome is hypothesized to be skin health indicator, however, interestingly a recent study revealed that Ps-associated microbiota displayed higher diversity and heterogeneity compared to healthy skin bacterial communities. Enrichment of *Staphylococcus aureus* was strongly associated with both lesional and non-lesional Ps skin. In contrast, *Staphylococcus epidermidis* and *Propionibacterium acnes* were under-represented in Ps lesions compared to healthy skin (Chang et al. 2018). It was also shown that certain Ps treatments can influence skin micro-flora substantially. Recently, the skin microbiome of patients with chronic plaque type Ps was analyzed both before and after the treatment with narrowband ultraviolet B (UVB). Lesional skin microbiome diversity has correlated well with Ps severity, especially with a significantly lower abundance of the *phylum Firmicutes* and the genus *Staphylococcus* in lesional skin compared with non-lesional skin, before the UVB treatment. Treatment responders had significantly lower abundance of the phyla Firmicutes in lesional and non-lesional skin apart from low level of the genera *Staphylococcus, Finegoldia, Anaerococcus, Peptoniphilus, Gardnerella,*

*Prevotella* and *Clostridium* in lesional skin after UVB treatment. *Pseudomonas* species has significantly decreased in lesional and non-lesional skin of treatment responders. Overall, these results suggest that skin microbiome alterations after UVB treatment could be related to treatment and its consequences (Assarsson et al. 2018).

*Fungal* colonization is implicated in the pathogenesis of Ps, but its prevalence remains uncertain. Similarly, human endogenous retrovirus (HERV) is believed to be implicated in autoimmune diseases, however the extent of its involvement has remained unclear. There is no published study describing the genome-wide expression pattern of HERVs and repetitive elements in the context of Ps, except a recent study, in which total RNA sequencing data from skin samples of 12 Ps patients and 12 healthy controls were analyzed to describe the entire transcriptional landscape of repetitive elements. High levels of repetitive element expression in the skin of Ps patients as well as healthy controls was noted, however the majority of differentially expressed elements were reported to be down regulated in lesional and non-lesional skin, suggesting active HERV suppression in the pro-inflammatory environment of Ps skin (Lattekivi et al. 2018). An evidence of HERV pro-inflammatory potential comes from the investigation of HERV-K (HML2) group expression in Ps, where wild type and mutated HML2 dUTPases (metallo-enzymes that hydrolyzes dUTP preventing its incorporation into the viral DNA) were shown to interact *ex vivo* with TLR2 (Ariza and Williams 2011). Such interactions stimulated the expression of NF-κB, which in turn induced Th1 and Th17 cytokine production in DCs and Langerhans-like cells as well as, even if it is at lower levels, in keratinocytes (Ariza and Williams 2011). Takemoto *et al.* have shown that *Malassezia* was the most abundant fungus in both ps and healthy patient groups. However, the level of *Malassezia* colonization in Ps patients was lower than in healthy controls. In general, the fungal microbiome of the Ps group was more diverse in comparison with the healthy controls (Takemoto et al. 2015). Mycological analysis of skin samples in patients of the clinical group with plaque Ps and Ps inversa shows that a statistically significant difference as well as correlation between the results of isolated specimens of *Candida* species from the skin of intertriginous areas and Ps lesions, the clinical form of Ps, and the PASI score (Ovcina-Kurtovic et al. 2016). A recent systematic review and meta-analysis study using 1038 subjects with Ps and 669 controls showed that *Candida* species detection rate for Ps patients was significantly higher than controls, especially in the oral mucosa milieu. These results suggest that Ps may be one of the systemic diseases that predispose to oral *Candida* spp. carriage and infection (Pietrzak et al. 2018).

Although the field of the Ps microbiome is relatively new, studies reveal that the psoriatic microbiome is distinct from that of healthy controls. However, more studies are required to establish an association between gut, cutaneous microbiome and their influences on Ps.

## Conclusion

We demonstrated an immune complexity of Ps disease, driven by interactions between inherited susceptibility alleles and environmental triggers. We have highlighted Ps susceptibility genes, associated inflammatory pathways and novel treatment options. Moreover, we viewed the importance of gut and skin microbiome diversity in Ps. All this knowledge will help to understand disease causative factors and mechanisms that are important to develop new therapeutics for either optimal disease management, prevention or most desirably cure.

## Acknowledgment

KSN would like to thank Southern Medical University, Guangzhou, China for start up grant (C1034211, C1051004) and International exploration grant (C1051427).

## References

Alekseyenko, A. V., G. I. Perez-Perez, A. De Souza, B. Strober, Z. Gao, M. Bihan, K. Li, B. A. Methe, and M. J. Blaser. 2013. "Community differentiation of the cutaneous microbiota in psoriasis." *Microbiome* 1 (1):31. doi: 10.1186/2049-2618-1-31.

Alshobaili, H. A., M. Shahzad, A. Al-Marshood, A. Khalil, A. Settin, and I. Barrimah. 2010. "Genetic background of psoriasis." *Int J Health Sci (Qassim)* 4 (1):23-9.

Ariza, M. E., and M. V. Williams. 2011. "A human endogenous retrovirus K dUTPase triggers a TH1, TH17 cytokine response: does it have a role in psoriasis?" *J Invest Dermatol* 131 (12):2419-27. doi: 10.1038/jid.2011.217.

Armstrong, A. W., C. T. Harskamp, J. S. Dhillon, and E. J. Armstrong. 2014. "Psoriasis and smoking: a systematic review and meta-analysis." *Br J Dermatol* 170 (2):304-14. doi: 10.1111/bjd.12670.

Asadullah, K., J. Eskdale, A. Wiese, G. Gallagher, M. Friedrich, and W. Sterry. 2001. "Interleukin-10 promoter polymorphism in psoriasis." *J Invest Dermatol* 116 (6):975-8. doi: 10.1046/j.1523-1747.2001.01350.x.

Assarsson, M., A. Duvetorp, O. Dienus, J. Soderman, and O. Seifert. 2018. "Significant Changes in the Skin Microbiome in Patients with Chronic Plaque Psoriasis after Treatment with Narrowband Ultraviolet B." *Acta Derm Venereol* 98 (4):428-436. doi: 10.2340/00015555-2859.

Bouchaud, G., S. Gehrke, C. Krieg, A. Kolios, J. Hafner, A. A. Navarini, L. E. French, and O. Boyman. 2013. "Epidermal IL-15Ralpha acts as an endogenous antagonist of psoriasiform inflammation in mouse and man." *J Exp Med* 210 (10):2105-17. doi: 10.1084/jem.20130291.

Bozek, A., and A. Reich. 2017. "The reliability of three psoriasis assessment tools: Psoriasis area and severity index, body surface area and physician global assessment." *Adv Clin Exp Med* 26 (5):851-856. doi: 10.17219/acem/69804.

Brazzelli, V., A. Carugno, A. Alborghetti, V. Grasso, R. Cananzi, L. Fornara, A. De Silvestri, and G. Borroni. 2012. "Prevalence, severity and clinical features of psoriasis in fingernails and toenails in adult patients: Italian experience." *J Eur Acad Dermatol Venereol* 26 (11):1354-9. doi: 10.1111/j.1468-3083.2011.04289.x.

Buchau, A. S., and R. L. Gallo. 2007. "Innate immunity and antimicrobial defense systems in psoriasis." *Clin Dermatol* 25 (6):616-24. doi: 10.1016/ j.clindermatol.2007.08.016.

Cai, Y., X. Shen, C. Ding, C. Qi, K. Li, X. Li, V. R. Jala, H. G. Zhang, T. Wang, J. Zheng, and J. Yan. 2011. "Pivotal role of dermal IL-17-producing gammadelta T cells in skin inflammation." *Immunity* 35 (4):596-610. doi: 10.1016/j.immuni.2011.08.001.

Capon, F., P. Di Meglio, J. Szaub, N. J. Prescott, C. Dunster, L. Baumber, K. Timms, A. Gutin, V. Abkevic, A. D. Burden, J. Lanchbury, J. N. Barker, R. C. Trembath, and F. O. Nestle. 2007. "Sequence variants in the genes for the interleukin-23 receptor (IL23R) and its ligand (IL12B) confer protection against psoriasis." *Hum Genet* 122 (2):201-6. doi: 10.1007/s00439-007-0397-0.

Capon, F., M. Munro, J. Barker, and R. Trembath. 2002. "Searching for the major histocompatibility complex psoriasis susceptibility gene." *J Invest Dermatol* 118 (5):745-51. doi: 10.1046/j.1523-1747.2002.01749.x.

Carlstrom, M., A. K. Ekman, S. Petersson, and C. Enerback. 2012. "Lack of evidence for association of VEGF polymorphisms in Swedish patients with psoriasis." *J Invest Dermatol* 132 (5):1510-3. doi: 10.1038/jid.2011.488.

Chang, H. W., D. Yan, R. Singh, J. Liu, X. Lu, D. Ucmak, K. Lee, L. Afifi, D. Fadrosh, J. Leech, K. S. Vasquez, M. M. Lowe, M. D. Rosenblum, T. C. Scharschmidt, S. V. Lynch, and W. Liao. 2018. "Alteration of the cutaneous microbiome in psoriasis and potential role in Th17 polarization." *Microbiome* 6 (1):154. doi: 10.1186/s40168-018-0533-1.

Chang, Y. C., W. M. Wu, C. H. Chen, S. H. Lee, H. S. Hong, and L. A. Hsu. 2007. "Association between the insertion/deletion polymorphism of the angiotensin I-converting enzyme gene and risk for psoriasis in a Chinese population in Taiwan." *Br J Dermatol* 156 (4):642-5. doi: 10.1111/j.1365-2133.2006.07716.x.

Chang, Y. T., H. N. Liu, Y. M. Shiao, M. W. Lin, D. D. Lee, M. T. Liu, W. J. Wang, S. Wu, C. Y. Lai, and S. F. Tsai. 2005. "A study of PSORS1C1 gene polymorphisms in Chinese patients with psoriasis." *Br J Dermatol* 153 (1):90-6. doi: 10.1111/j.1365-2133.2005.06570.x.

Christophers, E. 2001. "Psoriasis--epidemiology and clinical spectrum." *Clin Exp Dermatol* 26 (4):314-20.

Codoner, F. M., A. Ramirez-Bosca, E. Climent, M. Carrion-Gutierrez, M. Guerrero, J. M. Perez-Orquin, J. Horga de la Parte, S. Genoves, D. Ramon, V. Navarro-Lopez, and E. Chenoll. 2018. "Gut microbial composition in patients with psoriasis." *Sci Rep* 8 (1):3812. doi: 10.1038/s41598-018-22125-y.

Coto, E., J. Santos-Juanes, P. Coto-Segura, M. Diaz, J. Soto, R. Queiro, and V. Alvarez. 2010. "Mutation analysis of the LCE3B/LCE3C genes in Psoriasis." *BMC Med Genet* 11:45. doi: 10.1186/1471-2350-11-45.

Das, S., P. E. Stuart, J. Ding, T. Tejasvi, Y. Li, L. C. Tsoi, V. Chandran, J. Fischer, C. Helms, K. C. Duffin, J. J. Voorhees, A. M. Bowcock, G. G. Krueger, G. M. Lathrop, R. P. Nair, P. Rahman, G. R. Abecasis, D. Gladman, and J. T. Elder. 2015. "Fine mapping of eight psoriasis susceptibility loci." *Eur J Hum Genet* 23 (6):844-53. doi: 10.1038/ejhg.2014.172.

Doyle, M. S., E. S. Collins, O. M. FitzGerald, and S. R. Pennington. 2012. "New insight into the functions of the interleukin-17 receptor adaptor protein Act1 in psoriatic arthritis." *Arthritis Res Ther* 14 (5):226. doi: 10.1186/ar4071.

Eiris, N., L. Gonzalez-Lara, J. Santos-Juanes, R. Queiro, E. Coto, and P. Coto-Segura. 2014. "Genetic variation at IL12B, IL23R and IL23A is associated with psoriasis severity, psoriatic arthritis and type 2 diabetes mellitus." *J Dermatol Sci* 75 (3):167-72. doi: 10.1016/j.jdermsci.2014.05.010.

Elder, J. T. 2009. "Genome-wide association scan yields new insights into the immunopathogenesis of psoriasis." *Genes Immun* 10 (3):201-9. doi: 10.1038/gene.2009.11.

Ellis, C. N., D. C. Gorsulowsky, T. A. Hamilton, J. K. Billings, M. D. Brown, J. T. Headington, K. D. Cooper, O. Baadsgaard, E. A. Duell, T. M. Annesley, and et al. 1986. "Cyclosporine improves psoriasis in a double-blind study." *JAMA* 256 (22):3110-6.

Eppinga, H., S. R. Konstantinov, M. P. Peppelenbosch, and H. B. Thio. 2014. "The microbiome and psoriatic arthritis." *Curr Rheumatol Rep* 16 (3):407. doi: 10.1007/s11926-013-0407-2.

Eppinga, H., C. J. Sperna Weiland, H. B. Thio, C. J. van der Woude, T. E. Nijsten, M. P. Peppelenbosch, and S. R. Konstantinov. 2016. "Similar Depletion of Protective Faecalibacterium prausnitzii in Psoriasis and Inflammatory Bowel Disease, but not in Hidradenitis Suppurativa." *J Crohns Colitis* 10 (9):1067-75. doi: 10.1093/ecco-jcc/jjw070.

Fry, L., and B. S. Baker. 2007. "Triggering psoriasis: the role of infections and medications." *Clin Dermatol* 25 (6):606-15. doi: 10.1016/j.clindermatol.2007.08.015.

Ganguly, D., G. Chamilos, R. Lande, J. Gregorio, S. Meller, V. Facchinetti, B. Homey, F. J. Barrat, T. Zal, and M. Gilliet. 2009. "Self-RNA-antimicrobial peptide complexes activate human dendritic cells through TLR7 and TLR8." *J Exp Med* 206 (9):1983-94. doi: 10.1084/jem.20090480.

Gao, Z., C. H. Tseng, B. E. Strober, Z. Pei, and M. J. Blaser. 2008. "Substantial alterations of the cutaneous bacterial biota in psoriatic lesions." *PLoS One* 3 (7):e2719. doi: 10.1371/journal.pone.0002719.

Girolomoni, G., R. Strohal, L. Puig, H. Bachelez, J. Barker, W. H. Boehncke, and J. C. Prinz. 2017. "The role of IL-23 and the IL-23/TH 17 immune axis in the pathogenesis and treatment of psoriasis." *J Eur Acad Dermatol Venereol* 31 (10):1616-1626. doi: 10.1111/jdv.14433.

Gottlieb, S. L., P. Gilleaudeau, R. Johnson, L. Estes, T. G. Woodworth, A. B. Gottlieb, and J. G. Krueger. 1995. "Response of psoriasis to a lymphocyte-selective toxin (DAB389IL-2) suggests a primary immune, but not keratinocyte, pathogenic basis." *Nat Med* 1 (5):442-7.

Gottlieb, S. L., N. S. Heftler, P. Gilleaudeau, R. Johnson, V. P. Vallat, J. Wolfe, A. B. Gottlieb, and J. G. Krueger. 1995. "Short-contact anthralin treatment augments therapeutic efficacy of cyclosporine in psoriasis: a clinical and pathologic study." *J Am Acad Dermatol* 33 (4):637-45.

Griffiths, C. E., and J. N. Barker. 2007. "Pathogenesis and clinical features of psoriasis." *Lancet* 370 (9583):263-271. doi: 10.1016/S0140-6736(07)61128-3.

Gudjonsson, J. E., A. Karason, A. A. Antonsdottir, E. H. Runarsdottir, J. R. Gulcher, K. Stefansson, and H. Valdimarsson. 2002. "HLA-Cw6-positive and HLA-Cw6-negative patients with Psoriasis vulgaris have distinct clinical features." *J Invest Dermatol* 118 (2):362-5. doi: 10.1046/j.0022-202x.2001.01656.x.

Holm, S. J., L. M. Carlen, L. Mallbris, M. Stahle-Backdahl, and K. P. O'Brien. 2003. "Polymorphisms in the SEEK1 and SPR1 genes on 6p21.3 associate with psoriasis in the Swedish population." *Exp Dermatol* 12 (4):435-44.

Huang, B. L., S. Chandra, and D. Q. Shih. 2012. "Skin manifestations of inflammatory bowel disease." *Front Physiol* 3:13. doi: 10.3389/fphys.2012.00013.

Huang, L., R. Gao, N. Yu, Y. Zhu, Y. Ding, and H. Qin. 2018. "Dysbiosis of gut microbiota was closely associated with psoriasis." *Sci China Life Sci.* doi: 10.1007/s11427-018-9376-6.

Huffmeier, U., S. Uebe, A. B. Ekici, J. Bowes, E. Giardina, E. Korendowych, K. Juneblad, M. Apel, R. McManus, P. Ho, I. N. Bruce, A. W. Ryan, F. Behrens, J. Lascorz, B. Bohm, H. Traupe, J. Lohmann, C. Gieger, H. E. Wichmann, C. Herold, M. Steffens, L. Klareskog, T. F. Wienker, O. Fitzgerald, G. M. Alenius, N. J. McHugh, G. Novelli, H. Burkhardt, A. Barton, and A. Reis. 2010. "Common variants at TRAF3IP2 are associated with susceptibility to psoriatic arthritis and psoriasis." *Nat Genet* 42 (11):996-9. doi: 10.1038/ng.688.

Indhumathi, S., M. Rajappa, L. Chandrashekar, P. H. Ananthanarayanan, D. M. Thappa, and V. S. Negi. 2016. "Investigation of association of the IL-12B and IL-23R genetic variations with psoriatic risk in a South Indian Tamil cohort." *Hum Immunol* 77 (1):54-62. doi: 10.1016/j.humimm.2015.10.006.

Isono, F., S. Fujita-Sato, and S. Ito. 2014. "Inhibiting RORgammat/Th17 axis for autoimmune disorders." *Drug Discov Today* 19 (8):1205-11. doi: 10.1016/j.drudis.2014.04.012.

Johnston, A., Y. Fritz, S. M. Dawes, D. Diaconu, P. M. Al-Attar, A. M. Guzman, C. S. Chen, W. Fu, J. E. Gudjonsson, T. S. McCormick, and N. L. Ward. 2013. "Keratinocyte overexpression of IL-17C promotes psoriasiform skin inflammation." *J Immunol* 190 (5):2252-62. doi: 10.4049/jimmunol.1201505.

Kamili, Q. U., and A. Menter. 2009. "Topical treatment of psoriasis." *Curr Probl Dermatol* 38:37-58. doi: 10.1159/000232303.

Karam, R. A., H. E. Zidan, and M. H. Khater. 2014. "Polymorphisms in the TNF-alpha and IL-10 gene promoters and risk of psoriasis and correlation with disease severity." *Cytokine* 66 (2):101-5. doi: 10.1016/j.cyto.2014.01.008.

Khmaladze, Ia, T. Kelkka, S. Guerard, K. Wing, A. Pizzolla, A. Saxena, K. Lundqvist, M. Holmdahl, K. S. Nandakumar, and R. Holmdahl. 2014. "Mannan induces ROS-regulated, IL-17A-dependent psoriasis arthritis-like disease in mice." *Proc Natl Acad Sci U S A* 111 (35):E3669-78. doi: 10.1073/pnas.1405798111.

Kim, Y. K., C. W. Pyo, H. B. Choi, S. Y. Kim, T. Y. Kim, and T. G. Kim. 2007. "Associations of IL-2 and IL-4 gene polymorphisms with psoriasis in the Korean population." *J Dermatol Sci* 48 (2):133-9. doi: 10.1016/j.jdermsci.2007.06.014.

Krueger, G. G., R. G. Langley, C. Leonardi, N. Yeilding, C. Guzzo, Y. Wang, L. T. Dooley, M. Lebwohl, and Cnto Psoriasis Study Group. 2007. "A human interleukin-12/23 monoclonal antibody for the treatment of psoriasis." *N Engl J Med* 356 (6):580-92. doi: 10.1056/NEJMoa062382.

Ladizinski, B., K. C. Lee, E. Wilmer, A. Alavi, N. Mistry, and R. G. Sibbald. 2013. "A review of the clinical variants and the management of psoriasis." *Adv Skin Wound Care* 26 (6):271-84; quiz 285-6. doi: 10.1097/01.ASW.0000429778.10020.67.

Lande, R., J. Gregorio, V. Facchinetti, B. Chatterjee, Y. H. Wang, B. Homey, W. Cao, Y. H. Wang, B. Su, F. O. Nestle, T. Zal, I. Mellman, J. M. Schroder, Y. J. Liu, and M. Gilliet. 2007. "Plasmacytoid dendritic cells sense self-DNA coupled with antimicrobial peptide." *Nature* 449 (7162):564-9. doi: 10.1038/nature06116.

Langley, R. G., B. E. Elewski, M. Lebwohl, K. Reich, C. E. Griffiths, K. Papp, L. Puig, H. Nakagawa, L. Spelman, B. Sigurgeirsson, E. Rivas, T. F. Tsai, N. Wasel, S. Tyring, T. Salko, I. Hampele, M. Notter, A. Karpov, S. Helou, C. Papavassilis, Erasure Study Group, and Fixture Study Group. 2014. "Secukinumab in plaque psoriasis--results of two phase 3 trials." *N Engl J Med* 371 (4):326-38. doi: 10.1056/NEJMoa1314258.

Lattekivi, F., S. Koks, M. Keermann, E. Reimann, E. Prans, K. Abram, H. Silm, G. Koks, and K. Kingo. 2018. "Transcriptional landscape of human endogenous retroviruses

(HERVs) and other repetitive elements in psoriatic skin." *Sci Rep* 8 (1):4358. doi: 10.1038/s41598-018-22734-7.

Lee, E., W. L. Trepicchio, J. L. Oestreicher, D. Pittman, F. Wang, F. Chamian, M. Dhodapkar, and J. G. Krueger. 2004. "Increased expression of interleukin 23 p19 and p40 in lesional skin of patients with psoriasis vulgaris." *J Exp Med* 199 (1):125-30. doi: 10.1084/jem.20030451.

Lee, Y. H., and G. G. Song. 2013. "Associations between interleukin-23R and interleukin-12B polymorphisms and psoriasis susceptibility: a meta-analysis." *Immunol Invest* 42 (8):726-36. doi: 10.3109/08820139.2013.810241.

Lee, Y. H., and G. G. Song. 2015. "Vascular endothelial growth factor gene polymorphisms and psoriasis susceptibility: a meta-analysis." *Genet Mol Res* 14 (4):14396-405. doi: 10.4238/2015.November.18.3.

Lin, A. M., C. J. Rubin, R. Khandpur, J. Y. Wang, M. Riblett, S. Yalavarthi, E. C. Villanueva, P. Shah, M. J. Kaplan, and A. T. Bruce. 2011. "Mast cells and neutrophils release IL-17 through extracellular trap formation in psoriasis." *J Immunol* 187 (1):490-500. doi: 10.4049/jimmunol.1100123.

Liu, J. L., S. Q. Zhang, and H. M. Zeng. 2013. "ApaI, BsmI, FokI and TaqI polymorphisms in the vitamin D receptor (VDR) gene and the risk of psoriasis: a meta-analysis." *J Eur Acad Dermatol Venereol* 27 (6):739-46. doi: 10.1111/j.1468-3083.2012.04553.x.

Liu, T., Y. Han, and L. Lu. 2013. "Angiotensin-converting enzyme gene polymorphisms and the risk of psoriasis: a meta-analysis." *Clin Exp Dermatol* 38 (4):352-8; quiz 359. doi: 10.1111/ced.12106.

Lopez-Siles, M., T. M. Khan, S. H. Duncan, H. J. Harmsen, L. J. Garcia-Gil, and H. J. Flint. 2012. "Cultured representatives of two major phylogroups of human colonic Faecalibacterium prausnitzii can utilize pectin, uronic acids, and host-derived substrates for growth." *Appl Environ Microbiol* 78 (2):420-8. doi: 10.1128/AEM.06858-11.

Lowes, M. A., A. M. Bowcock, and J. G. Krueger. 2007. "Pathogenesis and therapy of psoriasis." *Nature* 445 (7130):866-73. doi: 10.1038/nature05663.

Mabuchi, T., T. P. Singh, T. Takekoshi, G. F. Jia, X. Wu, M. C. Kao, I. Weiss, J. M. Farber, and S. T. Hwang. 2013. "CCR6 is required for epidermal trafficking of gammadelta-T cells in an IL-23-induced model of psoriasiform dermatitis." *J Invest Dermatol* 133 (1):164-71. doi: 10.1038/jid.2012.260.

Martin, B. A., R. J. Chalmers, and N. R. Telfer. 1996. "How great is the risk of further psoriasis following a single episode of acute guttate psoriasis?" *Arch Dermatol* 132 (6):717-8.

Martin, D. A., J. E. Towne, G. Kricorian, P. Klekotka, J. E. Gudjonsson, J. G. Krueger, and C. B. Russell. 2013. "The emerging role of IL-17 in the pathogenesis of psoriasis: preclinical and clinical findings." *J Invest Dermatol* 133 (1):17-26. doi: 10.1038/jid.2012.194.

Mease, P. J., M. C. Genovese, M. W. Greenwald, C. T. Ritchlin, A. D. Beaulieu, A. Deodhar, R. Newmark, J. Feng, N. Erondu, and A. Nirula. 2014. "Brodalumab, an anti-IL17RA monoclonal antibody, in psoriatic arthritis." *N Engl J Med* 370 (24):2295-306. doi: 10.1056/NEJMoa1315231.

Menter, A., N. J. Korman, C. A. Elmets, S. R. Feldman, J. M. Gelfand, K. B. Gordon, A. B. Gottlieb, J. Y. Koo, M. Lebwohl, H. W. Lim, A. S. Van Voorhees, K. R. Beutner, and R. Bhushan. 2009. "Guidelines of care for the management of psoriasis and psoriatic arthritis: section 4. Guidelines of care for the management and treatment of psoriasis with traditional systemic agents." *J Am Acad Dermatol* 61 (3):451-85. doi: 10.1016/j.jaad.2009.03.027.

Menter, A., N. J. Korman, C. A. Elmets, S. R. Feldman, J. M. Gelfand, K. B. Gordon, A. Gottlieb, J. Y. Koo, M. Lebwohl, H. W. Lim, A. S. Van Voorhees, K. R. Beutner, and R. Bhushan. 2010. "Guidelines of care for the management of psoriasis and psoriatic arthritis: Section 5. Guidelines of care for the treatment of psoriasis with phototherapy and photochemotherapy." *J Am Acad Dermatol* 62 (1):114-35. doi: 10.1016/j.jaad.2009.08.026.

Merola, J. F., L. R. Espinoza, and R. Fleischmann. 2018. "Distinguishing rheumatoid arthritis from psoriatic arthritis." *RMD Open* 4 (2):e000656. doi: 10.1136/rmdopen-2018-000656.

Miller, L. S., and R. L. Modlin. 2007. "Human keratinocyte Toll-like receptors promote distinct immune responses." *J Invest Dermatol* 127 (2):262-3. doi: 10.1038/sj.jid.5700559.

Moorchung, N. N., B. Vasudevan, M. Chatterjee, R. S. Grewal, and N. S. Mani. 2015. "A Comprehensive Study of Tumor Necrosis Factor-Alpha Genetic Polymorphisms, its Expression in Skin and Relation to Histopathological Features in Psoriasis." *Indian J Dermatol* 60 (4):345-50. doi: 10.4103/0019-5154.160477.

Morita, A. 2018. "Current developments in phototherapy for psoriasis." *J Dermatol* 45 (3):287-292. doi: 10.1111/1346-8138.14213.

Mosser, D. M., and J. P. Edwards. 2008. "Exploring the full spectrum of macrophage activation." *Nat Rev Immunol* 8 (12):958-69. doi: 10.1038/nri2448.

Naldi, L., and D. Gambini. 2007. "The clinical spectrum of psoriasis." *Clin Dermatol* 25 (6):510-8. doi: 10.1016/j.clindermatol.2007.08.003.

Nestle, F. O., P. Di Meglio, J. Z. Qin, and B. J. Nickoloff. 2009. "Skin immune sentinels in health and disease." *Nat Rev Immunol* 9 (10):679-91. doi: 10.1038/nri2622.

Nestle, F. O., D. H. Kaplan, and J. Barker. 2009. "Psoriasis." *N Engl J Med* 361 (5):496-509. doi: 10.1056/NEJMra0804595.

Nikamo, P., J. Lysell, and M. Stahle. 2015. "Association with Genetic Variants in the IL-23 and NF-kappaB Pathways Discriminates between Mild and Severe Psoriasis Skin Disease." *J Invest Dermatol* 135 (8):1969-1976. doi: 10.1038/jid.2015.103.

Ovcina-Kurtovic, N., E. Kasumagic-Halilovic, H. Helppikangans, and J. Begic. 2016. "Prevalence of Candida Species in Patients with Psoriasis." *Acta Dermatovenerol Croat* 24 (3):209-13.

Parisi, R., D. P. Symmons, C. E. Griffiths, D. M. Ashcroft, Identification, Psoriasis Management of, and team Associated ComorbidiTy project. 2013. "Global epidemiology of psoriasis: a systematic review of incidence and prevalence." *J Invest Dermatol* 133 (2):377-85. doi: 10.1038/jid.2012.339.

Patrick, M. T., P. E. Stuart, K. Raja, J. E. Gudjonsson, T. Tejasvi, J. Yang, V. Chandran, S. Das, K. Callis-Duffin, E. Ellinghaus, C. Enerback, T. Esko, A. Franke, H. M. Kang, G. G. Krueger, H. W. Lim, P. Rahman, C. F. Rosen, S. Weidinger, M. Weichenthal, X. Wen, J. J. Voorhees, G. R. Abecasis, D. D. Gladman, R. P. Nair, J. T. Elder, and L. C. Tsoi. 2018. "Genetic signature to provide robust risk assessment of psoriatic arthritis development in psoriasis patients." *Nat Commun* 9 (1):4178. doi: 10.1038/s41467-018-06672-6.

Picardi, A., and D. Abeni. 2001. "Stressful life events and skin diseases: disentangling evidence from myth." *Psychother Psychosom* 70 (3):118-36. doi: 10.1159/000056237.

Pietrzak, A., E. Grywalska, M. Socha, J. Rolinski, K. Franciszkiewicz-Pietrzak, L. Rudnicka, M. Rudzki, and D. Krasowska. 2018. "Prevalence and Possible Role of Candida Species in Patients with Psoriasis: A Systematic Review and Meta-Analysis." *Mediators Inflamm* 2018:9602362. doi: 10.1155/2018/9602362.

Piskin, G., R. M. Sylva-Steenland, J. D. Bos, and M. B. Teunissen. 2006. "In vitro and in situ expression of IL-23 by keratinocytes in healthy skin and psoriasis lesions: enhanced expression in psoriatic skin." *J Immunol* 176 (3):1908-15.

Qi, M., X. Huang, L. Zhou, and J. Zhang. 2014. "Four polymorphisms of VEGF (+405C>G, -460T>C, -2578C>A, and -1154G>A) in susceptibility to psoriasis: a meta-analysis." *DNA Cell Biol* 33 (4):234-44. doi: 10.1089/dna.2013.2252.

Ramirez-Bosca, A., V. Navarro-Lopez, A. Martinez-Andres, J. Such, R. Frances, J. Horga de la Parte, and M. Asin-Llorca. 2015. "Identification of Bacterial DNA in the Peripheral Blood of Patients With Active Psoriasis." *JAMA Dermatol* 151 (6):670-1. doi: 10.1001/jamadermatol.2014.5585.

Ramirez-Carrozzi, V., A. Sambandam, E. Luis, Z. Lin, S. Jeet, J. Lesch, J. Hackney, J. Kim, M. Zhou, J. Lai, Z. Modrusan, T. Sai, W. Lee, M. Xu, P. Caplazi, L. Diehl, J. de Voss, M. Balazs, L. Gonzalez, Jr., H. Singh, W. Ouyang, and R. Pappu. 2011. "IL-17C regulates the innate immune function of epithelial cells in an autocrine manner." *Nat Immunol* 12 (12):1159-66. doi: 10.1038/ni.2156.

Ramnath, D., K. Tunny, D. M. Hohenhaus, C. M. Pitts, A. S. Bergot, P. M. Hogarth, J. A. Hamilton, R. Kapetanovic, R. A. Sturm, G. M. Scholz, and M. J. Sweet. 2015. "TLR3 drives IRF6-dependent IL-23p19 expression and p19/EBI3 heterodimer formation in keratinocytes." *Immunol Cell Biol* 93 (9):771-9. doi: 10.1038/icb.2015.77.

Ramsay, B., and C. M. Lawrence. 1991. "Measurement of involved surface area in patients with psoriasis." *Br J Dermatol* 124 (6):565-70.

Richetta, A. G., V. Silvestri, S. Giancristoforo, P. Rizzolo, S. D'Epiro, V. Graziano, C. Mattozzi, A. S. Navazio, M. Campoli, C. D'Amico, M. Scarno, S. Calvieri, and L. Ottini. 2014. "A-1012G promoter polymorphism of vitamin D receptor gene is associated with psoriasis risk and lower allele-specific expression." *DNA Cell Biol* 33 (2):102-9. doi: 10.1089/dna.2013.2217.

Ritchlin, C. 2007. "Psoriatic disease--from skin to bone." *Nat Clin Pract Rheumatol* 3 (12):698-706. doi: 10.1038/ncprheum0670.

Rizzo, H. L., S. Kagami, K. G. Phillips, S. E. Kurtz, S. L. Jacques, and A. Blauvelt. 2011. "IL-23-mediated psoriasis-like epidermal hyperplasia is dependent on IL-17A." *J Immunol* 186 (3):1495-502. doi: 10.4049/jimmunol.1001001.

Robinson, A., M. Kardos, and A. B. Kimball. 2012. "Physician Global Assessment (PGA) and Psoriasis Area and Severity Index (PASI): why do both? A systematic analysis of randomized controlled trials of biologic agents for moderate to severe plaque psoriasis." *J Am Acad Dermatol* 66 (3):369-75. doi: 10.1016/j.jaad.2011.01.022.

Rosenbach, M., S. Hsu, N. J. Korman, M. G. Lebwohl, M. Young, B. F. Bebo, Jr., A. S. Van Voorhees, and Board National Psoriasis Foundation Medical. 2010. "Treatment of erythrodermic psoriasis: from the medical board of the National Psoriasis Foundation." *J Am Acad Dermatol* 62 (4):655-62. doi: 10.1016/j.jaad.2009.05.048.

Sabat, R., W. Ouyang, and K. Wolk. 2014. "Therapeutic opportunities of the IL-22-IL-22R1 system." *Nat Rev Drug Discov* 13 (1):21-38. doi: 10.1038/nrd4176.

Sabat, R., S. Philipp, C. Hoflich, S. Kreutzer, E. Wallace, K. Asadullah, H. D. Volk, W. Sterry, and K. Wolk. 2007. "Immunopathogenesis of psoriasis." *Exp Dermatol* 16 (10):779-98. doi: 10.1111/j.1600-0625.2007.00629.x.

Savage, L. J., M. Wittmann, D. McGonagle, and P. S. Helliwell. 2015. "Ustekinumab in the Treatment of Psoriasis and Psoriatic Arthritis." *Rheumatol Ther* 2 (1):1-16. doi: 10.1007/s40744-015-0010-2.

Scarpa, R., F. Ayala, N. Caporaso, and I. Olivieri. 2006. "Psoriasis, psoriatic arthritis, or psoriatic disease?" *J Rheumatol* 33 (2):210-2.

Scher, J. U., C. Ubeda, A. Artacho, M. Attur, S. Isaac, S. M. Reddy, S. Marmon, A. Neimann, S. Brusca, T. Patel, J. Manasson, E. G. Pamer, D. R. Littman, and S. B. Abramson. 2015. "Decreased bacterial diversity characterizes the altered gut microbiota in patients with psoriatic arthritis, resembling dysbiosis in inflammatory bowel disease." *Arthritis Rheumatol* 67 (1):128-39. doi: 10.1002/art.38892.

Schlapbach, C., A. Gehad, C. Yang, R. Watanabe, E. Guenova, J. E. Teague, L. Campbell, N. Yawalkar, T. S. Kupper, and R. A. Clark. 2014. "Human TH9 cells are skin-tropic and have autocrine and paracrine proinflammatory capacity." *Sci Transl Med* 6 (219):219ra8. doi: 10.1126/scitranslmed.3007828.

Sestito, R., S. Madonna, C. Scarponi, F. Cianfarani, C. M. Failla, A. Cavani, G. Girolomoni, and C. Albanesi. 2011. "STAT3-dependent effects of IL-22 in human keratinocytes are counterregulated by sirtuin 1 through a direct inhibition of STAT3 acetylation." *FASEB J* 25 (3):916-27. doi: 10.1096/fj.10-172288.

Simonetti, O., G. Lucarini, G. Goteri, A. Zizzi, G. Biagini, L. Lo Muzio, and A. Offidani. 2006. "VEGF is likely a key factor in the link between inflammation and angiogenesis in psoriasis: results of an immunohistochemical study." *Int J Immunopathol Pharmacol* 19 (4):751-60. doi: 10.1177/039463200601900405.

Sokol, H., C. Lay, P. Seksik, and G. W. Tannock. 2008. "Analysis of bacterial bowel communities of IBD patients: what has it revealed?" *Inflamm Bowel Dis* 14 (6):858-67. doi: 10.1002/ibd.20392.

Song, G. G., J. H. Kim, and Y. H. Lee. 2013. "Association between the LCE3C_LCE3B deletion polymorphism and susceptibility to psoriasis: a meta-analysis of published studies." *Genet Test Mol Biomarkers* 17 (7):572-7. doi: 10.1089/gtmb.2013.0030.

Sonkoly, E., T. Wei, P. C. Janson, A. Saaf, L. Lundeberg, M. Tengvall-Linder, G. Norstedt, H. Alenius, B. Homey, A. Scheynius, M. Stahle, and A. Pivarcsi. 2007. "MicroRNAs: novel regulators involved in the pathogenesis of psoriasis?" *PLoS One* 2 (7):e610. doi: 10.1371/journal.pone.0000610.

Spuls, P. I., and A. Nast. 2010. "Evaluation of and perspectives on guidelines: what is important?" *J Invest Dermatol* 130 (10):2348-9. doi: 10.1038/jid.2010.247.

Stratis, A., M. Pasparakis, R. A. Rupec, D. Markur, K. Hartmann, K. Scharffetter-Kochanek, T. Peters, N. van Rooijen, T. Krieg, and I. Haase. 2006. "Pathogenic role for skin macrophages in a mouse model of keratinocyte-induced psoriasis-like skin inflammation." *J Clin Invest* 116 (8):2094-104. doi: 10.1172/JCI27179.

Takaishi, M., K. Nakajima, W. Ouyang, and S. Sano. 2014. "Psoriasis-like skin lesions are dependent on IL-23 but develop in the absence of IL-22 in a model mouse." *J Dermatol Sci* 73 (3):261-4. doi: 10.1016/j.jdermsci.2013.11.008.

Takemoto, A., O. Cho, Y. Morohoshi, T. Sugita, and M. Muto. 2015. "Molecular characterization of the skin fungal microbiome in patients with psoriasis." *J Dermatol* 42 (2):166-70. doi: 10.1111/1346-8138.12739.

Takeshita, J., S. Grewal, S. M. Langan, N. N. Mehta, A. Ogdie, A. S. Van Voorhees, and J. M. Gelfand. 2017. "Psoriasis and comorbid diseases: Epidemiology." *J Am Acad Dermatol* 76 (3):377-390. doi: 10.1016/j.jaad.2016.07.064.

Tan, L., S. Zhao, W. Zhu, L. Wu, J. Li, M. Shen, L. Lei, X. Chen, and C. Peng. 2018. "The Akkermansia muciniphila is a gut microbiota signature in psoriasis." *Exp Dermatol* 27 (2):144-149. doi: 10.1111/exd.13463.

Tonel, G., C. Conrad, U. Laggner, P. Di Meglio, K. Grys, T. K. McClanahan, W. M. Blumenschein, J. Z. Qin, H. Xin, E. Oldham, R. Kastelein, B. J. Nickoloff, and F. O. Nestle. 2010. "Cutting edge: A critical functional role for IL-23 in psoriasis." *J Immunol* 185 (10):5688-91. doi: 10.4049/jimmunol.1001538.

Trembath, R. C., R. L. Clough, J. L. Rosbotham, A. B. Jones, R. D. Camp, A. Frodsham, J. Browne, R. Barber, J. Terwilliger, G. M. Lathrop, and J. N. Barker. 1997. "Identification of a major susceptibility locus on chromosome 6p and evidence for further disease loci revealed by a two stage genome-wide search in psoriasis." *Hum Mol Genet* 6 (5):813-20.

Tsankov, N., I. Angelova, and J. Kazandjieva. 2000. "Drug-induced psoriasis. Recognition and management." *Am J Clin Dermatol* 1 (3):159-65. doi: 10.2165/00128071-200001030-00003.

Van Belle, A. B., M. de Heusch, M. M. Lemaire, E. Hendrickx, G. Warnier, K. Dunussi-Joannopoulos, L. A. Fouser, J. C. Renauld, and L. Dumoutier. 2012. "IL-22 is required for imiquimod-induced psoriasiform skin inflammation in mice." *J Immunol* 188 (1):462-9. doi: 10.4049/jimmunol.1102224.

Verstockt, B., G. Van Assche, S. Vermeire, and M. Ferrante. 2017. "Biological therapy targeting the IL-23/IL-17 axis in inflammatory bowel disease." *Expert Opin Biol Ther* 17 (1):31-47. doi: 10.1080/14712598.2017.1258399.

Volpe, E., N. Servant, R. Zollinger, S. I. Bogiatzi, P. Hupe, E. Barillot, and V. Soumelis. 2008. "A critical function for transforming growth factor-beta, interleukin 23 and proinflammatory cytokines in driving and modulating human T(H)-17 responses." *Nat Immunol* 9 (6):650-7. doi: 10.1038/ni.1613.

Wang, H., T. Peters, D. Kess, A. Sindrilaru, T. Oreshkova, N. Van Rooijen, A. Stratis, A. C. Renkl, C. Sunderkotter, M. Wlaschek, I. Haase, and K. Scharffetter-Kochanek. 2006. "Activated macrophages are essential in a murine model for T cell-mediated chronic psoriasiform skin inflammation." *J Clin Invest* 116 (8):2105-14. doi: 10.1172/JCI27180.

Wasilewska, A., M. Winiarska, M. Olszewska, and L. Rudnicka. 2016. "Interleukin-17 inhibitors. A new era in treatment of psoriasis and other skin diseases." *Postepy Dermatol Alergol* 33 (4):247-52. doi: 10.5114/ada.2016.61599.

Welsch, K., J. Holstein, A. Laurence, and K. Ghoreschi. 2017. "Targeting JAK/STAT signalling in inflammatory skin diseases with small molecule inhibitors." *Eur J Immunol* 47 (7):1096-1107. doi: 10.1002/eji.201646680.

Wolk, K., H. S. Haugen, W. Xu, E. Witte, K. Waggie, M. Anderson, E. Vom Baur, K. Witte, K. Warszawska, S. Philipp, C. Johnson-Leger, H. D. Volk, W. Sterry, and R. Sabat. 2009. "IL-22 and IL-20 are key mediators of the epidermal alterations in psoriasis while IL-17 and IFN-gamma are not." *J Mol Med (Berl)* 87 (5):523-36. doi: 10.1007/s00109-009-0457-0.

Wolk, K., E. Witte, E. Wallace, W. D. Docke, S. Kunz, K. Asadullah, H. D. Volk, W. Sterry, and R. Sabat. 2006. "IL-22 regulates the expression of genes responsible for antimicrobial defense, cellular differentiation, and mobility in keratinocytes: a potential role in psoriasis." *Eur J Immunol* 36 (5):1309-23. doi: 10.1002/eji.200535503.

Xu, L., Y. Li, X. Zhang, H. Sun, D. Sun, X. Jia, C. Shen, J. Zhou, G. Ji, P. Liu, R. Guan, Y. Yu, Y. Jin, J. Bai, D. Sun, J. Yu, and S. Fu. 2011. "Deletion of LCE3C and LCE3B genes is associated with psoriasis in a northern Chinese population." *Br J Dermatol* 165 (4):882-7. doi: 10.1111/j.1365-2133.2011.10485.x.

Xu, N., P. Brodin, T. Wei, F. Meisgen, L. Eidsmo, N. Nagy, L. Kemeny, M. Stahle, E. Sonkoly, and A. Pivarcsi. 2011. "MiR-125b, a microRNA downregulated in psoriasis, modulates keratinocyte proliferation by targeting FGFR2." *J Invest Dermatol* 131 (7):1521-9. doi: 10.1038/jid.2011.55.

Xu, N., F. Meisgen, L. M. Butler, G. Han, X. J. Wang, C. Soderberg-Naucler, M. Stahle, A. Pivarcsi, and E. Sonkoly. 2013. "MicroRNA-31 is overexpressed in psoriasis and modulates inflammatory cytokine and chemokine production in keratinocytes via targeting serine/threonine kinase 40." *J Immunol* 190 (2):678-88. doi: 10.4049/jimmunol.1202695.

Yang, K., F. Zhang, F. Li, J. Su, S. Wen, Y. Liu, and D. Feng. 2014. "Angiotensin-converting enzyme insertion/deletion polymorphism and susceptibility to psoriasis in a Chinese population." *J Renin Angiotensin Aldosterone Syst* 15 (1):39-43. doi: 10.1177/1470320313494433.

Yawalkar, N., G. G. Tscharner, R. E. Hunger, and A. S. Hassan. 2009. "Increased expression of IL-12p70 and IL-23 by multiple dendritic cell and macrophage subsets in plaque psoriasis." *J Dermatol Sci* 54 (2):99-105. doi: 10.1016/j.jdermsci.2009.01.003.

Yoshiki, R., K. Kabashima, T. Honda, S. Nakamizo, Y. Sawada, K. Sugita, H. Yoshioka, S. Ohmori, B. Malissen, Y. Tokura, and M. Nakamura. 2014. "IL-23 from Langerhans cells is required for the development of imiquimod-induced psoriasis-like dermatitis by induction of IL-17A-producing gammadelta T cells." *J Invest Dermatol* 134 (7):1912-1921. doi: 10.1038/jid.2014.98.

Young, H. S., A. M. Summers, M. Bhushan, P. E. Brenchley, and C. E. Griffiths. 2004. "Single-nucleotide polymorphisms of vascular endothelial growth factor in psoriasis of early onset." *J Invest Dermatol* 122 (1):209-15. doi: 10.1046/j.0022-202X.2003.22107.x.

Zaba, L. C., J. G. Krueger, and M. A. Lowes. 2009. "Resident and "inflammatory" dendritic cells in human skin." *J Invest Dermatol* 129 (2):302-8. doi: 10.1038/jid.2008.225.

Zenewicz, L. A., and R. A. Flavell. 2011. "Recent advances in IL-22 biology." *Int Immunol* 23 (3):159-63. doi: 10.1093/intimm/dxr001.

Zheng, H. F., X. B. Zuo, W. S. Lu, Y. Li, H. Cheng, K. J. Zhu, X. Y. Yin, C. Zhang, Y. Q. Ren, W. J. Wang, L. D. Sun, Y. Cui, S. Yang, F. Y. Zhang, and X. J. Zhang. 2011. "Variants in MHC, LCE and IL12B have epistatic effects on psoriasis risk in Chinese population." *J Dermatol Sci* 61 (2):124-8. doi: 10.1016/j.jdermsci.2010.12.001.

Zheng, Y., D. M. Danilenko, P. Valdez, I. Kasman, J. Eastham-Anderson, J. Wu, and W. Ouyang. 2007. "Interleukin-22, a T(H)17 cytokine, mediates IL-23-induced dermal inflammation and acanthosis." *Nature* 445 (7128):648-51. doi: 10.1038/nature05505.

Zhong, J., T. Scholz, A. C. Y. Yau, S. Guerard, U. Huffmeier, H. Burkhardt, and R. Holmdahl. 2018. "Mannan-induced Nos2 in macrophages enhances IL-17-driven psoriatic arthritis by innate lymphocytes." *Sci Adv* 4 (5):eaas9864. doi: 10.1126/sciadv.aas9864.

Zhou, L., M. Zhang, Y. Wang, R. G. Dorfman, H. Liu, T. Yu, X. Chen, D. Tang, L. Xu, Y. Yin, Y. Pan, Q. Zhou, Y. Zhou, and C. Yu. 2018. "Faecalibacterium prausnitzii Produces Butyrate to Maintain Th17/Treg Balance and to Ameliorate Colorectal Colitis by Inhibiting Histone Deacetylase 1." *Inflamm Bowel Dis.* doi: 10.1093/ibd/izy182.

Zhou, X., L. D. Xu, and Y. Z. Li. 2014. "The association of polymorphisms of the vitamin D receptor gene with psoriasis in the Han population of northeastern China." *J Dermatol Sci* 73 (1):63-6. doi: 10.1016/j.jdermsci.2013.08.014.

Zhu, S., and Y. Qian. 2012. "IL-17/IL-17 receptor system in autoimmune disease: mechanisms and therapeutic potential." *Clin Sci (Lond)* 122 (11):487-511. doi: 10.1042/CS20110496.

In: Autoimmune Disorders
Editor: Kutty Selva Nandakumar

ISBN: 978-1-53616-046-8


*Chapter 4*

# Pathogenic and Protective Autoantibodies in Arthritis and Diabetes

***Christiane S. Hampe, PhD[1,*], PhD, Merrill J. Rowley[2], PhD, and Kutty Selva Nandakumar[3,‡], PhD, DSc***

[1]Department of Medicine, University of Washington, Seattle, US
[2]Department of Biochemistry and Molecular Biology, Monash University, Clayton, Vic, Australia
[3]School of Pharmaceutical Sciences, Southern Medical University, Guangzhou, China

## Abstract

Autoimmune diseases are characterized by the presence of serum autoantibodies of various specificities but the significance of these autoantibodies in the development of symptoms is unclear. Most studies have been carried out using polyclonal sera. However, antibodies' effects depend on Fab-mediated diversity in epitope specificity, and also on Fc-mediated effects dependent on immunoglobulin class and subclass, immune complex-induced activation of complement, and the milieu in which the reaction occurs. Monoclonal autoantibodies have rarely been studied, but increasingly such mAb are becoming available. These include human mAb to GAD65 from patients with newly diagnosed type 1 diabetes, and mouse mAb to type II collagen that have the capacity to induce collagen antibody induced arthritis (CAIA). In both systems, there is clear evidence that the epitope specificity of the antibodies is related to the expression of the disease, and protective antibodies may occur.

* Corresponding Author's E-mail: champe@uw.edu.
‡ Corresponding Author's E-mail: nandakumar@smu.edu.cn.

**Keywords:** autoantibodies, collagen type II, glutamic acid decarboxylase, rheumatoid arthritis, type 1 diabetes

## Abbreviations

| | |
|---|---|
| ADCC | antibody-dependent cell mediated cytotoxicity |
| ACR/EULAR | American College of Rheumatology/European League Against Rheumatism consortium. |
| ACPA | anti-citrullinated protein/peptide antibody |
| ANA | antinuclear antibodies |
| ANCA | antineutrophil cytoplasmic antibodies |
| anti-Id | anti-idiotypic antibodies |
| APC | antigen presenting cell |
| CII | collagen type II |
| CA | cerebellar ataxia |
| CAIA | collagen antibody induced arthritis |
| CB | cyanogen bromide |
| CDC | complement-dependent cytotoxicity |
| CIA | collagen induced arthritis |
| ds-DNA | double stranded DNA |
| ELISA | enzyme-linked immunosorbent assay |
| GAD65 | glutamic acid decarboxylase |
| LADA | latent autoimmune diabetes in adults |
| LPS | lipopolysaccharide |
| mAbs | monoclonal antibodies |
| M3R | M3 muscarinic acetylcholine receptor |
| MHC: | major histocompatibility complex |
| MMPs | matrix metalloproteinases |
| Ncf1 | neutrophil cytosolic factor 1 |
| PC | phosphorylcholine |
| RA | rheumatoid arthritis |
| ROS | reactive oxygen species |
| SLE | systemic lupus erythematosus |
| SPS | stiff person syndrome |
| T1D | type 1 diabetes |
| TSHR | thyroid-stimulating hormone receptor |
| ZnT8 | zinc transporter 8 |

# INTRODUCTION

Our understanding of autoimmunity has progressed considerably since the early 20$^{th}$ century when Ehrlich talked of "Horror autotoxicus," and Donath and Landsteiner first described autoimmune haemolytic anaemia, a disease in which there was clear evidence of autoantibodies that bound to erythrocytes *in vivo,* leading to haemolysis and anaemia (Donath and Landsteiner 1904). In the early studies of autoimmune diseases, the demonstration of autoantibodies binding to a tissue or organ, accompanied by damage to the same tissue suggested that autoantibodies were pathogenic. However, such studies were carried out using crude tissue preparations, with serum containing multiple polyclonal antibodies, and there was increasing recognition of the involvement of lymphoid cells.

In the intervening years, it has become clear that autoimmune diseases are polygenic, with multiple loci linked to their development, many of which are associated with the major histocompatibility complex (MHC) and with particular pathways of inflammation or acquired or innate immunity that culminate in disease. Both CD4 and CD8 T cells are involved, as well as various cells and cytokines associated with inflammation (Gregersen and Behrens 2006, Cho and Gregersen 2011). Nonetheless, the serological presence of autoantibodies is of diagnostic value for the ensuing autoimmunity, as autoantibodies are often present for many years before the presentation of disease (Rantapaa-Dahlqvist et al. 2003, Nielen et al. 2004). Autoantibodies have been shown to be germ line encoded (Mo and Holmdahl 1996) and distinct genetic regions and interactions between them control autoantigen-specific IgG antibody synthesis (Nandakumar, Lindqvist, and Holmdahl 2011, Förster et al. 2012). Interestingly, epitope-specific antibody responses are associated with specific *VH* polymorphisms (Raposo et al. 2014).

The role of autoantibodies in the development of many autoimmune diseases remains elusive. A minority of autoantibodies have been shown to be pathogenic by direct transfer, either inducing disease in a fetus transplacentally from an affected mother, or by short term infusion, either to human subjects or to animals. Passive transfer of collagen type II (CII)-specific antibodies purified from rheumatoid arthritis (RA) patients induced arthritis in different strains of mice (Wooley et al. 1984, Petkova et al. 2006). Disease can be induced in naive mice using serum from arthritic mice (Stuart and Dixon 1983, Wang et al. 2000), with a cocktail of anti-CII mAbs (Terato et al. 1992, Nandakumar, Svensson, and Holmdahl 2003) or a single mAb (Nandakumar et al. 2003). Similarly, clear pathogenic effects have been confined to transfer of autoantibodies reactive with cell-surface antigens including cell adhesion molecules such as the desmogleins in the blistering skin disease pemphigus vulgaris, or receptors and ion channels, such the TSH-receptor in Graves' disease, or voltage gated $Ca^{++}$ channels in Lambert Eaton Syndrome. These studies have been supplemented by the development of animal models of diseases in which autoantibodies coincide with the development of disease, but their complexity, including T-cell interactions, limit their utility for examining the pathogenicity of autoantibodies (Reviewed in (Rowley and Whittingham 2015)).

However, passive transfer of autoantibodies will induce disease only when the antibody has a direct, independent pathogenic effect, e.g., inhibition or activation of receptor function, internalization of receptors and deposition of immune complexes. Other potential pathogenic functions including facilitated phagocytosis after opsonization and antibody-dependent cell mediated cytotoxicity (ADCC), depend on the presence of effector cells. In the absence of the appropriate effector cells, passive transfer experiments cannot reveal the pathogenic character of the tested antibody. We will discuss this issue further in the context of autoantibodies in type 1 diabetes.

Another argument that disputes a pathogenic role of autoantibodies is that the sensitivity of autoantibodies for a given disease is rarely absolute and autoantibodies can be detected in individuals who have no clinical signs of autoimmune disease. This presence of autoantibodies in the absence of acute disease does however not exclude their pathogenic role in autoimmune diseases. Other factors determine whether an individual will develop autoimmunity and autoantibody-positive healthy individuals may present protective immune features, or a non-permissive genetic background. Moreover, autoantibodies specific to distinct epitopes within a given antigen can have distinct mechanisms of action, so that autoantibodies of one epitope specificity may not be associated with disease, while other epitope specificities are associated with disease. This phenomenon is well established in myasthenia gravis, where autoantibodies directed against the acetylcholine receptor target different epitopes of the receptor (Luo et al. 2009). Depending on the epitope specificity these autoantibodies can facilitate receptor internalization via cross-linking (Drachman et al. 1978), block acetylcholine binding sites (Drachman et al. 1982), or initiate complement-mediated cytotoxicity (Engel and Arahata 1987). The relative frequency of the different antibody specificities determines the dominant pathogenic mechanism and severity of symptoms.

Similarly, in many autoimmune diseases multiple autoantibodies of differing autoantigen specificities may occur. A particular autoantibody may be a useful marker for disease, without providing evidence of pathogenicity. For example, antinuclear antibodies (ANA) demonstrable by immunofluorescence have been a major marker of multisystem autoimmune diseases such as systemic lupus erythematosus (SLE) for many years and patterns of nuclear reactivity provide considerable information about antibody specificity in the hands of a skilled operator. However, further testing using specific antigens is required to reliably distinguish levels of particular autoantibodies. Thus, SLE is associated with a range of ANA of varying specificity, and it has been considered to be an immune complex disease, in which complement activation resulting from tissue breakdown and antibody binding results in inflammation and disease. However not all antibodies are equally damaging. Levels of antibodies to double stranded DNA (ds-DNA) are strongly associated with SLE and serum levels of anti-DNA correlate very well with disease activity (Floris et al. 2016, Pan et al. 2014), whereas antibodies to single-stranded DNA do not. By contrast, levels of antibodies to the Ro/SS-A and La/SS-B cytoplasmic ribonucleoproteins that are also detected by immunofluorescence have shown no correlation with exacerbations and remissions in patients with SLE. Instead, the presence of anti-Ro/SS-A is strongly associated with the occurrence of congenital heart block in the children of mothers with anti-Ro, although the risk of having a child with congenital heart block for anti-Ro-positive mothers is only 5%, and is primarily associated with high levels of maternal anti-Ro (Jaeggi et al. 2010).

It is also possible that there are pathogenic effects associated with unrecognized autoantibodies. Antibodies to Ro and La also occur in primary Sjogren's Syndrome, which is a chronic inflammatory disease characterized by lymphocytic infiltration of the salivary and lacrimal glands resulting in dry mouth and dry eyes. Of these, anti-La is particularly abundant and may constitute up to 10% of serum IgG (Gordon et al. 1991), but no direct functional effect has been linked to anti-La. Instead, there is increasing evidence that the characteristic secretory deficit in Sjogren's Syndrome is related to the presence of autoantibodies that target the M3 muscarinic acetylcholine receptor (M3R). M3R mediates cholinergic neurotransmission in tissues innervated by the autonomic nervous system, including salivary and lacrimal glands, but also blood vessels, the bladder and the gastrointestinal tract, and plays a crucial role in exocrine secretions and gastric motility, which may also be affected in Sjogren's Syndrome (Park, Park, and Jackson 2013, Fox 2007). Both anti-Ro and anti-La can be readily measured by immunofluorescence, or by ELISA using well standardized commercial kits. By contrast, although autoantibodies targeting M3R appear more likely to be pathogenic, their investigations have been hindered by the cumbersome detection systems using inhibition of smooth muscle function. Recent development of novel detection methods may aid in the discovery of the pathogenic relevance of M3R autoantibodies (Preuss et al. 2014).

Normal antibody responses involve an initial reaction between the antigen-binding site (paratope) of the Fab region of the antibody binding and the specific epitope on the antigen, that can induce secondary effector functions, both complement-mediated and cellular, through interactions of the constant region of the heavy chain, particularly the Fc. These secondary effects depend on the structure of the Fc-region defining the Ig isotype or IgG subclass of the antibody, amplifying the effect of antigen-antibody interactions by complement activation, or binding to Fc-receptor bearing cells such as monocytes, macrophages, dendritic cells, neutrophils, mast cells and natural killer cells. Similar complexity is also characteristic of autoantibody responses which adds to the challenge of examining pathogenicity of autoantibodies in a polyclonal response.

In contrast to the antigen specificity contained in the Fab part of the autoantibodies, the Fc part of these antibodies is mainly involved in their effector functions. This Fc part is glycosylated in Asn-297 of the CH2 domain with different types of sugars (Arnold et al. 2007), which are essential to maintain the structural integrity of the antibody (Krapp et al. 2003) and alterations to it significantly affect its effector functions including susceptibility to proteolytic degradation, clearance rate, ADCC and complement-dependent cytotoxicity (CDC) (Arnold et al. 2007). Specific removal of sugars from the Fc part was found to attenuate inflammation in several autoimmune diseases, for example in anti-CII mAb induced arthritis (Nandakumar 2018), KBN serum induced arthritis (Albert et al. 2008), Antineutrophil cytoplasmic antibodies (ANCA)-mediated vasculitis (van Timmeren et al. 2010) and epidermolysis bullosa acquisita (Hirose et al. 2012). Increased sialylation of arthritogenic CII or citrullinated CII peptide antibodies was shown to attenuate their pathogenic activity (Ohmi et al. 2016). Before the onset of arthritis, epitope spreading (van der Woude et al. 2010), avidity maturation, and changes towards a pro-inflammatory Fc glycosylation (Rombouts et al. 2015) occur in the autoantibodies. Interestingly, N-glycans present in the variable domain of the antibodies were also shown to affect binding to citrullinated antigens (Rombouts et al. 2016, van de Bovenkamp et al. 2018). Hence, more understanding of the properties of autoantibodies in different autoimmune diseases is required to develop ways to target IgG to attenuate inflammation in autoantibody mediated pathologies.

In this chapter we examine evidence for pathogenic autoantibodies in two systems where monoclonal antibodies are available for study. The first system is collagen antibody induced arthritis (CAIA), a disease with many similarities to human rheumatoid arthritis produced by mouse monoclonal antibodies to type II (cartilage) collagen. The second system is type 1 diabetes (T1D), and involves studies with monoclonal antibodies to the enzyme glutamic acid decarboxylase (GAD65), derived from human patients with newly diagnosed T1D. The enzyme GAD65 occurs in insulin-producing cells in the pancreas, and also in GABA-producing cells in the brain, and autoantibodies to GAD65 occur in both T1D, and also in neurological diseases, including stiff person syndrome (SPS).

## Rheumatoid Arthritis, Collagen Induced Arthritis and Collagen Antibody Induced Arthritis

Human rheumatoid arthritis (RA) has generally been considered to be an autoimmune disease, based on the presence of autoantibodies, historically rheumatoid factor, and more recently antibodies to various citrullinated proteins (ACPA), routinely measured as antibodies to cyclic citrullinated peptides (anti-CCP). However, neither of these autoantibody populations is joint specific. In 1970 Steffen (Steffen 1970) proposed type II collagen (CII) as the elusive joint specific autoantigen. In the intervening years, antibodies to CII have been detected repeatedly in both serum and synovial fluids from patients with RA, particularly early in the disease although levels may decrease as the disease progresses (Cook et al. 1996, Fujii et al. 1992, Pereira et al. 1985). Anti-CII is synthesized within the joint (Lindh et al. 2014), and immune complexes containing collagen have been described in synovial fluid (Clague and Moore 1984, Luthra et al. 1975, Steffen, Ludwig, and Knapp 1974). Moreover, passive transfer of CII-specific IgG antibodies purified from RA patients induced arthritis in different strains of mice (Wooley et al. 1984, Petkova et al. 2006).

Collagen induced arthritis (CIA) was developed as a model of human RA, and is induced in susceptible strains of rats, mice, and primates following injection of native, triple helical CII (Cathcart et al. 1986, Courtenay et al. 1980, Yoo et al. 1988, Trentham, Townes, and Kang 1977). The T-cell response is MHC-restricted and affected animals produce high levels of anti-CII, with development of an arthritis that has the clinical and histological features of human RA. Arthritis can also be induced in naive mice using serum from arthritic mice (Stuart and Dixon 1983, Wang et al. 2000). Various monoclonal antibodies have been prepared from immunized mice, and the major B cell epitopes have been mapped to conformational epitopes on the CII triple helix (cyanogen bromide (CB) fragments 8 to 11). A comparable disease, collagen antibody induced arthritis (CAIA), can be induced in naive mice by injection of combinations of these anti-CII mAbs (Terato et al. 1992, Nandakumar, Svensson, and Holmdahl 2003) or even a single mAb (Nandakumar et al. 2003) and some of the best insight into the role of autoantibodies in the effector phase of an immune response comes from these studies of arthritis induced by autoantibodies to CII.

CAIA is induced by injecting a cocktail of arthritogenic mAbs intravenously at day 0, usually followed by intraperitoneal injection of a secondary stimulus, commonly lipopolysaccharide from *Escherichia coli*. Inflammation starts within 24-72 hours (rapid onset), depending on the genetic background of the mice. The secondary stimulus enhances the incidence and severity of CAIA by decreasing the threshold for disease induction, bypassing epitope specificity, increasing pro-inflammatory mediators and by activating the complement components via signaling through toll-like receptor(s). The phenotype of the ensuing inflammation depends greatly on the nature of the secondary stimulus and the genetic background of the mice. LPS or lipomannan result in acute arthritis, where inflammation is resolved after 21 to 30 days (Nandakumar, Svensson, and Holmdahl 2003, Kelkka et al. 2012). In contrast, the use of mannan from baker's yeast, *Saccharomyces cerevisiae* as the secondary stimulus leads to the development of chronic arthritis in mice carrying a mutation in the Neutrophil Cytosolic Factor 1 (Ncf1) encoding gene (Hagert et al. 2018). The Ncf1 protein is part of the NADPH complex responsible for the generation of reactive oxygen species (ROS) and its stimulation has been shown to suppress arthritis in mice (Gelderman et al. 2007). Mannan activates macrophages and induces psoriasis arthritis-like disease in Ncf1-deficient mice (Khmaladze et al. 2014). The presence of arthritogenic mAbs appears to direct the inflammatory response to the joints, resulting in chronic arthritis

(Hagert et al. 2018). These results suggest that antibodies could also contribute to chronic disease manifestations and disease relapses in RA under certain *in vivo* conditions (Figure 1).

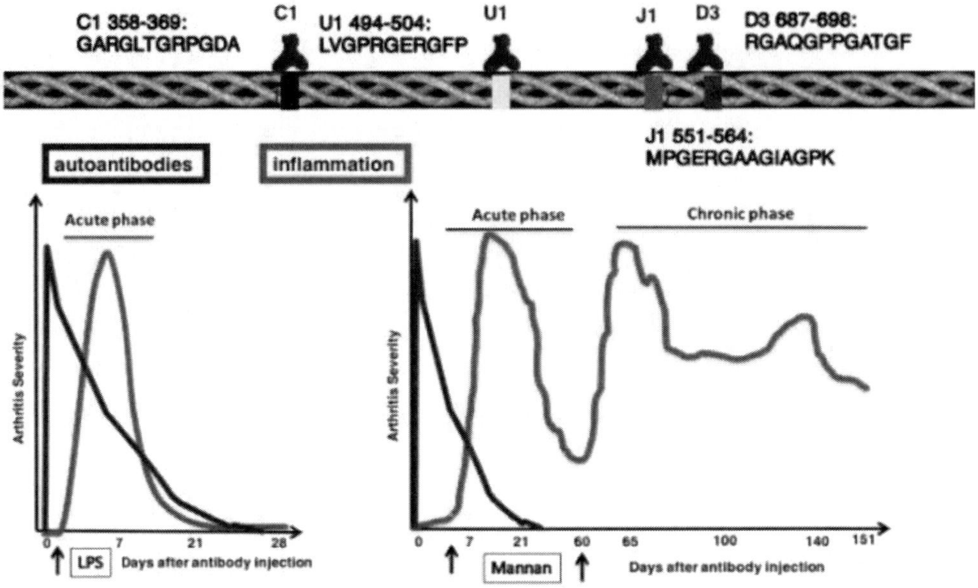


Figure 1. Anti-CII mAbs induce acute and chronic inflammation. CII- specific mAbs initiated arthritis develops into acute or chronic inflammation depending on the immune stimulus (LPS or mannan). An acute form of arthritis develops after LPS was injected, whereas upon mannan injections, a chronic form of arthritis develops in mice. C1, U1, J1 and D3 are dominant B cell epitopes present in the triple helical CII molecule. CIIC1, UL1, M2139 and CIIC2 are the mAbs binding to these epitopes respectively.

CII specific antibodies can directly cause the destruction of articular cartilage by activating the downstream effector pathways involving FcR bearing immune cells like macrophages and neutrophils (Nandakumar et al. 2003), complement activation (Hietala et al. 2004, Banda et al. 2006, Holers and Banda 2018), both inflammatory as well as anti-inflammatory cytokines including TNF-α, IL-1, MIP-1α (Kagari, Doi, and Shimozato 2002), IL4 (Nandakumar and Holmdahl 2006) and IL10 (Johansson AC et al. 2001), and various proteases including matrix metalloproteinases (MMPs) (Galligan and Fish 2012).

As CAIA is not MHC-restricted, and can be induced in mice lacking an adaptive immune system, it is an excellent model to examine the role of autoantibodies in the induction of arthritis, and various mAb to CII have been developed and tested for arthritogenicity. The pathogenic mAbs bind to the surface of the cartilage and C3 is deposited at the same site, with inflammation, bone and cartilage erosions, pannus formation and fibrin deposition. Combinations of mAb reactive with different epitopes on the CII more readily induce arthritis than any single mAb alone, and the arthritogenic mAbs that have been reported are complement-fixing mouse isotypes IgG2a or IgG2b, whereas the non-complement fixing isotype IgG1 was shown to enhance arthritis that was already initiated by IgG2a/2b mAbs (Uysal et al. 2009). It is important to note that murine IgG2a/2b are similar in their effector functions to human IgG1, while murine IgG1 resembles human IgG4 in its effector function.

Taken together, the changes seen are consistent with immune complex mediated arthritis, in which although the symptoms are entirely antibody-initiated, they represent the effector arm of an immune response primarily driven by Fc-mediated interactions and complement activation. FcRγ-chain deficient mice are completely resistant to antibody initiated inflammation (Nandakumar et al. 2003) and in mice deficient for all FcγRs (FcγRI/II/III/IV), IgG effector pathways are strongly impaired (Fransen et al. 2018). Interestingly, mice vaccinated with a fusion protein of complement factor 5a and maltose binding protein induced sustained neutralizing anti-C5a antibodies but without significantly compromising C5/C5b activity, which significantly attenuated subsequent induction of CAIA (Nandakumar 2010). Although pathogenic antibody-driven arthritis is often described as T and B cell independent, a regulatory role for these cell populations was suggested earlier (Nandakumar et al. 2004), and the importance of T cells in CAIA was emphasized further (Wang et al. 2006, Mitamura et al. 2007, Chiba et al. 2012).

**Table 1. Mouse mAb used in studies of CAIA**

| | | | | |
|---|---|---|---|---|
| Panel 1 | | | | |
| CII mAb | Subclass | Epitope location | | Reference |
| D1-2G | IgG2b | CB11 aa 124-290 | | (Hutamekalin et al. 2009) |
| A2-10 | IgG2a | CB11 aa 124-290 | | |
| F10-21 | IgG2a | CB11 aa 291-374 | | |
| D 8-6 | IgG2a | CB11 aa 291-374 | | |
| CII-3 | IgG2b | CB11 aa 124-290 | | |
| Panel 2 | | | | |
| CII-C1 | IgG2a | CB11 aa 359-63 | Sequence ARGLT** | (Nandakumar and Holmdahl 2005) |
| UL1 | IgG2b | CB8 aa 494-504 | Sequence GLVGPRGERGF | |
| CIIC2 | IgG2b | CB10 aa 687-698 | Sequence RGAQGPPGATGF | |
| M2139 | IgG2b | CB10 aa 551-564 | Sequence GERGAAGIAGPK | |
| CIIF4 | IgG2a | CB9.7 aa 926-936 | Sequence HRGFT | |

**The CI epitope (GARGLTGROGDA, O denotes hydroxyproline, located at position 358–369) (Schulte et al. 1998) consists of three distinct epitopes. CIIC1 binds the shortest part of the epitope that is critical for binding of all C1 epitopes (Nandakumar and Holmdahl 2005).

Two particular panels of CII mAbs have been generally studied (Hutamekalin et al. 2009, Nandakumar and Holmdahl 2005) (Table 1). All of the mAbs recognize conformational epitopes on the triple helix of mouse type II collagen. The first arthritogenic monoclonal antibody cocktail (Hutamekalin et al. 2009) was designed for optimal development of inflammatory arthritis and contained five mAb to epitopes within the CB11 fragment of CII that is a major antigenic region of the CII molecule and contains a major T-cell epitope at CII260-270 (von Delwig et al. 2007, Dzhambazov et al. 2005). The epitopes are closely associated on the collagen molecule model and the induced arthritis has been assumed to be immune complex mediated.

By contrast, the mAb in the second panel (Nandakumar and Holmdahl 2005) contains mAb CIIC1 that is representative of several mAb with overlapping epitopes, together defined as the C1 epitope, within the most antigenic peptide CB11, and other mAb reactive with CB peptides along the length of the CII molecule. These arthritogenic mAbs recognize epitopes on CII that share a common amino acid motif, a triplet of arginine-glycine-hydrophobic amino acids, and map to surface exposed regions on the collagen fibrils that are accessible for antibody binding (Burkhardt et al. 2005, Burkhardt et al. 2002).

One additional mAb, CIIF4, with an epitope in CB 9.7 is of note, as although it is of the complement binding subclass IgG2a, and binds strongly to collagen as tested by ELISA, it is not arthritogenic individually, and appears to be protective, reducing the arthritis induced when included as part of an antibody cocktail (Burkhardt et al. 2005, Burkhardt et al. 2002, Nandakumar et al. 2008). However, the mechanisms for protective effects of CIIF4 are far from clear. Some possibilities are as follows: 1) a steric hindrance for pathogenic antibody binding to the cartilage could very well reduce the inflammation induced by arthritogenic antibodies; 2) a steric hindrance of proteolytic degradation of collagen in the N-telopeptide region, which is close to the cross links in the fibril, by stromelysin, because the F4 epitope colocalizes in the quaternary collagen structure with the stromelysin cleavage sites on adjacent molecules (Wu et al. 1991, Schulte et al. 1998); 3) having protective IgG N-glycome profile, like enriched sialic acid structures that have been shown to have anti-inflammatory properties (Anthony and Ravetch 2010); 4) induction of anti-idiotypic immune-regulatory responses directed toward cross-reactive idiotopes on CII-specific antibodies (Nordling, Kleinau, and Klareskog 1992).

However, although there is strong evidence that CAIA is a good example of an immune complex-mediated disease for which Fc-mediated interactions are essential (Reviewed in (Rowley, Nandakumar, and Holmdahl 2008)), antibody mediated cartilage damage could also be independent of disease development and in the absence of any other pathogenic inflammatory factors or the action of immunocytes (Nandakumar et al. 2008, Croxford et al. 2013). Antibodies alone could initiate the pathogenic events even before the inflammatory phase of the disease, and significant level of proteoglycan depletion has been observed within 72 hours after antibody injection into the mice (Nandakumar et al. 2008). Furthermore, following antibody injection, but prior to onset of inflammation, pain-like behavior was observed, which outlasted the symptoms of arthritis (Bas et al. 2012). These differences in the arthritogenicity of the mAb cannot be easily explained by the affinity or the subclass of the antibody, but appear to be related to the specificity of the antibody and its interaction with the collagen fibrils in the joint.

Articular cartilage is a relatively acellular tissue in which chondrocytes produce and maintain an abundant extracellular matrix with a highly organized network of fibrils of CII and other less abundant collagens such as CIX and CXI that interact with negatively charged proteoglycans, hyaluronan, and other components to maintain cartilage stability. In adult cartilage chondrocytes are relatively inert, and matrix turnover and synthesis occurs only slowly, and when damaged the matrix is not readily replaced. Accordingly, "arthritogenic" epitopes could involve regions of the CII molecule that interfere with these intra-cartilaginous interactions, either among chondrocytes or other matrix components. This has been tested for the four mAb described in Panel 2 in Table 1..Effects of the arthritogenic mAbs included inhibition of collagen fibrillogenesis *in vitro* (Gray et al. 2004), abnormalities in chondrocyte morphology, and matrix synthesis in primary cultures of bovine chondrocytes, and damage to pre-existing matrix in cartilage explant cultures (Table 2).

**Table 2. Mouse mAb used to induce collagen antibody induced arthritis (Nandakumar and Holmdahl 2005)**

| mAb | CIIC1 | UL1 | M2139 | CIIF4 |
|---|---|---|---|---|
| Arthritogenic in vivo (Mouse) | Yes | Yes | Yes | No |
| Effects on fibrillogenesis in vitro (Gray et al. 2004) | | | | |
| | Inhibition | nt* | Inhibition | No effect |
| Effects in chondrocyte cultures (Amirahmadi et al. 2005, Amirahmadi et al. 2004, Nandakumar et al. 2008) | | | | |
| Chondrocytes | Normal | Vacuolated | Pleiomorphic | Normal |
| Collagen fibrils | Thin | Normal | Thick, aggregated | Normal |
| Matrix synthesis | Increased | Normal | Normal | Normal |
| Effects in cartilage cultures (Crombie et al. 2005, Nandakumar et al. 2008) | | | | |
| mAb | CIIC1 | UL1 | M2139 | CIIF4 |
| Proteoglycan loss | Yes | Yes | Yes | No |
| Collagen denaturation | Yes | Yes | Yes | No |
| Collagen loss | Yes | Yes | Yes | No |

*not tested.

## POSSIBLE LINK TO HUMAN RA

Despite the clear evidence of pathogenicity for autoantibodies to collagen in CAIA, and the possible evidence for a similar role for collagen autoantibodies in human RA by passive transfer experiments, there is no well-established and widely utilized assay to measure antibodies to collagen in human sera, and the lack of human monoclonal antibodies to CII further hinders the investigation of the role of antibodies in human RA, although the dominant B cells epitopes recognized by mAbs generated in mice are highly conserved among the species including humans (Burkhardt et al. 2005, Burkhardt et al. 2002, Lindh et al. 2014, Snir et al. 2010).

Other autoantibodies, especially rheumatoid factor, and anti-citrullinated protein/peptide antibody (ACPA) are strongly associated with RA and disease severity, and their presence are used as classification criteria for RA by the American College of Rheumatology/European League Against Rheumatism (ACR/EULAR) consortium. In a prospective study of early RA in which serum antibodies to CII, measured as antibodies to the CB10 peptide fragment of CII, ACPA, and rheumatoid factor were followed longitudinally and correlated with disease outcome, all three autoantibody populations occurred equally frequently, and the presence of all three autoantibodies occurring together was the best marker of disease severity, although ACPA tended to be associated with more erosive arthritis (Whittingham, Stockman, and Rowley 2017). This is consistent with several studies that suggest an important pathogenic role for ACPA in RA, including association with more severe arthritis (van Gaalen et al. 2004), activation and differentiation of osteoclasts (Harre et al. 2012, Harre et al. 2015) leading to bone loss even before the onset of arthritis (Kleyer et al. 2014) and pain (Wigerblad et al. 2016), activation of macrophages and complement (Trouw et al. 2009). However, ACPAs recognizing CII epitopes can be detected in RA (Ge et al. 2018) and have been shown to be pathogenic in experimental arthritis (Holers, and Banda 2018) and IgG antibodies directed toward a synthetic citrullinated C1 peptide were detectable in early RA patients with a prevalence of 40% (Crombie et al. 2005). It may well be that both anti-CII and ACPA contribute to immune complex formation. Anti-CII may be the initiating antibody, but once on-going inflammation is established, the specificity of the initiating autoantibodies (anti-CII) may become an ongoing but minor component of the flagrant inflammatory response as RF and antibodies to various citrullinated neo-antigens become the driving force for the feedback loop involving inflammation, cytokine production, matrix damage and chondrocyte activation.

## TYPE 1 DIABETES

There is another human disease in which autoantibodies have been well studied and documented, and where human monoclonal autoantibodies are available, and that is type 1 diabetes. Type 1 diabetes (T1D) is an organ specific autoimmune disease, characterized by the destruction of the insulin-producing beta cells in the pancreas. During disease progression the pancreatic islets are infiltrated by CD4 and CD8 T-cells, B-cells, macrophages and dendritic cells (insulitis) (Foulis and Stewart 1984). While CD4 and CD8 subsets of T-cells have been considered to be essential in the destruction of the islet beta-cells, the role of B-cells and their antibodies in T1D has not been fully established.

A major hallmark of the autoimmunity leading to T1D is the presence of autoantibodies to beta cell antigens. At the time of clinical diagnosis, 94% of patients with T1D present with circulating autoantibodies directed against one or more of four autoantigens present in the pancreatic beta cells. The four beta cell antigens most frequently targeted are insulin, the smaller isoform of glutamic acid decarboxylase (GAD65), protein-tyrosine-phosphatase like protein IA-2, and the Zinc Transporter 8 (ZnT8) (Katsarou et al. 2017). Recent cohort studies in children with genetic susceptibility for the development of T1D have revealed that these autoantibodies appear already during the first years of life (Regnell and Lernmark 2017, Ziegler et al. 1999). Importantly, presence of two or more autoantibodies confer a significant risk for the development of T1D later in life (Ling et al. 2018). However, the intracellular location of the autoantigens, presence of autoantibodies in the absence of acute disease, either during the prodromal period, or in individuals that do not develop T1D, and the failure of autoantibodies to induce disease in passive transfer experiments, led to the understanding that autoantibodies have no pathogenic role in T1D. In the following section, we will discuss studies that challenge this understanding.

## AUTOANTIBODIES RECOGNIZING DISEASE-SPECIFIC EPITOPES

We already briefly discussed the importance of epitope specificity for an autoantibody's effect and in the following there is evidence that epitope specificity may play a role in the pathogenicity of autoantibodies directed against GAD65. GAD is a pyridoxal phosphate (PLP) dependent enzyme that produces the inhibitory neurotransmitter GABA from glutamate. It is a found in the purkinje cells in the brain, but also in beta islet cells in the pancreas. It occurs as two isoforms GAD65 and GAD67, and controls fundamental processes such as neurogenesis, movement and tissue development. Of the isoforms, GAD67 is constitutively active and is responsive for basal GABA production, whereas GAD65 is transiently activated in response to a demand for extra GABA. Structurally, GAD65 is an obligate dimer, in which the monomeric unit consists of three domains, N-terminal (residues 1-187), PLP-binding (residues 188-463) and C-terminal (residues 464-585), with a catalytic loop (residues 422-433) from one monomer covering the active site of the other (NPHK resides 394-396) (Fenalti et al. 2007, Fenalti et al. 2008). Although the two isoforms are highly homologous in both sequence and structure, GAD65Ab occur frequently in T1D, whereas GAD67Ab are rare, and cross-react with GAD65Ab (Ali et al. 2011, Fenalti et al. 2007, Jayakrishnan et al. 2011).

GAD65Ab can be found not only in subjects with T1D, but also in individuals diagnosed with stiff-person syndrome (SPS), cerebellar ataxia (CA), autoimmune epilepsy, Latent Autoimmune Diabetes in Adults (LADA), and 1-2% of healthy individuals (Solimena and De Camilli 1991, Baekkeskov et al. 1990, Towns and Pietropaolo 2011). The presence of GAD65Ab in these different phenotypes supports the notion that the autoantibodies do not have a pathogenic role. However, there is evidence that GAD65Ab in T1D do show some disease-specific patterns of reactivity, although epitope mapping to identify disease-specific pattern is complicated by the conformational nature of many of these epitopes (Tuomi et al. 1994). This characteristic limits the use of peptides and deletion mutants traditionally used for epitope mapping. Fusion proteins of GAD65 and its closely related isoform GAD67 successfully identified two major epitope regions located in the middle and at the carboxy-terminal part of the molecule (Falorni et al. 1996, Daw and Powers 1995). However, even these fusion proteins do not always faithfully represent the three-dimensional structure of GAD65, resulting in loss of epitopes (Binder et al. 2004). Competition assays with GAD65Ab of unknown epitope specificity and recombinant Fab derived from GAD65-specific monoclonal antibodies allowed the characterization of specific conformational epitopes (Padoa et al. 2003). To investigate disease-specific GAD65Ab characteristics, studies with monoclonal GAD65Ab with diverse epitope specificities were conducted in different GAD65Ab-positive clinical phenotypes. For a summary of these monoclonal antibodies and their relative epitope regions, please see Table 3.

**Table 3. Monoclonal GAD65-specific antibodies**

| GAD65 mAb | Origin | Epitope | Reference |
|---|---|---|---|
| B78 | Human | Conformational<br>Located in helix 14 (residues 522–540) and the adjacent C-terminal flexible loop in the α and β faces of the C-terminus | (Tremble et al. 1997) |
| B96.11 | Human | Conformational<br>Located at residues 308–365 | (Tremble et al. 1997) |
| DPA | Human | Conformational<br>Located in helices 13 and 15 | (Madec et al. 1996) |
| DPC | Human | Conformational<br>Crucial amino acids located in two regions (residues 134–242 and residues 366–413) | (Madec et al. 1996) |
| DPD | Human | Conformational<br>Located at residues 96–173 | (Madec et al. 1996) |
| 221 | Mouse | Conformational<br>Located at residues 221-442 | (Ziegler et al. 1996) |
| N-GAD65mAb | Mouse | Linear<br>Located at residues 4-22 | (Hampe et al. 2001) |

GAD65Ab-positive serum samples obtained from patients with T1D, SPS, CA, LADA, autoimmune epilepsy and healthy individuals were analyzed for their GAD65Ab epitope specificity and disease-specific epitope patterns were identified (Table 4).

Overall, epitopes appeared to be located within two separate clusters (ctc1 and ctc2) around different faces of the C-terminal domain, with epitope sites within the PLP- and N-terminal domains that were separated in the linear sequence in juxtaposition on the crystal structure. Moreover, published data suggested that a response biased towards one or other of the two epitope regions aligned with different clinical expressions of diabetes. Thus, reactivity with ctc1 was associated with LADA, or with a subset of ketosis-prone

T1D with a higher beta-cell functional reserve and a more benign clinical course, whereas reactivity with ctc2-epitopes was associated with high-risk HLA-DQ alleles and rapidly progressive diabetes (Fenalti et al. 2008).

**Table 4. GAD65Ab epitope specificities in different clinical phenotypes**

| | T1D | LADA | Healthy Individuals | SPS | CA | Autoimmune epilepsy |
|---|---|---|---|---|---|---|
| B78 | - | - | - | +++ | +++ | ++ |
| B96.11 | +++ | + | - | ++ | ++ | ++ |
| DPD | ++ | +++ | + | +++ | + | ++ |
| 144 | - | - | - | + | + | - |
| DPA | + | + | +++ | +++ | - | + |
| 221 | +++ | + | ++ | - | NA | - |
| DPC | ++ | + | - | + | NA | - |

Different GAD65Ab-positive clinical phenotypes showed distinct, disease-specific GAD65 binding patterns. GAD65Ab in neurological disorders recognized a wide range of epitopes (Raju et al. 2005, Manto et al. 2007, Liimatainen et al. 2018), while healthy individuals showed weaker binding to fewer epitopes. GAD65Ab present in T1D patients showed binding characteristics distinct from all other clinical phenotypes, including LADA patients (Padoa et al. 2003). At the very least, the presence of disease-specific GAD65Ab epitope pattern may be used as a reflection of different underlying autoimmune responses.

The question remains, do these disease-specific autoantibodies have a pathogenic effect? The observation that passive transfer of T1D-associated autoantibodies does not induce diabetes in mice suggested that autoantibodies have no pathogenic role in T1D. Above, we discussed some of the antibody-mediated effects that depend on the presence of effector cells and may be missed in passive transfer experiments. Another antibody-mediated mechanism that is dependent on effector cells is the facilitation of antigen uptake and peptide presentation to T-cells. Antigen-specific B-cell receptors and Fc receptors on monocytes, macrophages, and dendritic cells increase the efficiency of antigen capture by antigen presenting cells and thus lower the threshold for a T-cell response (Manca et al. 1991).

The importance of antibody-facilitated antigen uptake and presentation in autoimmune diabetes has been demonstrated in transgenic mice, which express an experimental autoantigen in pancreatic beta cells (Harbers et al. 2007, Silva et al. 2011). Here, administration of autoantibody or autoantigen-specific T-cells alone did not induce islet destruction. Only administration of both autoantibodies and antigen-specific T-cells triggered severe autoimmune diabetes. These data show that autoantibodies can potently enhance the activation of effector T-cells in response to cross-presented self antigen. Remarkably, this pathway was dependent on Fc receptors supporting antibody-facilitated antigen uptake and presentation as an involved mechanism. Early studies suggested that

GAD65Ab facilitate antigen uptake and presentation in T1D, as presence of GAD65Ab significantly stimulated T-cell responses in a Fc receptor-dependent way (Reijonen et al. 2000).

Moreover, besides facilitating antigen uptake, antibodies can dictate the nature of the presented autoantigenic peptides via their epitope-specificity (Manca et al. 1988, Simitsek et al. 1995). Proteolysis of antigen-antibody complexes yield protein fragments that are not observed in the absence of antibody. This bias in processing of antigen complexed with antibody may stem from antibody-mediated protection of distinct peptide sequences from degradation and/or sequestering of peptide sequences and interference with the loading of peptides onto MHC molecules (Watts 1993). This may have consequences for the ensuing T-cell response, in particular when otherwise cryptic T-cell determinants are presented. Studies with GAD65Ab revealed that if the epitopes recognized by the autoantibody overlap with those recognized by the T-cells, presentation of the peptide and ensuing T-cell responses are reduced, while T-cell determinants distant from the antibody epitope were presented more potently (Jaume et al. 2002, Banga et al. 2004)Thus, modulation of GAD65 presentation to autoreactive T-cells by disease-associated GAD65Ab may contribute to the initiation and/or perpetuation of the autoimmune process by altering the spectrum of T-cell determinants expressed by antigen-presenting cells and thus altering the focus of the T-cell response.

A more direct pathogenic effect of GAD65Ab has been revealed in neurological diseases. The significance presence of b78-like GAD65Ab in neurological disorders and the relative absence of this epitope specificity in healthy individuals and diabetic individuals suggested a pathogenic role for this epitope specificity in neurological diseases. Interestingly, and in contrast to other GAD65Ab, b78 is the mAb that has been clearly shown to be enzyme inhibitory. In both *in vivo* and *in vitro* investigations of GAD65Ab b78, the antibody was found to interfere with GABAergic neurotransmission, leading to a hyper-excitable state characteristic for patients with SPS. GAD65 has two functions related to GABAergic neurotransmission. It catalyzes the decarboxylation of glutamate to yield the inhibitory neurotransmitter GABA, and it associates with the cytosolic face of GABAergic vesicles to mediate the axonal transport of these vesicles to the synaptic cleft (Buddhala et al. 2012, Jin et al. 2003). In cerebellar slice experiments GAD65Ab b78 depressed the inhibitory synaptic transmission through interference with the association of GAD65 and the cytosolic face of GABA-containing vesicles (Manto et al. 2015). As a result, GABAergic neurotransmission is inhibited, possibly causing the reduced GABA levels observed in patients with GAD65Ab-associated neurological disorders. In contrast, the T1D-associated GAD65Ab b96.11 had no effect on GABAergic neurotransmission (Manto et al. 2007, Manto et al. 2015). These results suggest that GAD65Ab of a b78-like epitope recognition have a pathogenic role in neurological disorders, while GAD65Ab of a b96.11-like epitope recognition do not. The observed differences in associated mechanisms may explain why neurological symptoms are primarily associated with b78-like GAD65Ab, and not with b96.11-like GAD65Ab present in patients with T1D (Figure 2).

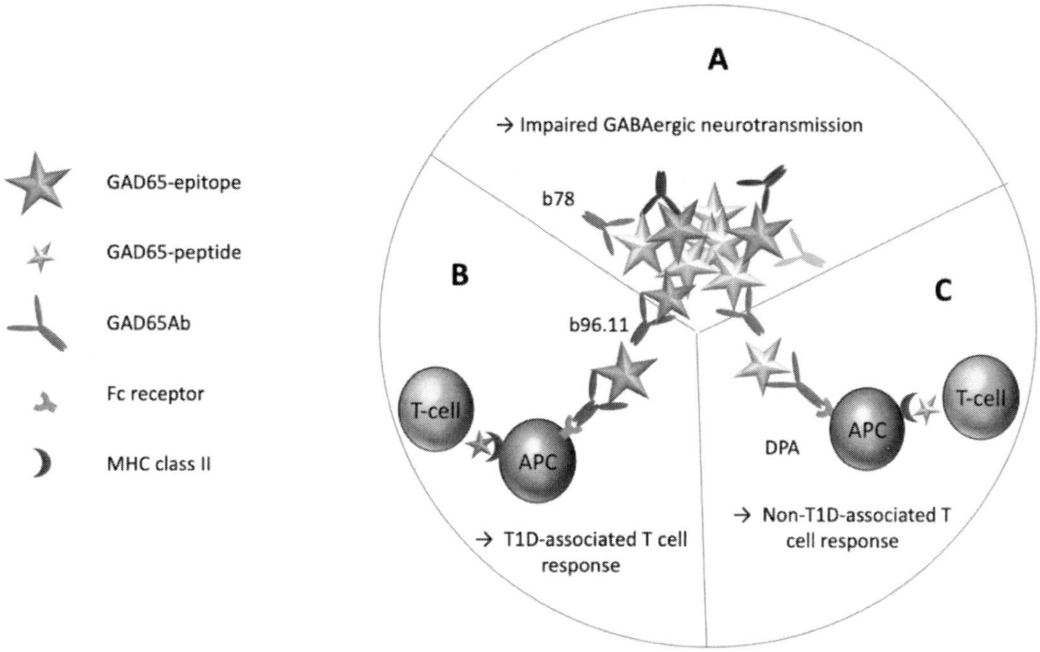


Figure 2. GAD65Ab epitope specificities associated with different clinical phenotypes and possible effects on disease development. A: Epitope binding by GAD65Ab in patients with SPS interferes with the ability of GAD65 to a) catalyze the decarboxylation of glutamate to GABA and b) to transport GABAergic vesicles to the synapsis. This results in a reduction in GABAergic neurotransmission as characteristic for SPS pathogenesis. B and C: GAD65Ab mediate GAD65 uptake by antigen presenting cells (APC). Depending on the epitope specificity of the GAD65Ab, different molecular structures are protected or exposed to proteolytic cleavage, resulting in the presentation of disease-specific GAD65-peptides on the APC's MHC class II molecules. This can activate T cell responses associated with T1D (B) or other autoimmune diseases (C).

## PROTECTIVE AUTOANTIBODIES

In the previous sections we have discussed autoantibodies in terms of pathogenesis, but autoantibodies can also have protective functions, as described above for mouse mAb CIIF4 that reduces arthritis in mice injected with a combination of arthritogenic antibodies to CII. In that case, the mechanism of protection is unclear, although it seems likely that it is epitope-related, as the mAb is of the same complement-fixing isotype (IgG2b), and reacts equally strongly with CII in antibody assays as the other arthritogenic mAbs. However, there is strong evidence that other forms of protective autoantibodies exist, which fall into three major classes: natural occurring autoantibodies, autoantibodies of the IgG4 subclass, and anti-idiotypic autoantibodies.

**Natural IgM-autoreactive antibodies** are routinely found in the sera of healthy individuals (Merbl et al. 2007) and have been ascribed with protective functions (Gronwall, Vas, and Silverman 2012). In humans, these autoantibodies are secreted by CD20+ CD43+ CD27+ B1 cells that comprise 15-20% of circulating B cells (Griffin, Holodick, and Rothstein 2011). These B cells produce IgM antibodies independent of antigenic stimulation. The resulting antibodies are of low affinity, polyreactive and recognize neo-epitopes expressed on apoptotic cells. One of the best characterized neo-epitope is phosphorylcholine (PC) (Gronwall et al. 2012, Padilla et al. 2004). PC is present in the membrane of both healthy and apoptotic cells. However, oxidative modification during apoptosis renders the otherwise hidden PC epitope accessible to immune recognition. By binding to apoptotic cells, the IgM facilitates recognition and removal of apoptotic cells (Ogden et al. 2005, Quartier et al. 2005, Chen, Park, et al. 2009, Chen, Khanna, et al. 2009), a process that is necessary to prevent secondary necrosis and the release of autoantigens and pro-inflammatory factors.

Relevance of IgM in autoimmune diseases has been demonstrated in lupus and atherosclerosis, where increased IgM levels are associated with lower disease severity (Gronwall et al. 2012, Karvonen et al. 2003). Notably, studies in a mouse model for T1D show that purified natural IgM prevented T1D (Chhabra et al. 2012) and polyclonal IgM isolated from healthy mice reversed T1D when administered to diabetes-prone mice (Wilson et al. 2018). Follow-up studies of these exciting findings are needed to investigate the involved mechanism(s).

**IgG4 Autoantibodies** (reviewed in (Koneczny 2018). The majority of human autoantibodies are of the IgG1 and IgG3 subclasses. IgG4 autoantibodies are rare and can be either pathogenic or protective (Huijbers et al. 2018). Pathogenic IgG4 autoantibodies have been identified in only a few autoimmune diseases, including pemphigus vulgaris and pemphigus folliaceous with IgG4 antibodies directed against desmogleins. In these autoimmune diseases, the pathogenic effect appears to primarily involve in direct Fab-mediated protein-protein interactions, and not mediated by Fc-dependent effector functions. In stark contrast to other IgG subclasses, the IgG4 subclass does not activate complement and is the only subclass that binds to the inhibitory FcγRIIb (Bruhns et al. 2009). This lack of effector function is mediated by single amino acids in the $C_H2$ region, preventing its binding to complement protein C1q and reducing binding to activating Fcγ receptors (Koneczny 2018). Another unique characteristic of IgG4 antibodies is their ability to engage in a process termed Fab-arm exchange (van der Neut Kolfschoten et al. 2007). Here one IgG4 half-molecule (consisting of one heavy chain bound to one light chain) associates with the half-molecule from another IgG4 antibody. The subsequent exchange of half-molecules is facilitated by the unique hinge region of IgG4 antibodies and yields IgG4 molecules with two different antigen-specificities (Aalberse and Schuurman 2002). Importantly, this process is common and IgG4 antibodies continuously engage in Fab-arm exchange (van der Neut Kolfschoten et al. 2007). Consequently, IgG4 is unable to cross-link identical antigens. These characteristics are consistent with the observation that IgG4 is mostly associated with anti-inflammatory immune responses. IgG4 may protect against antibodies of other IgG subclasses by competition for antigen without exerting an effector function, thus blocking the harmful effect of other antibody isotypes or subclasses. The protective effect of IgG4 autoantibodies to the acetylcholine receptor has been demonstrated in rhesus monkeys, a model of human myasthenia gravis induced by an IgG1 mAb of the same idiotype (van der Neut Kolfschoten et al. 2007).

While most autoantibodies in T1D are of the IgG1 subclass, GAD65Ab and IA2-Ab of the IgG4 subclass are more frequently found among at-risk autoantibody-positive children who did not progress to T1D as compared to newly diagnosed diabetics, possibly suggesting a protective function (Couper et al. 1998, Seissler et al. 2002). In support of a protective function, GAD65Ab of both the IgG1 and IgG4 subclasses can be found in LADA patients, while GAD65Ab of the IgG4 subclass are absent in T1D patients (Hillman et al. 2004). Whether IgG4 autoantibodies directed against GAD65 and IA-2 do indeed have a protective function, or are merely a reflection of a TH2-dominated T cell response, remains to be determined.

**Anti-idiotypic antibodies** (anti-Id) recognize the idiotypic determinant – the specific antigen binding site - of an antibody (Kunkel, Mannik, and Williams 1963). Niels Jerne introduced the concept of anti-Id as regulatory factors over 40 years ago (Jerne 1974b, a, 1973). He postulated that the ability of antibodies to recognize an antigen and be recognized by other antibodies creates a balanced network that acts to regulate the humoral arm of the immune system. Anti-Id are proposed to maintain the homeostasis of the adaptive humoral immune responses by neutralizing idiotypic antibodies and regulating idiotypic antibody secretion (for reviews see (Kim 1982, Rodkey 1980)). This is specifically relevant for the regulation of naturally occurring autoantibodies (Rodkey 1980).

A protective role for anti-Id has been discussed in autoimmune diseases, including SLE, Graves' disease and T1D. In SLE, the most frequently detected autoantibodies are directed against double-stranded DNA (dsDNA). Naturally occurring anti-Id to anti-DNA antibodies can be detected in relatives of patients with SLE (Abdou et al. 1989), individuals who were in contact with such patients (Abdou et al. 1981), and even in healthy controls (Taniguchi, Chia, and Barnett 1984, Zouali and Eyquem 1983, Williams and Isenberg 1998). In marked contrast, these anti-Id are not present in most patients with active SLE (Silvestris et al. 1984, Williams et al. 1995). However, patients in remission from SLE show increased anti-Id levels and anti-Id levels are inversely correlated with disease activity (Williams and Isenberg 1998, Routsias et al. 2002). Likewise, anti-Id to autoantibodies directed against the thyroid-stimulating hormone receptor (TSHR) are associated with remission in Graves' disease (Paschke et al. 1990). In our laboratory we were able to demonstrate that anti-Id directed against GAD65Ab can be found in healthy individuals, while they are specifically missing in T1D patients (Oak et al. 2008). Anti-Id levels gradually decrease during progression to T1D (Larsson et al. 2013), and increase in T1D patients who experience a temporary remission after diagnosis of disease (honeymoon period). In contrast, patients who did not undergo a remission phase did not show an increase of anti-Id levels (Ortqvist et al. 2010). Although these findings do not establish causality, they support the hypothesis that anti-Id protect against the development and progression of T1D. Finally, administration of GAD65Ab-specific anti-Id to diabetes-prone mice prevented, or at least delayed, the onset of diabetes in these animals (Wang et al. 2012). More studies are critically needed to identify the mechanism by which such protection occurs.

## Conclusion

It is naïve to believe that most autoantibodies cause autoimmune diseases. For example, infection with group A *Streptococcus* causes pharyngitis, but acute rheumatic fever, and the long-term damage to cardiac valves that can follow, results from a cross-reactive autoimmune response with antibodies to *streptococcal* antigens that also react with heart and brain antigens (Carapetis et al. 2016). Although the cause of most autoimmune diseases is not known, and no causative agent can be specified, there is strong evidence that many autoantibodies are pathogenic and contribute directly to specific disease symptoms, but such effects are difficult to examine in a polyclonal response.

In this chapter we have used the presence of particular mAbs to two autoantigens, CII the major protein in cartilage, and GAD65 in islet cells in the pancreas, to examine the way autoantibodies can contribute to the development of autoimmune diseases. There is unambiguous evidence that mouse mAb to CII can cause immune complex mediated arthritis controlled by Fc-mediated cellular and complement interactions. Moreover, several of the mAb can cause direct Fab-mediated matrix damage *in vitro* in the absence of either inflammatory cells or complement. Such experiments are not as easy to design with human mAb, but circumstantial evidence suggests that different epitopes recognized by mAb to GAD65 are associated with different disease expressions, and that several mAb may be pathogenic *in vitro.* Protective autoantibodies have been less extensively studied, but the mAb CIIF4, reactive with CII, has been shown to be protective both *in vitro* and *in vivo,* and natural antibodies, anti-idiotype antibodies, and IgG4 human antibodies may all be protective in certain circumstances.

## ACKNOWLEDGMENTS

CSH thanks National Institutes of Health, USA for support; MJR would like to thank National Health and Medical Research Council of Australia; Arthritis Australia Project Grant and Barbara Cameron Memorial Grant for grant support; KSN would like to thank Southern Medical University, Guangzhou, China for start-up grant (C1034211, C1051004) and International exploration grant (C1051427).

## REFERENCES

Aalberse, R. C., and J. Schuurman. 2002. "IgG4 breaking the rules." *Immunology* 105 (1):9-19.

Abdou, N. I., R. Suenaga, M. Hatfield, M. Evans, and K. M. Hassanein. 1989. "Antiidiotypic antibodies against anti-DNA antibodies in sera of families of lupus patients." *J Clin Immunol* 9 (1):16-21.

Abdou, N. I., H. Wall, H. B. Lindsley, J. F. Halsey, and T. Suzuki. 1981. "Network theory in autoimmunity. In vitro suppression of serum anti-DNA antibody binding to DNA by anti-idiotypic antibody in systemic lupus erythematosus." *J Clin Invest* 67 (5):1297-304.

Albert, H., M. Collin, D. Dudziak, J. V. Ravetch, and F. Nimmerjahn. 2008. "In vivo enzymatic modulation of IgG glycosylation inhibits autoimmune disease in an IgG subclass-dependent manner." *Proc Natl Acad Sci U S A* 105 (39):15005-9. doi: 10.1073/pnas.0808248105.

Ali, F., M. Rowley, B. Jayakrishnan, S. Teuber, M. E. Gershwin, and I. R. Mackay. 2011. "Stiff-person syndrome (SPS) and anti-GAD-related CNS degenerations: protean additions to the autoimmune central neuropathies." *J Autoimmun* 37 (2):79-87. doi: S0896-8411(11)00047-3 [pii] 10.1016/j.jaut.2011.05.005 [doi].

Amirahmadi, S. F., M. H. Pho, R. E. Gray, D. E. Crombie, S. F. Whittingham, B. B. Zuasti, M. P. Van Damme, and M. J. Rowley. 2004. "An arthritogenic monoclonal antibody to type II collagen, CII-C1, impairs cartilage formation by cultured chondrocytes." *Immunol Cell Biol* 82 (4):427-34. doi: 10.1111/j.0818-9641.2004.01267.x [doi] ICB1267 [pii].

Amirahmadi, S. F., S. Whittingham, D. E. Crombie, K. S. Nandakumar, R. Holmdahl, I. R. Mackay, M. P. van Damme, and M. J. Rowley. 2005. "Arthritogenic anti-type II collagen antibodies are pathogenic for cartilage-derived chondrocytes independent of inflammatory cells." *Arthritis Rheum* 52 (6):1897-906. doi: 10.1002/art.21097 [doi].

Anthony, R. M., and J. V. Ravetch. 2010. "A novel role for the IgG Fc glycan: the anti-inflammatory activity of sialylated IgG Fcs." *J Clin Immunol* 30 Suppl 1:S9-14. doi: 10.1007/s10875-010-9405-6.

Arnold, J. N., M. R. Wormald, R. B. Sim, P. M. Rudd, and R. A. Dwek. 2007. "The impact of glycosylation on the biological function and structure of human immunoglobulins." *Annu Rev Immunol* 25:21-50. doi: 10.1146/annurev.immunol. 25.022106.141702.

Baekkeskov, S., H. J. Aanstoot, S. Christgau, A. Reetz, M. Solimena, M. Cascalho, F. Folli, H. Richter-Olesen, and P. De Camilli. 1990. "Identification of the 64K autoantigen in insulin-dependent diabetes as the GABA-synthesizing enzyme glutamic acid decarboxylase." *Nature* 347 (6289):151-6.

Banda, N. K., J. M. Thurman, D. Kraus, A. Wood, M. C. Carroll, W. P. Arend, and V. M. Holers. 2006. "Alternative complement pathway activation is essential for inflammation and joint destruction in the passive transfer model of collagen-induced arthritis." *J Immunol* 177 (3):1904-12.

Banga, J. P., J. K. Moore, N. Duhindan, A. M. Madec, P. M. Van Endert, J. Orgiazzi, and J. Endl. 2004. "Modulation of antigen presentation by autoreactive B cell clones specific for GAD65 from a type I diabetic patient." *Clin Exp Immunol* 135 (1):74-84.

Bas, D. B., J. Su, K. Sandor, N. M. Agalave, J. Lundberg, S. Codeluppi, A. Baharpoor, K. S. Nandakumar, R. Holmdahl, and C. I. Svensson. 2012. "Collagen antibody-induced arthritis evokes persistent pain with spinal glial involvement and transient prostaglandin dependency." *Arthritis Rheum* 64 (12):3886-96. doi: 10.1002/art. 37686.

Binder, K. A., J. P. Banga, A. M. Madec, E. Ortqvist, D. Luo, and C. S. Hampe. 2004. "Epitope analysis of GAD65Ab using fusion proteins and rFab." *J Immunol Methods* 295 (1-2):101-9.

Bruhns, P, B I annascoli, P England, DA Mancardi, N Fernandez, S Jorieux, and M Daëron. 2009. "Specificity and affinity of human Fcgamma receptors and their polymorphic variants for human IgG subclasses." *Blood* 113 (16):3716-25.

Buddhala, C., M. Suarez, J. Modi, H. Prentice, Z. Ma, R. Tao, and J. Y. Wu. 2012. "Calpain cleavage of brain glutamic acid decarboxylase 65 is pathological and impairs GABA neurotransmission." *PLoS ONE* 7 (3):e33002. doi: 10.1371/journal.pone.0033002 [doi] PONE-D-11-17078 [pii].

Burkhardt, H., T. Koller, A. Engström, K. S. Nandakumar, J. Turnay, H. G. Kraetsch, J. R. Kalden, and R. Holmdahl. 2002. "Epitope-specific recognition of type II collagen by rheumatoid arthritis antibodies is shared with recognition by antibodies that are arthritogenic in collagen-induced arthritis in the mouse." *Arthritis Rheum* 46 (9):2339-48. doi: 10.1002/art.10472.

Burkhardt, H., B. Sehnert, R. Bockermann, A. Engström, J. R. Kalden, and R. Holmdahl. 2005. "Humoral immune response to citrullinated collagen type II determinants in early rheumatoid arthritis." *Eur J Immunol* 35 (5):1643-52. doi: 10.1002/eji.200526000.

Carapetis, J. R., A. Beaton, M. W. Cunningham, L. Guilherme, G. Karthikeyan, B. M. Mayosi, C. Sable, A. Steer, N. Wilson, R. Wyber, and L. Zühlke. 2016. "Acute rheumatic fever and rheumatic heart disease." *Nat Rev Dis Primers* 2:15084. doi: 10.1038/nrdp.2015.84.

Cathcart, E. S., K. C. Hayes, W. A. Gonnerman, A. A. Lazzari, and C. Franzblau. 1986. "Experimental arthritis in a nonhuman primate. I. Induction by bovine type II collagen." *Lab Invest* 54 (1):26-31.

Chen, Y., S. Khanna, C. S. Goodyear, Y. B. Park, E. Raz, S. Thiel, C. Grönwall, J. Vas, D. L. Boyle, M. Corr, D. H. Kono, and G. J. Silverman. 2009. "Regulation of dendritic cells and macrophages by an anti-apoptotic cell natural antibody that suppresses TLR responses and inhibits inflammatory arthritis." *J Immunol* 183 (2):1346-59. doi: 10.4049/jimmunol.0900948.

Chen, Y., Y. B. Park, E. Patel, and G. J. Silverman. 2009. "IgM antibodies to apoptosis-associated determinants recruit C1q and enhance dendritic cell phagocytosis of apoptotic cells." *J Immunol* 182 (10):6031-43. doi: 10.4049/jimmunol.0804191.

Chhabra, P., K. Schlegel, M. D. Okusa, P. I. Lobo, and K. L. Brayman. 2012. "Naturally occurring immunoglobulin M (nIgM) autoantibodies prevent autoimmune diabetes and mitigate inflammation after transplantation." *Ann Surg* 256 (4):634-41. doi: 10.1097/SLA.0b013e31826b4ba9.

Chiba, A., R. Tajima, C. Tomi, Y. Miyazaki, T. Yamamura, and S. Miyake. 2012. "Mucosal-associated invariant T cells promote inflammation and exacerbate disease in murine models of arthritis." *Arthritis Rheum* 64 (1):153-61. doi: 10.1002/art.33314.

Cho, J. H., and P. K. Gregersen. 2011. "Genomics and the multifactorial nature of human autoimmune disease." *N Engl J Med* 365 (17):1612-23. doi: 10.1056/NEJMra1100030.

Clague, R. B., and L. J. Moore. 1984. "IgG and IgM antibody to native type II collagen in rheumatoid arthritis serum and synovial fluid. Evidence for the presence of collagen-anticollagen immune complexes in synovial fluid." *Arthritis Rheum* 27 (12):1370-7.

Cook, A. D., M. J. Rowley, I. R. Mackay, A. Gough, and P. Emery. 1996. "Antibodies to type II collagen in early rheumatoid arthritis. Correlation with disease progression." *Arthritis Rheum* 39 (10):1720-7.

Couper, J. J., L. C. Harrison, J. J. Aldis, P. G. Colman, M. C. Honeyman, and A. Ferrante. 1998. "IgG subclass antibodies to glutamic acid decarboxylase and risk for progression to clinical insulin-dependent diabetes." *Hum Immunol* 59 (8):493-9.

Courtenay, J. S., M. J. Dallman, A. D. Dayan, A. Martin, and B. Mosedale. 1980. "Immunisation against heterologous type II collagen induces arthritis in mice." *Nature* 283 (5748):666-8.

Crombie, D. E., M. Turer, B. B. Zuasti, B. Wood, D. McNaughton, K. S. Nandakumar, R. Holmdahl, M. P. Van Damme, and M. J. Rowley. 2005. "Destructive effects of murine arthritogenic antibodies to type II collagen on cartilage explants in vitro." *Arthritis Res Ther* 7 (5):R927-37. doi: ar1766 [pii] 10.1186/ar1766 [doi].

Croxford, A. M., S. Whittingham, D. McNaughton, K. S. Nandakumar, R. Holmdahl, and M. J. Rowley. 2013. "Type II collagen-specific antibodies induce cartilage damage in mice independent of inflammation." *Arthritis Rheum* 65 (3):650-9. doi: 10.1002/art.37805.

Daw, K., and A. C. Powers. 1995. "Two distinct glutamic acid decarboxylase auto-antibody specificities in IDDM target difference epitopes." *Diabetes* 44:216-220.

Donath, J, and J Landsteiner. 1904. "Ueber paroxysmale Hämogloglobinurie." *Münchener medizinische Wochenschrift* 5:1590-1593.

Drachman, D. B., R. N. Adams, L. F. Josifek, and S. G. Self. 1982. "Functional activities of autoantibodies to acetylcholine receptors and the clinical severity of myasthenia gravis." *N Engl J Med* 307 (13):769-75. doi: 10.1056/NEJM198209233071301.

Drachman, D. B., C. W. Angus, R. N. Adams, J. D. Michelson, and G. J. Hoffman. 1978. "Myasthenic antibodies cross-link acetylcholine receptors to accelerate degradation." *N Engl J Med* 298 (20):1116-22. doi: 10.1056/NEJM197805182982004.

Dzhambazov, B., M. Holmdahl, H. Yamada, S. Lu, M. Vestberg, B. Holm, O. Johnell, J. Kihlberg, and R. Holmdahl. 2005. "The major T cell epitope on type II collagen is glycosylated in normal cartilage but modified by arthritis in both rats and humans." *Eur J Immunol* 35 (2):357-66. doi: 10.1002/eji.200425637.

Engel, A. G., and K. Arahata. 1987. "The membrane attack complex of complement at the endplate in myasthenia gravis." *Ann N Y Acad Sci* 505:326-32.

Falorni, A., M. Ackefors, C. Carlberg, T. Daniels, B. Persson, J. Robertson, and A. Lernmark. 1996. "Diagnostic sensitivity of immunodominant epitopes of glutamic acid decarboxylase (GAD65) autoantibodies in childhood IDDM." *Diabetologia* 39 (9):1091-8.

Fenalti, G., C. S. Hampe, Y. Arafat, R. H. Law, J. P. Banga, I. R. Mackay, J. C. Whisstock, A. M. Buckle, and M. J. Rowley. 2008. "C-terminal clustering of autoantibody and T cell determinants on the structure of GAD65 provide insights into the molecular basis of autoreactivity." *Diabetes* 57 (5):1293-301.

Fenalti, G., R. H. Law, A. M. Buckle, C. Langendorf, K. Tuck, C. J. Rosado, N. G. Faux, K. Mahmood, C. S. Hampe, J. P. Banga, M. Wilce, J. Schmidberger, J. Rossjohn, O. El-Kabbani, R. N. Pike, A. I. Smith, I. R. Mackay, M. J. Rowley, and J. C. Whisstock. 2007. "GABA production by glutamic acid decarboxylase is regulated by a dynamic catalytic loop." *Nat Struct Mol Biol* 14 (4):280-6.

Floris, A., M. Piga, A. Cauli, and A. Mathieu. 2016. "Predictors of flares in Systemic Lupus Erythematosus: Preventive therapeutic intervention based on serial anti-dsDNA antibodies assessment. Analysis of a monocentric cohort and literature review." *Autoimmun Rev* 15 (7):656-63. doi: 10.1016/j.autrev.2016.02.019.

Foulis, A. K., and J. A. Stewart. 1984. "The pancreas in recent-onset Type 1 (insulin-dependent) diabetes mellitus: insulin content of islets, insulitis and associated changes in the exocrine acinar tissue." *Diabetologia* 26:456-461.

Fox, P. C. 2007. "Autoimmune diseases and Sjogren's syndrome: an autoimmune exocrinopathy." *Ann N Y Acad Sci* 1098:15-21. doi: 10.1196/annals.1384.003.

Fransen, M. F., H. Benonisson, W. W. van Maren, H. S. Sow, C. Breukel, M. M. Linssen, J. W. C. Claassens, C. Brouwers, J. van der Kaa, M. Camps, J. W. Kleinovink, K. K. Vonk, S. van Heiningen, N. Klar, L. van Beek, V. van Harmelen, L. Daxinger, K. S. Nandakumar, R. Holmdahl, C. Coward, Q. Lin, S. Hirose, D. Salvatori, T. van Hall, C. van Kooten, P. Mastroeni, F. Ossendorp, and J. S. Verbeek. 2018. "A Restricted Role for FcγR in the Regulation of Adaptive Immunity." *J Immunol* 200 (8):2615-2626. doi: 10.4049/jimmunol.1700429.

Fujii, K., M. Tsuji, A. Kitamura, and K. Murota. 1992. "The diagnostic significance of anti-type II collagen antibody assay in rheumatoid arthritis." *Int Orthop* 16 (3):272-6.

Förster, M., B. Raposo, D. Ekman, D. Klaczkowska, M. Popovic, K. S. Nandakumar, T. Lindvall, M. Hultqvist, I. Teneva, M. Johannesson, E. Ahlqvist, and R. Holmdahl. 2012. "Genetic control of antibody production during collagen-induced arthritis development in heterogeneous stock mice." *Arthritis Rheum* 64 (11):3594-603. doi: 10.1002/art.34658.

Galligan, C. L., and E. N. Fish. 2012. "Circulating fibrocytes contribute to the pathogenesis of collagen antibody-induced arthritis." *Arthritis Rheum* 64 (11):3583-93. doi: 10.1002/art.34589.

Ge, C., B. Xu, B. Liang, E. Lönnblom, S. L. Lundström, R. A. Zubarev, B. Ayoglu, P. Nilsson, T. Skogh, A. Kastbom, V. Malmström, L. Klareskog, R. E. M. Toes, T. Rispens, D. Dobritzsch, and R. Holmdahl. 2018. "Structural basis of cross-reactivity of anti-citrullinated protein antibodies." *Arthritis Rheumatol.* doi: 10.1002/art.40698.

Gelderman, K. A., M. Hultqvist, A. Pizzolla, M. Zhao, K. S. Nandakumar, R. Mattsson, and R. Holmdahl. 2007. "Macrophages suppress T cell responses and arthritis development in mice by producing reactive oxygen species." *J Clin Invest* 117 (10):3020-8. doi: 10.1172/JCI31935.

Gordon, T. P., M. Greer, P. Reynolds, A. Guidolin, and L. J. McNeilage. 1991. "Estimation of amounts of anti-La(SS-B) antibody directed against immunodominant epitopes of the La(SS-B) autoantigen." *Clin Exp Immunol* 85 (3):402-6.

Gray, R. E., N. Seng, I. R. Mackay, and M. J. Rowley. 2004. "Measurement of antibodies to collagen II by inhibition of collagen fibril formation in vitro." *Journal of Immunological Methods* 285 (1):55-61. doi: 10.1016/j.jim.2003.11.010 [doi] S0022175903004526 [pii].

Gregersen, P. K., and T. W. Behrens. 2006. "Genetics of autoimmune diseases--disorders of immune homeostasis." *Nat Rev Genet* 7 (12):917-28. doi: 10.1038/nrg1944.

Griffin, D. O., N. E. Holodick, and T. L. Rothstein. 2011. "Human B1 cells in umbilical cord and adult peripheral blood express the novel phenotype CD20+ CD27+ CD43+ CD70." *J Exp Med* 208 (1):67-80. doi: jem.20101499 [pii] 10.1084/jem.20101499 [doi].

Gronwall, C., E. Akhter, C. Oh, R. W. Burlingame, M. Petri, and G. J. Silverman. 2012. "IgM autoantibodies to distinct apoptosis-associated antigens correlate with protection from cardiovascular events and renal disease in patients with SLE." *Clin Immunol* 142 (3):390-8. doi: S1521-6616(12)00006-X [pii] 10.1016/j.clim.2012.01.002 [doi].

Gronwall, C., J. Vas, and G. J. Silverman. 2012. "Protective Roles of Natural IgM Antibodies." *Front Immunol* 3:66. doi: 10.3389/fimmu.2012.00066 [doi].

Hagert, C., O. Sareila, T. Kelkka, K. S. Nandakumar, M. Collin, B. Xu, S. Guérard, J. Bäcklund, S. Jalkanen, and R. Holmdahl. 2018. "Chronic Active Arthritis Driven by Macrophages Without Involvement of T Cells: A Novel Experimental Model of Rheumatoid Arthritis." *Arthritis Rheumatol* 70 (8):1343-1353. doi: 10.1002/art.40482.

Hampe, C. S., P. Lundgren, Daniels T. L., L. P. Hammerle, S. M. Marcovina, and Å. Lernmark. 2001. "A Novel Monoclonal Antibody Specific for the N-Terminal End of GAD65." *J Neuroimmunology* 113:63-71.

Harbers, S. O., A. Crocker, G. Catalano, V. D'Agati, S. Jung, D. D. Desai, and R. Clynes. 2007. "Antibody-enhanced cross-presentation of self antigen breaks T cell tolerance." *J Clin Invest* 117 (5):1361-9.

Harre, U., D. Georgess, H. Bang, A. Bozec, R. Axmann, E. Ossipova, P. J. Jakobsson, W. Baum, F. Nimmerjahn, E. Szarka, G. Sarmay, G. Krumbholz, E. Neumann, R. Toes, H. U. Scherer, A. I. Catrina, L. Klareskog, P. Jurdic, and G. Schett. 2012. "Induction of osteoclastogenesis and bone loss by human autoantibodies against citrullinated vimentin." *J Clin Invest* 122 (5):1791-802. doi: 10.1172/JCI60975.

Harre, U., S. C. Lang, R. Pfeifle, Y. Rombouts, S. Frühbeißer, K. Amara, H. Bang, A. Lux, C. A. Koeleman, W. Baum, K. Dietel, F. Gröhn, V. Malmström, L. Klareskog, G. Krönke, R. Kocijan, F. Nimmerjahn, R. E. Toes, M. Herrmann, H. U. Scherer, and G. Schett. 2015. "Glycosylation of immunoglobulin G determines osteoclast differentiation and bone loss." *Nat Commun* 6:6651. doi: 10.1038/ncomms7651.

Hietala, M. A., K. S. Nandakumar, L. Persson, S. Fahlén, R. Holmdahl, and M. Pekna. 2004. "Complement activation by both classical and alternative pathways is critical for the effector phase of arthritis." *Eur J Immunol* 34 (4):1208-16. doi: 10.1002/eji.200424895.

Hillman, M., C. Torn, H. Thorgeirsson, and M. Landin-Olsson. 2004. "IgG4-subclass of glutamic acid decarboxylase antibody is more frequent in latent autoimmune diabetes in adults than in type 1 diabetes." *Diabetologia* 47 (11):1984-9.

Hirose, J., H. Nishioka, E. Nakamura, Y. Oniki, Y. Yamashita, and H. Mizuta. 2012. "T1ρ and T2 mapping of the proximal tibiofibular joint in relation to aging and cartilage degeneration." *Eur J Radiol* 81 (10):2776-82. doi: 10.1016/j.ejrad.2011.11.019.

Holers, V. M., and N. K. Banda. 2018. "Complement in the Initiation and Evolution of Rheumatoid Arthritis." *Front Immunol* 9:1057. doi: 10.3389/fimmu.2018.01057.

Huijbers, M. G., J. J. Plomp, S. M. van der Maarel, and J. J. Verschuuren. 2018. "IgG4-mediated autoimmune diseases: a niche of antibody-mediated disorders." *Ann N Y Acad Sci* 1413 (1):92-103. doi: 10.1111/nyas.13561.

Hutamekalin, P., T. Saito, K. Yamaki, N. Mizutani, D. D. Brand, T. Waritani, K. Terato, and S. Yoshino. 2009. "Collagen antibody-induced arthritis in mice: development of a new arthritogenic 5-clone cocktail of monoclonal anti-type II collagen antibodies." *J Immunol Methods* 343 (1):49-55. doi: 10.1016/j.jim.2009.01.009.

Jaeggi, E., C. Laskin, R. Hamilton, J. Kingdom, and E. Silverman. 2010. "The importance of the level of maternal anti-Ro/SSA antibodies as a prognostic marker of the development of cardiac neonatal lupus erythematosus a prospective study of 186 antibody-exposed fetuses and infants." *J Am Coll Cardiol* 55 (24):2778-84. doi: 10.1016/j.jacc.2010.02.042.

Jaume, J. C., S. L. Parry, A. M. Madec, G. Sonderstrup, and S. Baekkeskov. 2002. "Suppressive effect of glutamic acid decarboxylase 65-specific autoimmune B lymphocytes on processing of T cell determinants located within the antibody epitope." *J Immunol* 169 (2):665-72.

Jayakrishnan, B., D. E. Hoke, C. G. Langendorf, A. M. Buckle, and M. J. Rowley. 2011. "An analysis of the cross-reactivity of autoantibodies to GAD65 and GAD67 in diabetes." *PLoS One* 6 (4):e18411. doi: 10.1371/journal.pone.0018411.

Jerne, N. K. 1973. "The immune system." *Sci Am* 229 (1):52-60.

Jerne, N. K. 1974a. "Clonal selection in a lymphocyte network." *Soc Gen Physiol Ser* 29:39-48.

Jerne, N. K. 1974b. "Towards a network theory of the immune system." *Ann Immunol (Paris)* 125C (1-2):373-89.

Jin, H., H. Wu, G. Osterhaus, J. Wei, K. Davis, D. Sha, E. Floor, C. C. Hsu, R. D. Kopke, and J. Y. Wu. 2003. "Demonstration of functional coupling between gamma - aminobutyric acid (GABA) synthesis and vesicular GABA transport into synaptic vesicles." *Proc Natl Acad Sci U S A* 100 (7):4293-8. doi: 10.1073/pnas.0730698100 [doi] 0730698100 [pii].

Johansson AC, A. S. Hansson, K. S. Nandakumar, J. Bäcklund, and R. Holmdahl. 2001. "IL-10-deficient B10.Q mice develop more severe collagen-induced arthritis, but are protected from arthritis induced with anti-type II collagen antibodies." *J Immunol* 167 (6):3505-12.

Kagari, T., H. Doi, and T. Shimozato. 2002. "The importance of IL-1 beta and TNF-alpha, and the noninvolvement of IL-6, in the development of monoclonal antibody-induced arthritis." *J Immunol* 169 (3):1459-66.

Karvonen, J., M. Päivänsalo, Y. A. Kesäniemi, and S. Hörkkö. 2003. "Immunoglobulin M type of autoantibodies to oxidized low-density lipoprotein has an inverse relation to carotid artery atherosclerosis." *Circulation* 108 (17):2107-12. doi: 10.1161/01.CIR.0000092891.55157.A7.

Katsarou, A., S. Gudbjörnsdottir, A. Rawshani, D. Dabelea, E. Bonifacio, B. J. Anderson, L. M. Jacobsen, D. A. Schatz, and Å Lernmark. 2017. "Type 1 diabetes mellitus." *Nat Rev Dis Primers* 3:17016. doi: 10.1038/nrdp.2017.16.

Kelkka, T., M. Hultqvist, K. S. Nandakumar, and R. Holmdahl. 2012. "Enhancement of antibody-induced arthritis via Toll-like receptor 2 stimulation is regulated by granulocyte reactive oxygen species." *Am J Pathol* 181 (1):141-50. doi: 10.1016/j.ajpath.2012.03.031.

Khmaladze, I., T. Kelkka, S. Guerard, K. Wing, A. Pizzolla, A. Saxena, K. Lundqvist, M. Holmdahl, K. S. Nandakumar, and R. Holmdahl. 2014. "Mannan induces ROS-regulated, IL-17A-dependent psoriasis arthritis-like disease in mice." *Proc Natl Acad Sci U S A* 111 (35):E3669-78. doi: 10.1073/pnas.1405798111.

Kim, B. S. 1982. "Mechanisms of idiotype suppression: role of anti-idiotype antibody." *Surv Immunol Res* 1 (2):126-32.

Kleyer, A., S. Finzel, J. Rech, B. Manger, M. Krieter, F. Faustini, E. Araujo, A. J. Hueber, U. Harre, K. Engelke, and G. Schett. 2014. "Bone loss before the clinical onset of rheumatoid arthritis in subjects with anticitrullinated protein antibodies." *Ann Rheum Dis* 73 (5):854-60. doi: 10.1136/annrheumdis-2012-202958.

Koneczny, I. 2018. "A New Classification System for IgG4 Autoantibodies." *Front Immunol* 9:97. doi: 10.3389/fimmu.2018.00097.

Krapp, S., Y. Mimura, R. Jefferis, R. Huber, and P. Sondermann. 2003. "Structural analysis of human IgG-Fc glycoforms reveals a correlation between glycosylation and structural integrity." *J Mol Biol* 325 (5):979-89.

Kunkel, H. G., M. Mannik, and R. C. Williams. 1963. "Individual Antigenic Specificity of Isolated Antibodies." *Science* 140 (3572):1218-9. doi: 140/3572/1218 [pii] 10.1126/science.140.3572.1218 [doi].

Larsson, H. E., I. Jonsson, A. Lernmark, S. Ivarsson, J. R. Radtke, C. S. Hampe, Skane Diabetes Prediction in, and Network Type 1 Diabetes Trial. 2013. "Decline in Titers of Anti-Idiotypic Antibodies Specific to Autoantibodies to GAD65 (GAD65Ab) Precedes Development of GAD65Ab and Type 1 Diabetes." *PLoS ONE* 8 (6):e65173. doi: 10.1371/journal.pone.0065173 [doi] PONE-D-13-08044 [pii].

Liimatainen, S., J. Honnorat, S. J. Pittock, A. McKeon, M. Manto, J. R. Radtke, C. S. Hampe, and T1D Exchange Biobank. 2018. "GAD65 autoantibody characteristics in patients with co-occurring type 1 diabetes and epilepsy may help identify underlying epilepsy etiologies." *Orphanet J Rare Dis* 13 (1):55. doi: 10.1186/s13023-018-0787-5.

Lindh, I., O. Snir, E. Lönnblom, H. Uysal, I. Andersson, K. S. Nandakumar, M. Vierboom, B. 't Hart, V. Malmström, and R. Holmdahl. 2014. "Type II collagen antibody response is enriched in the synovial fluid of rheumatoid joints and directed to the same major epitopes as in collagen induced arthritis in primates and mice." *Arthritis Res Ther* 16 (4):R143. doi: 10.1186/ar4605.

Ling, Q., J. Lu, J. Li, Q. Xu, D. Zhu, and Y. Bi. 2018. "Risk of beta-cell autoimmunity presence for progression to type 1 diabetes: A systematic review and meta-analysis." *J Autoimmun* 86:9-18. doi: 10.1016/j.jaut.2017.09.012.

Luo, J., P. Taylor, M. Losen, M. H. de Baets, G. D. Shelton, and J. Lindstrom. 2009. "Main immunogenic region structure promotes binding of conformation-dependent myasthenia gravis autoantibodies, nicotinic acetylcholine receptor conformation maturation, and agonist sensitivity." *J Neurosci* 29 (44):13898-908. doi: 10.1523/JNEUROSCI.2833-09.2009.

Luthra, H. S., F. C. McDuffie, G. G. Hunder, and E. A. Samayoa. 1975. "Immune complexes in sera and synovial fluids of patients with rheumatoid arthritis. Radioimmunoassay with monocylonal rheumatoid factor." *J Clin Invest* 56 (2):458-66. doi: 10.1172/JCI108112.

Madec, A. M., F. Rousset, S. Ho, F. Robert, C. Thivolet, J. Orgiazzi, and S. Lebecque. 1996. "Four IgG anti-islet human monoclonal antibodies isolated from a type 1 diabetes patient recognize distinct epitopes of glutamic acid decarboxylase 65 and are somatically mutated." *J Immunol* 156 (9):3541-9.

Manca, F., D. Fenoglio, A. Kunkl, C. Cambiaggi, M. Sasso, and F. Celada. 1988. "Differential activation of T cell clones stimulated by macrophages exposed to antigen complexed with monoclonal antibodies. A possible influence of paratope specificity on the mode of antigen processing." *J Immunol* 140 (9):2893-8.

Manca, F., D. Fenoglio, G. Li Pira, A. Kunkl, and F. Celada. 1991. "Effect of antigen/antibody ratio on macrophage uptake, processing, and presentation to T cells of antigen complexed with polyclonal antibodies." *J Exp Med* 173 (1):37-48.

Manto, M., J. Honnorat, C. S. Hampe, R. Guerra-Narbona, J. C. Lopez-Ramos, J. M. Delgado-Garcia, F. Saitow, H. Suzuki, Y. Yanagawa, H. Mizusawa, and H. Mitoma. 2015. "Disease-specific monoclonal antibodies targeting glutamate decarboxylase impair GABAergic neurotransmission and affect motor learning and behavioral functions." *Front Behav Neurosci* 9:78. doi: 10.3389/fnbeh.2015.00078 [doi].

Manto, M. U., M. A. Laute, M. Aguera, V. Rogemond, M. Pandolfo, and J. Honnorat. 2007. "Effects of anti-glutamic acid decarboxylase antibodies associated with neurological diseases." *Ann Neurol* 61 (6):544-51.

Merbl, Y., M. Zucker-Toledano, F. J. Quintana, and I. R. Cohen. 2007. "Newborn humans manifest autoantibodies to defined self molecules detected by antigen microarray informatics." *J Clin Invest* 117 (3):712-8. doi: 10.1172/JCI29943 [doi].

Mitamura, M., N. Nakano, T. Yonekawa, L. Shan, T. Kaise, T. Kobayashi, K. Yamashita, H. Kikkawa, and M. Kinoshita. 2007. "T cells are involved in the development of arthritis induced by anti-type II collagen antibody." *Int Immunopharmacol* 7 (10):1360-8. doi: 10.1016/j.intimp.2007.05.021.

Mo, J. A., and R. Holmdahl. 1996. "The B cell response to autologous type II collagen: biased V gene repertoire with V gene sharing and epitope shift." *J Immunol* 157 (6):2440-8.

Nandakumar, K. S. 2010. "Pathogenic antibody recognition of cartilage." *Cell Tissue Res* 339 (1):213-20. doi: 10.1007/s00441-009-0816-8 [doi].

Nandakumar, K. S. 2018. "Targeting IgG in Arthritis: Disease Pathways and Therapeutic Avenues." *Int J Mol Sci* 19 (3). doi: 10.3390/ijms19030677.

Nandakumar, K. S., M. Andren, P. Martinsson, E. Bajtner, S. Hellstrom, R. Holmdahl, and S. Kleinau. 2003. "Induction of arthritis by single monoclonal IgG anti-collagen type II antibodies and enhancement of arthritis in mice lacking inhibitory FcgammaRIIB." *Eur J Immunol* 33 (8):2269-77. doi: 10.1002/eji.200323810 [doi].

Nandakumar, K. S., E. Bajtner, L. Hill, B. Bohm, M. J. Rowley, H. Burkhardt, and R. Holmdahl. 2008. "Arthritogenic antibodies specific for a major type II collagen triple-helical epitope bind and destabilize cartilage independent of inflammation." *Arthritis Rheum* 58 (1):184-96. doi: 10.1002/art.23049 [doi].

Nandakumar, K. S., J. Bäcklund, M. Vestberg, and R. Holmdahl. 2004. "Collagen type II (CII)-specific antibodies induce arthritis in the absence of T or B cells but the arthritis progression is enhanced by CII-reactive T cells." *Arthritis Res Ther* 6 (6):R544-50. doi: 10.1186/ar1217.

Nandakumar, K. S., and R. Holmdahl. 2005. "Efficient promotion of collagen antibody induced arthritis (CAIA) using four monoclonal antibodies specific for the major epitopes recognized in both collagen induced arthritis and rheumatoid arthritis." *J Immunol Methods* 304 (1-2):126-36. doi: 10.1016/j.jim.2005.06.017.

Nandakumar, K. S., and R. Holmdahl. 2006. "Arthritis induced with cartilage-specific antibodiesis IL-4-dependent." *Eur J Immunol* 36 (6):1608-18. doi: 10.1002/eji. 200535633.

Nandakumar, K. S., A. K. Lindqvist, and R. Holmdahl. 2011. "A dominant suppressive MHC class II haplotype interacting with autosomal genes controls autoantibody production and chronicity of arthritis." *Ann Rheum Dis* 70 (9):1664-70. doi: 10.1136/ard.2011.151738.

Nandakumar, K. S., L. Svensson, and R. Holmdahl. 2003. "Collagen type II-specific monoclonal antibody-induced arthritis in mice: description of the disease and the influence of age, sex, and genes." *Am J Pathol* 163 (5):1827-37. doi: 10.1016/S0002-9440(10)63542-0.

Nielen, M. M., D. van Schaardenburg, H. W. Reesink, R. J. van de Stadt, I. E. van der Horst-Bruinsma, M. H. de Koning, M. R. Habibuw, J. P. Vandenbroucke, and B. A. Dijkmans. 2004. "Specific autoantibodies precede the symptoms of rheumatoid arthritis: a study of serial measurements in blood donors." *Arthritis Rheum* 50 (2):380-6. doi: 10.1002/art.20018.

Nordling, C., S. Kleinau, and L. Klareskog. 1992. "Down-regulation of a spontaneous arthritis in male DBA/1 mice after administration of monoclonal anti-idiotypic antibodies to a cross-reactive idiotope on anti-collagen antibodies." *Immunology* 77 (1):144-6.

Oak, S., L. K. Gilliam, M. Landin-Olsson, C. Torn, I. Kockum, C. R. Pennington, M. J. Rowley, M. R. Christie, J. P. Banga, and C. S. Hampe. 2008. "The lack of anti-idiotypic antibodies, not the presence of the corresponding autoantibodies to glutamate decarboxylase, defines type 1 diabetes." *Proc Natl Acad Sci U S A* 105 (14):5471-6. doi: 0800578105 [pii] 10.1073/pnas.0800578105 [doi].

Ogden, C. A., R. Kowalewski, Y. Peng, V. Montenegro, and K. B. Elkon. 2005. "IGM is required for efficient complement mediated phagocytosis of apoptotic cells in vivo." *Autoimmunity* 38 (4):259-64.

Ohmi, Y., W. Ise, A. Harazono, D. Takakura, H. Fukuyama, Y. Baba, M. Narazaki, H. Shoda, N. Takahashi, Y. Ohkawa, S. Ji, F. Sugiyama, K. Fujio, A. Kumanogoh, K. Yamamoto, N. Kawasaki, T. Kurosaki, Y. Takahashi, and K. Furukawa. 2016. "Sialylation converts arthritogenic IgG into inhibitors of collagen-induced arthritis." *Nat Commun* 7:11205. doi: 10.1038/ncomms11205.

Ortqvist, E., B. Brooks-Worrell, K. Lynch, J. Radtke, L. M. Bekris, I. Kockum, C. D. Agardh, C. M. Cilio, A. L. Lethagen, B. Persson, A. Lernmark, J. Reichow, S. Oak, J. P. Palmer, and C. S. Hampe. 2010. "Changes in GAD65Ab-Specific Antiidiotypic Antibody Levels Correlate with Changes in C-Peptide Levels and Progression to Islet Cell Autoimmunity." *J Clin Endocrinol Metab* 95 (11):E310-8. doi: jc.2010-0785 [pii] 10.1210/jc.2010-0785 [doi].

Padilla, N. D., C. Ciurana, J. van Oers, A. C. Ogilvie, and C. E. Hack. 2004. "Levels of natural IgM antibodies against phosphorylcholine in healthy individuals and in patients undergoing isolated limb perfusion." *J Immunol Methods* 293 (1-2):1-11. doi: 10.1016/j.jim.2004.06.011.

Padoa, C. J., J. P. Banga, A. M. Madec, M. Ziegler, M. Schlosser, E. Ortqvist, I. Kockum, J. Palmer, O. Rolandsson, K. A. Binder, J. Foote, D. Luo, and C. S. Hampe. 2003. "Recombinant Fabs of human monoclonal antibodies specific to the middle epitope of GAD65 inhibit type 1 diabetes-specific GAD65Abs." *Diabetes* 52 (11):2689-95.

Pan, N., I. Amigues, S. Lyman, R. Duculan, F. Aziz, M. K. Crow, and K. A. Kirou. 2014. "A surge in anti-dsDNA titer predicts a severe lupus flare within six months." *Lupus* 23 (3):293-8. doi: 10.1177/0961203313515763.

Park, K., S. Park, and M. W. Jackson. 2013. "The inhibitory effects of antimuscarinic autoantibodies in the sera of primary Sjogren syndrome patients on the gastrointestinal motility." *Mol Immunol* 56 (4):583-7. doi: 10.1016/j.molimm.2013.06.004.

Paschke, R., J. Teuber, I. Enger, R. Schmeidl, U. Schwedes, and K. H. Usadel. 1990. "Evidence for a role of anti-idiotypic antibodies in the induction of remission in Graves' disease." *J Autoimmun* 3 (4):441-8.

Pereira, R. S., C. M. Black, V. C. Duance, V. E. Jones, R. K. Jacoby, and K. I. Welsh. 1985. "Disappearing collagen antibodies in rheumatoid arthritis." *Lancet* 2 (8453):501-2.

Petkova, S. B., K. N. Konstantinov, T. J. Sproule, B. L. Lyons, M. A. Awwami, and D. C. Roopenian. 2006. "Human antibodies induce arthritis in mice deficient in the low-affinity inhibitory IgG receptor Fc gamma RIIB." *J Exp Med* 203 (2):275-80. doi: 10.1084/jem.20051951.

Preuss, B., S. Tunaru, J. Henes, S. Offermanns, and R. Klein. 2014. "A novel luminescence-based method for the detection of functionally active antibodies to muscarinic acetylcholine receptors of the M3 type (mAchR3) in patients' sera." *Clin Exp Immunol* 177 (1):179-89. doi: 10.1111/cei.12324.

Quartier, P., P. K. Potter, M. R. Ehrenstein, M. J. Walport, and M. Botto. 2005. "Predominant role of IgM-dependent activation of the classical pathway in the clearance of dying cells by murine bone marrow-derived macrophages in vitro." *Eur J Immunol* 35 (1):252-60. doi: 10.1002/eji.200425497 [doi].

Raju, R., J. Foote, J. P. Banga, T. R. Hall, C. J. Padoa, M. C. Dalakas, E. Ortqvist, and C. S. Hampe. 2005. "Analysis of GAD65 autoantibodies in Stiff-Person syndrome patients." *J Immunol* 175 (11):7755-62. doi: 175/11/7755 [pii].

Rantapaa-Dahlqvist, S., B. A. de Jong, E. Berglin, G. Hallmans, G. Wadell, H. Stenlund, U. Sundin, and W. J. van Venrooij. 2003. "Antibodies against cyclic citrullinated peptide and IgA rheumatoid factor predict the development of rheumatoid arthritis." *Arthritis Rheum* 48 (10):2741-9.

Raposo, B., D. Dobritzsch, C. Ge, D. Ekman, B. Xu, I. Lindh, M. Förster, H. Uysal, K. S. Nandakumar, G. Schneider, and R. Holmdahl. 2014. "Epitope-specific antibody response is controlled by immunoglobulin V(H) polymorphisms." *J Exp Med* 211 (3):405-11. doi: 10.1084/jem.20130968.

Regnell, S. E., and Å Lernmark. 2017. "Early prediction of autoimmune (type 1) diabetes." *Diabetologia* 60 (8):1370-1381. doi: 10.1007/s00125-017-4308-1.

Reijonen, H., T. L. Daniels, A. Lernmark, and G. T. Nepom. 2000. "GAD65-specific autoantibodies enhance the presentation of an immunodominant T-cell epitope from GAD65." *Diabetes* 49 (10):1621-6.

Rodkey, L. S. 1980. "Autoregulation of immune responses via idiotype network interactions." *Microbiol Rev* 44 (4):631-59.

Rombouts, Y., E. Ewing, L. A. van de Stadt, M. H. Selman, L. A. Trouw, A. M. Deelder, T. W. Huizinga, M. Wuhrer, D. van Schaardenburg, R. E. Toes, and H. U. Scherer. 2015. "Anti-citrullinated protein antibodies acquire a pro-inflammatory Fc glycosylation phenotype prior to the onset of rheumatoid arthritis." *Ann Rheum Dis* 74 (1):234-41. doi: 10.1136/annrheumdis-2013-203565.

Rombouts, Y., A. Willemze, J. J. van Beers, J. Shi, P. F. Kerkman, L. van Toorn, G. M. Janssen, A. Zaldumbide, R. C. Hoeben, G. J. Pruijn, A. M. Deelder, G. Wolbink, T. Rispens, P. A. van Veelen, T. W. Huizinga, M. Wuhrer, L. A. Trouw, H. U. Scherer, and R. E. Toes. 2016. "Extensive glycosylation of ACPA-IgG variable domains modulates binding to citrullinated antigens in rheumatoid arthritis." *Ann Rheum Dis* 75 (3):578-85. doi: 10.1136/annrheumdis-2014-206598.

Routsias, J. G., E. Touloupi, E. Dotsika, A. Moulia, V. Tsikaris, C. Sakarellos, M. Sakarellos-Daitsiotis, H. M. Moutsopoulos, and A. G. Tzioufas. 2002. "Unmasking the anti-La/SSB response in sera from patients with Sjogren's syndrome by specific blocking of anti-idiotypic antibodies to La/SSB antigenic determinants." *Mol Med* 8 (6):293-305. doi: S1528365802602939 [pii].

Rowley, M, and S Whittingham. 2015. "The Role of Pathogenic Autoantibodies in Autoimmunity." *Antibodies* 4:314-353.

Rowley, M. J., K. S. Nandakumar, and R. Holmdahl. 2008. "The role of collagen antibodies in mediating arthritis." *Mod Rheumatol* 18 (5):429-41. doi: 10.1007/s10165-008-0080-x [doi].

Schulte, S., C. Unger, J. A. Mo, O. Wendler, E. Bauer, S. Frischholz, K. von der Mark, J. R. Kalden, R. Holmdahl, and H. Burkhardt. 1998. "Arthritis-related B cell epitopes in collagen II are conformation-dependent and sterically privileged in accessible sites of cartilage collagen fibrils." *J Biol Chem* 273 (3):1551-61.

Seissler, J., K. Eikamp, M. Schott, W. A. Scherbaum, and DENIS Study Group. 2002. "IA-2 autoantibodies restricted to the IgG4 subclass are associated with protection from type 1 diabetes." *Horm Metab Res* 34 (4):186-91. doi: 10.1055/s-2002-26708.

Silva, D. G., S. R. Daley, J. Hogan, S. K. Lee, C. E. Teh, D. Y. Hu, K. P. Lam, C. C. Goodnow, and C. G. Vinuesa. 2011. "Anti-islet autoantibodies trigger autoimmune diabetes in the presence of an increased frequency of islet-reactive CD4 T cells." *Diabetes* 60 (8):2102-11. doi: 10.2337/db10-1344.

Silvestris, F., A. D. Bankhurst, R. P. Searles, and R. C. Williams, Jr. 1984. "Studies of anti-F(ab')2 antibodies and possible immunologic control mechanisms in systemic lupus erythematosus." *Arthritis Rheum* 27 (12):1387-96.

Simitsek, P. D., D. G. Campbell, A. Lanzavecchia, N. Fairweather, and C. Watts. 1995. "Modulation of antigen processing by bound antibodies can boost or suppress class II major histocompatibility complex presentation of different T cell determinants." *J. Exp. Med.* 181:1957-1963.

Snir, O., M. Widhe, M. Hermansson, C. von Spee, J. Lindberg, S. Hensen, K. Lundberg, A. Engström, P. J. Venables, R. E. Toes, R. Holmdahl, L. Klareskog, and V. Malmström. 2010. "Antibodies to several citrullinated antigens are enriched in the joints of rheumatoid arthritis patients." *Arthritis Rheum* 62 (1):44-52. doi: 10.1002/art.25036.

Solimena, M., and P. De Camilli. 1991. "Autoimmunity to glutamic acid decarboxylase (GAD) in Stiff-Man syndrome and insulin-dependent diabetes mellitus." *Trends Neurosci* 14 (10):452-7.

Steffen, C. 1970. "Antibodies to tissues." *Prog Clin Pathol* 3:226-64.

Steffen, C., H. Ludwig, and W. Knapp. 1974. "Collagen-anticollagen immune complexes in rheumatoid arthritis synovial fluid cells." *Z Immunitatsforsch Exp Klin Immunol* 147 (3):229-35.

Stuart, J. M., and F. J. Dixon. 1983. "Serum transfer of collagen-induced arthritis in mice." *J Exp Med* 158 (2):378-92.

Taniguchi, O., D. S. Chia, and E. V. Barnett. 1984. "Auto-anti-anti-DNA antibodies from SLE patients and normals." *J Rheumatol* 11 (3):291-7.

Terato, K., K. A. Hasty, R. A. Reife, M. A. Cremer, A. H. Kang, and J. M. Stuart. 1992. "Induction of arthritis with monoclonal antibodies to collagen." *J Immunol* 148 (7):2103-8.

Towns, R., and M. Pietropaolo. 2011. "GAD65 autoantibodies and its role as biomarker of Type 1 diabetes and Latent Autoimmune Diabetes in Adults (LADA)." *Drugs Future* 36 (11):847.

Tremble, J., N. G. Morgenthaler, A. Vlug, A. C. Powers, M. R. Christie, W. A. Scherbaum, and J. P. Banga. 1997. "Human B cells secreting immunoglobulin G to glutamic acid decarboxylase- 65 from a nondiabetic patient with multiple autoantibodies and Graves' disease: a comparison with those present in type 1 diabetes." *J Clin Endocrinol Metab* 82 (8):2664-70.

Trentham, D. E., A. S. Townes, and A. H. Kang. 1977. "Autoimmunity to type II collagen an experimental model of arthritis." *J Exp Med* 146 (3):857-68.

Trouw, L. A., E. M. Haisma, E. W. Levarht, D. van der Woude, A. Ioan-Facsinay, M. R. Daha, T. W. Huizinga, and R. E. Toes. 2009. "Anti-cyclic citrullinated peptide antibodies from rheumatoid arthritis patients activate complement via both the classical and alternative pathways." *Arthritis Rheum* 60 (7):1923-31. doi: 10.1002/art.24622.

Tuomi, T., M. J. Rowley, W. J. Knowles, Q. Y. Chen, T. McAnally, P. Z. Zimmet, and I. R. Mackay. 1994. "Autoantigenic properties of native and denatured glutamic acid decarboxylase: evidence for a conformational epitope." *Clin Immunol Immunopathol* 71 (1):53-9.

Uysal, H., R. Bockermann, K. S. Nandakumar, B. Sehnert, E. Bajtner, A. Engström, G. Serre, H. Burkhardt, M. M. Thunnissen, and R. Holmdahl. 2009. "Structure and pathogenicity of antibodies specific for citrullinated collagen type II in experimental arthritis." *J Exp Med* 206 (2):449-62. doi: 10.1084/jem.20081862.

van de Bovenkamp, F. S., N. I. L. Derksen, P. Ooijevaar-de Heer, K. A. van Schie, S. Kruithof, M. A. Berkowska, C. E. van der Schoot, H. IJspeert, M. van der Burg, A. Gils, L. Hafkenscheid, R. E. M. Toes, Y. Rombouts, R. Plomp, M. Wuhrer, S. M. van Ham, G. Vidarsson, and T. Rispens. 2018. "Adaptive antibody diversification through." *Proc Natl Acad Sci U S A* 115 (8):1901-1906. doi: 10.1073/pnas.171172 0115.

van der Neut Kolfschoten, M., J. Schuurman, M. Losen, W. K. Bleeker, P. Martínez-Martínez, E. Vermeulen, T. H. den Bleker, L. Wiegman, T. Vink, L. A. Aarden, M. H. De Baets, J. G. van de Winkel, R. C. Aalberse, and P. W. Parren. 2007. "Anti-inflammatory activity of human IgG4 antibodies by dynamic Fab arm exchange." *Science* 317 (5844):1554-7. doi: 10.1126/science.1144603.

van der Woude, D., S. Rantapää-Dahlqvist, A. Ioan-Facsinay, C. Onnekink, C. M. Schwarte, K. N. Verpoort, J. W. Drijfhout, T. W. Huizinga, R. E. Toes, and G. J. Pruijn. 2010. "Epitope spreading of the anti-citrullinated protein antibody response occurs before disease onset and is associated with the disease course of early arthritis." *Ann Rheum Dis* 69 (8):1554-61. doi: 10.1136/ard.2009.124537.

van Gaalen, F. A., J. van Aken, T. W. Huizinga, G. M. Schreuder, F. C. Breedveld, E. Zanelli, W. J. van Venrooij, C. L. Verweij, R. E. Toes, and R. R. de Vries. 2004. "Association between HLA class II genes and autoantibodies to cyclic citrullinated peptides (CCPs) influences the severity of rheumatoid arthritis." *Arthritis Rheum* 50 (7):2113-21. doi: 10.1002/art.20316.

van Timmeren, M. M., B. S. van der Veen, C. A. Stegeman, A. H. Petersen, T. Hellmark, M. Collin, and P. Heeringa. 2010. "IgG glycan hydrolysis attenuates ANCA-mediated glomerulonephritis." *J Am Soc Nephrol* 21 (7):1103-14. doi: 10.1681/ASN. 2009090984.

von Delwig, A., D. M. Altmann, F. G. Charlton, N. McKie, J. D. Isaacs, R. Holmdahl, and J. H. Robinson. 2007. "T cell responses to a non-glycosylated epitope predominate in type II collagen-immunised HLA-DRB1*0101 transgenic mice." *Ann Rheum Dis* 66 (5):599-604. doi: 10.1136/ard.2006.061945.

Wang, J., J. W. Fathman, G. Lugo-Villarino, L. Scimone, U. von Andrian, D. M. Dorfman, and L. H. Glimcher. 2006. "Transcription factor T-bet regulates inflammatory arthritis through its function in dendritic cells." *J Clin Invest* 116 (2):414-21. doi: 10.1172/JCI26631.

Wang, X., A. Zhang, Y. Liu, S. Chen, Z. Feng, W. Shang, M. Maziarz, J. Radtke, and C. S. Hampe. 2012. "Anti-idiotypic antibody specific to GAD65 autoantibody prevents type 1 diabetes in the NOD mouse." *PLoS ONE* 7 (2):e32515. doi: 10.1371/journal.pone.0032515 [doi] PONE-D-11-24536 [pii].

Wang, Y., J. Kristan, L. Hao, C. S. Lenkoski, Y. Shen, and L. A. Matis. 2000. "A role for complement in antibody-mediated inflammation: C5-deficient DBA/1 mice are resistant to collagen-induced arthritis." *J Immunol* 164 (8):4340-7.

Watts, C. 1993. "Suppressive effect of antibody on processing of T cell epitopes." *J Exp Med* 178:1459-1463.

Whittingham, Senga F, Alex Stockman, and Merrill J Rowley. 2017. "Collagen Autoantibodies and Their Relationship to CCP Antibodies and Rheumatoid Factor in the Progression of Early Rheumatoid Arthritis." *antibodies* 6 (2):6.

Wigerblad, G., D. B. Bas, C. Fernades-Cerqueira, A. Krishnamurthy, K. S. Nandakumar, K. Rogoz, J. Kato, K. Sandor, J. Su, J. M. Jimenez-Andrade, A. Finn, A. Bersellini Farinotti, K. Amara, K. Lundberg, R. Holmdahl, P. J. Jakobsson, V. Malmström, A. I. Catrina, L. Klareskog, and C. I. Svensson. 2016. "Autoantibodies to citrullinated proteins induce joint pain independent of inflammation via a chemokine-dependent mechanism." *Ann Rheum Dis* 75 (4):730-8. doi: 10.1136/annrheumdis-2015-208094.

Williams, R. C., Jr., C. C. Malone, G. R. Huffman, F. Silvestris, B. P. Croker, E. M. Ayoub, and S. Massengill. 1995. "Active systemic lupus erythematosus is associated with depletion of the natural generic anti-idiotype (anti-F(ab')2) system." *J Rheumatol* 22 (6):1075-85.

Williams, W. M., and D. A. Isenberg. 1998. "Naturally occurring anti-idiotypic antibodies reactive with anti-DNA antibodies in systemic lupus erythematosus." *Lupus* 7 (3):164-75.

Wilson, C. S., P. Chhabra, A. F. Marshall, C. V. Morr, B. T. Stocks, E. M. Hoopes, R. H. Bonami, G. Poffenberger, K. L. Brayman, and D. J. Moore. 2018. "Healthy Donor Polyclonal IgMs Diminish B-Lymphocyte Autoreactivity, Enhance Regulatory T-Cell Generation, and Reverse Type 1 Diabetes in NOD Mice." *Diabetes* 67 (11):2349-2360. doi: 10.2337/db18-0456.

Wooley, P. H., H. S. Luthra, S. K. Singh, A. R. Huse, J. M. Stuart, and C. S. David. 1984. "Passive transfer of arthritis to mice by injection of human anti-type II collagen antibody." *Mayo Clin Proc* 59 (11):737-43.

Wu, J. J., M. W. Lark, L. E. Chun, and D. R. Eyre. 1991. "Sites of stromelysin cleavage in collagen types II, IX, X, and XI of cartilage." *J Biol Chem* 266 (9):5625-8.

Yoo, T. J., S. Y. Kim, J. M. Stuart, R. A. Floyd, G. A. Olson, M. A. Cremer, and A. H. Kang. 1988. "Induction of arthritis in monkeys by immunization with type II collagen." *J Exp Med* 168 (2):777-82.

Ziegler, A. G., M. Hummel, M. Schenker, and E. Bonifacio. 1999. "Autoantibody appearance and risk for development of childhood diabetes in offspring of parents with type 1 diabetes: the 2-year analysis of the German BABYDIAB Study." *Diabetes* 48 (3):460-8.

Ziegler, B., M. Schlosser, F. Luhder, M. Strebelow, P. Augstein, W. Northemann, A. C. Powers, and M. Ziegler. 1996. "Murine monoclonal glutamic acid decarboxylase (GAD)65 antibodies recognize autoimmune-associated GAD epitope regions targeted in patients with type 1 diabetes mellitus and stiff-man syndrome." *Acta Diabetol* 33 (3):225-31.

Zouali, M., and A. Eyquem. 1983. "Expression of anti-idiotypic clones against auto-anti-DNA antibodies in normal individuals." *Cell Immunol* 76 (1):137-47.

In: Autoimmune Disorders
Editor: Kutty Selva Nandakumar

ISBN: 978-1-53616-046-8


*Chapter 5*

# N-GLYCANS MODULATE IGG EFFECTOR FUNCTIONS AND ANTIBODY-DEPENDENT INFLAMMATION

***Kutty Selva Nandakumar*, PhD, DSc***
School of Pharmaceutical Sciences,
Southern Medical University, Guangzhou, China

## ABSTRACT

Immunoglobulin G (IgG) is a central player in various antibody dependent autoimmune pathologies and it has many downstream effector functions involving Fcγ receptors and complement. N-linked glycans are present both in the conserved N-glycan site located at asparagine 297 on the Fc domain and in 10–20% of the Fab domain, which affects IgG effector functions and antigen binding, respectively. The N-glycans present in IgG-Fc are predominantly consist of a core-fucosylated complex biantennary structure containing 0-2 galactose residues with terminal $\alpha$2–6-linked sialic acids and/or a bisecting N-acetylglucosamine (GlcNAc). IgG-Fc glycans regulate its stability and, engagement with both the Fc receptors and complement components. Differential fucosylation, galactosylation and sialylation status of IgG-Fc influence its functional activities significantly. These alterations in N-glycans are dependent on age, sex, genes, activity of the enzymes (glycosyl transferases and glycosidases), immune factors, environmental factors and on different inflammatory conditions. Various IgG-Fc glycoforms are present in the serum of rheumatoid arthritis patients and during pregnancy. Prior to arthritis onset, change towards pro-inflammatory Fc glycosylation phenotype was observed. Modification of N-glycans in IgG-Fc by glyco-engineering or by specific cleavage using Streptococcus pyogenes secreted endoglycosidase (EndoS) attenuated joint inflammation. Similar strategies could be used to treat IgG-dependent inflammation in various target organs.

* Corresponding Author's Email: nandakumar@smu.edu.cn.

## ABBREVIATIONS

| | |
|---|---|
| ACPA | anti-citrullinated protein/peptide antibodies |
| ADC | antibody-drug conjugate |
| ADCC | antibody dependent cellular cytotoxicity |
| ADCP | antibody dependent cellular phagocytosis |
| ANCA | anti-neutrophil cytoplasmic antibodies |
| Asn297 | asparagine amino acid residue present in the CH2 domain of an antibody |
| B4GALT | β-1,4-galactosyltransferase |
| CDC | complement dependent cytotoxicity |
| CH2 | constant heavy chain domain 2 in the antibody structure |
| CR1 | complement receptor 1 |
| CR3 | complement receptor 3 |
| DC-SIGN | dendritic cell specific ICAM-3 grabbing non-integrin receptor |
| ER | endoplasmic reticulum |
| Fab | antigen binding fragment of an antibody |
| FcγR | Fc gamma receptor |
| Fuc | fucose |
| FUT8 | alpha1,6-fucosyltransferase |
| Gal | galactose |
| GlcNAc | *N*-acetylglucosamine |
| GTase | β- 1,4-galactosyltransferase |
| GWAS | genome-wide association studies |
| ICAM3 | intercellular adhesion molecule 3 (CD50) |
| IgG | immunoglobulin G |
| IgG-Fc | fragment crystallizable region of an antibody |
| IL-4 | interleukin 4 |
| IL-4α | alpha chain of the IL-4 receptor that can bind to both IL-13 and IL-4. |
| IL-33 | interleukin 33 |
| Man | mannose |
| MBP | mannose-binding protein |
| MBL | mannose-binding lectin |
| MGAT3 | β-1,4 N-acetylglucosaminyl transferase - III |
| NANA | N-acetylneuraminic acid |
| NK cells | natural killer cells |
| SHIP | src homology 2 domain–containing inositol phosphatase |
| SIGN-R1 | specific ICAM-3-grabbing non-integrin-related 1 receptor |
| ST6Gal1 | β-galactoside α2,6-sialyltransferase 1 |

# INTRODUCTION

Glycosylation is one of the most common co- and posttranslational modifications of proteins. It has a crucial role in determining the structure (three dimensional folding of proteins), functions (including its biological activities, target specification, transport, half-life, clearance and recognition by its receptors) (Ohtsubo and Marth 2006; Walsh 2010), molecular interactions, solubility and stability (in micro- as well as macro-environments) of the glycoproteins (Varki 2017; Hart and Copeland 2010). More than 50% of all the proteins are glycosylated with one or more *N*-glycans (Apweiler, Hermjakob, and Sharon 1999). During glycoprotein synthesis, sugar moieties are transferred to glycoproteins initially in the endoplasmic reticulum but most of the subsequent glycosylation steps but not all occur in the Golgi apparatus. Several glycosyl transferases, glycosidases, and nucleotide sugar transporters are present in the Golgi membrane, which are arranged from the *cis*-Golgi to the *trans*-Golgi network. Variations in the expression of glycosyl transferases, pH, integrity of peripheral membrane proteins in the Golgi, growth factor signaling, membrane dynamics, and cellular stress present in different cell types control synthesis and nature of glycoproteins (Stanley 2011). In addition, sugars added by glycosyl transferases could be removed by glycosidases, or modified by other enzymes like epimerases and sulfotransferases (Stanley 2011). Both O- and N-linked glycosylation affects biochemical and biophysical properties of glycoproteins (Marth and Grewal 2008; Moremen, Tiemeyer, and Nairn 2012; Defaus et al. 2014). Carbohydrate-mediated interactions are involved in several innate and adaptive immune responses (van Kooyk and Rabinovich 2008) including the regulation of MHC class I assembly and binding of antigenic peptides (Peaper and Cresswell 2008), transport of immune cells (Sperandio, Gleissner, and Ley 2009; Silva, Konstantopoulos, and Videira 2012), signaling of T cell receptors and apoptosis (Rudd et al. 1999; Rabinovich and Croci 2012), B-cell receptor signaling (Macauley, Crocker, and Paulson 2014), antibody functions (Arnold et al. 2007), differentiation of immune cells (Marth and Grewal 2008), recognition of pathogens (Osorio and Reis e Sousa 2011), and immune homeostasis (García-Vallejo and van Kooyk 2009), cell adhesion (Ohtsubo and Marth 2006), molecular trafficking and clearance, receptor activation (Contessa et al. 2008), signal transduction (Haltiwanger 2002), clathrin-independent endocytosis (Mathew and Donaldson 2019) and, in infectious diseases and vaccination (Alter, Ottenhoff, and Joosten 2018).

## IgG glycosylation

The structure of an IgG antibody contains two antigen-binding Fab domains linked to a single Fc domain via the hinge region. Antibodies are composed of protein (82–96%) and carbohydrates (4–18%) (Vidarsson, Dekkers, and Rispens 2014), and have several vital biological functions including opsonization, cytotoxicity, neutralization and complement activation. Among the antibody isotypes, IgG is the most abundant antibody (70-75%) present in the blood with an average half-life of 23 days. Unlike O-glycosylation, which is present in the hinge region of IgD, IgA (Arnold et al. 2007; Barratt, Smith, and Feehally 2007; Bondt et al. 2017) and 10% of IgG3 (Plomp et al. 2015), N-linked glycans are present both in the conserved *N*-glycan site located at asparagine 297 on the Fc part and 10–20% of the Fab part (Arnold et al. 2007; Abès and Teillaud 2010; Anthony, Wermeling, and Ravetch 2012) of all the IgG subclass antibodies. N-linked glycans are also present in the CH1 domains of IgM and IgE (Arnold et al. 2007). The core carbohydrate structure in IgG-Fc is N-acetyl glucosamine (GlcNAc) and mannose (Man) residues with extensions of galactose (Gal), sialic acid (NANA for N-acetylneuraminic acid), core fucose (Fuc), and bi-secting GlcNAc (Figure 1), which are added through selective enzymatic glycosylation reactions (Takahashi 1996; Wormald et al. 1997; Royston Jefferis 2005; van de Bovenkamp et al. 2016). Fab glycosylation, resulting from somatic hypermutation (Dunn-Walters, Boursier, and Spencer 2000), is present only in the variable domains and has immuno-modulatory functions (van de Bovenkamp et al. 2016). Fab glycosylation could be present in both heavy and light chains, in complementarity determining regions and in the framework regions (Zhu et al. 2002). Both Fc and Fab N-glycosylation modifications can be detected using several standard glyco-analytical and high-throughput techniques, which are compared and reviewed recently (Shubhakar et al. 2015; Trbojevic-Akmacic, Vilaj, and Lauc 2016; S. Yang et al. 2016; J.-R. Wang et al. 2017; Reiding et al. 2019).

Comparison of Fab with Fc glycosylation reveals its site-specific nature: Fucosylated digalacto-biantennary sugars with and without bisecting glycans are present on Fab, whereas fucosylated agalacto-, 1,6 arm monogalacto-, and digalacto-biantennary sugars are present on Fc. Compared to Fab, Fc glycans contain lower levels of bisecting GlcNAc, galactose but with an increased level of 2,6 than 1,3 arm and negligible levels of 1,6 arm sialylation and higher levels of fucosylation (Wormald et al. 1997; Bondt et al. 2014). At least 20 different glycoforms are possible for each IgG subclass and 90% of them consist of approximately eight glycoforms (Baković et al. 2013). Composition of normal serum IgG N-glycans are as follows: 95% fucose, 15% bisecting sugars, 45% galactose and 10% sialic acid (Baković et al. 2013). N-glycosylation site is present in both the constant CH2 domains of IgG, which can be asymmetrical with various glycans and compositions. In addition, glycosylation site in the CH2 domain at Asn297 is buried within the protein structure.

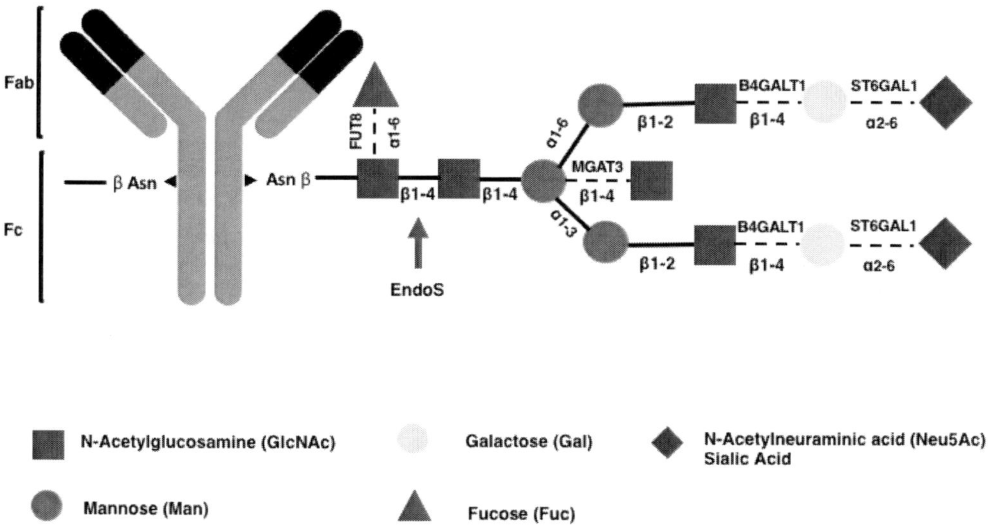


Figure 1. Structure of IgG and Fc-N-Glycans. Fragment antigen binding (Fab) region and fragment crystallizable (Fc) region are indicated. IgG-Fc contains fucose, a bisecting GlcNAc, two galactoses and two sialic acids. Invariant glycan linkages are shown in black lines and variant linkages in dotted lines. Enzymes adding sugar subunits and glycosidic linkages are given in the figure. EndoS cleavage site is indicated in red arrow mark.

In the core glycan structure, a GlcNAc with or without Fucα1-6 is attached to the amide nitrogen of Asn297. Subsequently, a GlcNAcβ1-4 is attached to this first GlcNAc. A manβ1-4 is added further, to which two Manα1-6 and Manα1-3 side-chains are linked. Both of these side-chains contain an additional GlcNAcβ1-2 with or without a Galβ1-4. Thus, the carbohydrate chain can contain 0 (G0), 1 (G1) or 2 (G2) galactose residues. Further variations including a bisecting GlcNAcβ1-4 and the capping of one or both of the terminal galactoses with a sialic acid or even a Galα1-3 residue can be found (Abès and Teillaud 2010). Inter-chain location of the sugars within the CH2 domain, the galactose added to the terminal GlcNAc residue and the level of galactosyl transferase enzyme restrict the nature of sugars attached to the IgG-Fc (Rudd et al. 2001). General or antigen-specific IgG glycosylation changes seem not only correlate with disease manifestations in many immune disorders (autoimmune diseases, viral infections and allo-immune reactions) but can also contribute in Ig-based immunotherapies (Dekkers et al. 2017). It is possible that glycans present on IgG molecules can also be responsible for selective clearance of glycoproteins by acting as a shield to protect its structure from proteases present in the serum, thereby increasing their half-life. For example, desialylated proteins are cleared faster from circulation (Morell et al. 1971) because of the accessibility of proteins having terminal galactosylation are bound and cleared by the asialoglycoprotein receptors expressed in the liver (Ashwell and Harford 1982; Stockert 1995). Similarly, the mannose receptor on immune cells binds selectively to mannose and GlcNAc residues of N-glycans and facilitates clearance of glycoproteins (S. J. Lee et al. 2002; Allavena et al. 2004). Moreover, deglycosylated IgG impede the elimination of immune complexes from the circulation (Nose and Wigzell 1983).

Various IgG subclasses are present in humans viz., IgG1 (67%), IgG2 (22%), IgG3 (7%) and IgG4 (4%) with more than 95% homology in their amino acid sequence (Burton, Gregory, and Jefferis 1986) and they are glycosylated distinctly (Wuhrer et al. 2007). Variations in the effector functions of different IgG subclasses mediated through Fc region is due to the heterogeneity of the amino acid sequences as well as the bi-antennary complex-type *N*-linked glycans attached at Asn297 present in the CH2 domain, which is conserved in all IgG subclasses and species (Anthony and Ravetch 2010). IgG2 is having high level of core-fucosylation but a low level of bisecting sugars and galactosylation, IgG1 is highly galactosylated, whereas IgG4 is having high level of core-fucosylation and bisecting GlcNAc (Wuhrer et al. 2007; Plomp et al. 2017).

The N-linked glycosylation site belongs to the classical N-glycosylation motif N-X-S/T (where N is asparagine, X any amino acid except proline, S serine, T threonine) and is defined as CH2 N84.4 (Lefranc 2014). N-glycan is initially attached in the endoplasmic reticulum (ER), where a core nascent glycan is linked through the side-chain amide nitrogen on specific asparagine residues of IgG with the transfer of a large oligosaccharide from dolichol pyrophosphate oligosaccharide and N-glycans are altered and further modified as IgG transits through the ER and Golgi. Crystallographic studies demonstrated that the two CH2 domains of IgG Fc interact through an interstitial region formed by oligosaccharides, attached at Asn-297 on each heavy chain (Deisenhofer 1981) and the carbohydrate chains do not extend into solvent but form a bridge between the two opposing CH2 domains (Sutton and Phillips 1983). Protein-oligosaccharide and oligosaccharide-oligosaccharide interactions are shown to be important in maintaining the structure of the CH2 domains (Rudd et al. 1991) and stabilizing the conformation of the Fc region (Arnold et al. 2007). Interactions between the carbohydrates and amino acids stabilize the Fc backbone and generate an open conformation for binding to C1q and Fcγ receptors (Feige et al. 2009). Interestingly, galactosylation of the α(1-6) arm but not the core fucosylation and sialylation have profound influence on its conformational equilibrium from an outstretched to a folded conformation of IgG-Fc domains (Harbison et al. 2019). The effector mechanisms of IgG are mainly dependent on the Fc part of the antibody domains (Nimmerjahn and Ravetch 2012; Weiner 2015), and the reciprocal relationship between IgG-Fc and FcγRs can be enhanced further by direct glycan-glycan interactions because of the glycoprotein nature of some of these receptors (Hayes et al. 2014; Hayes et al. 2016).

Various IgG-Fc glycoforms are present in the human sera, without galactose (G0), with one or two galactose residues (G1 or G2), or with two galactose residues and a sialic acid residue (G2S) (Parekh et al. 1985; Zauner et al. 2013). Lack of core fucose, galactose and sialic acid enhances antibody dependent cellular cytotoxicity (ADCC) in mice (Kaneko, Nimmerjahn, and Ravetch 2006; Karsten et al. 2012; Collin and Ehlers

2013) and higher level of IgG sialylation can lead to its anti-inflammatory properties (Scallon et al. 2007). Recently, anti-inflammatory properties of intravenous IgGs were reported to be dependent on the sialylated glycans present in the IgG-Fc domains (Nimmerjahn and Ravetch 2007; Schwab and Nimmerjahn 2013). IgG glycosylation is associated with various inflammatory conditions and affects most of the antibody-mediated effector functions. IgG-Fc effector functions are highly divergent because of its binding to FcγR (Schwab and Nimmerjahn 2013; Anthony, Wermeling, et al. 2008), c-type lectin receptor (Karsten et al. 2012) and the first complement component of the classical pathway, C1q (Peschke et al. 2017). IgG effector functions include antibody-mediated cellular phagocytosis, cytotoxicity of IgG-opsonized targets, endocytosis of immune complexes and antigen presentation, changes in leukocyte functions and its survival, expression of cytokines and chemokines, maturation of antigen-presenting cells, antigen processing and presentation, B-cell selection and IgG affinity maturation events, regulation of IgG production through FcγRIIb, interactions with C1q, complement activation and complement-dependent cellular cytotoxicity (Bournazos and Ravetch 2017; X. Wang, Mathieu, and Brezski 2018). In addition, Fc glycosylation was shown to have an impact on the efficacy, pharmacokinetics, *in vivo* clearance, size, mass, charge, solubility, stability, aggregation, safety and immunogenicity of monoclonal antibodies (L. Liu 2015; H. Liu et al. 2017; W. Li et al. 2017). Terminal GlcNAc and sialic acids contribute to resistance to proteolytic degradation leading to enhanced *in vivo* stability, whereas terminal galactose increases sensitivity to proteases (Raju and Scallon 2007; Raju et al. 2001).

## Activation of FcγRs and Complement

In the effector phase of antibody dependent mechanisms both FcRs and complement components play a major role and, the glycans present in the IgG-Fc regions regulate the binding of FcRs and complement components and their subsequent activation. All the IgG subclasses are highly conserved but differ in their constant region, especially in hinge region and upper CH2 domain, where both FcγR and C1q binds to the antibodies. Upon binding to Fc receptors or complement proteins, antibodies induce ADCC, release of cytokines and antibody dependent cellular phagocytosis (ADCP) or complement dependent cytotoxicity (CDC), respectively. Both complement and FcγRs are often co-expressed on neutrophils, monocytes, macrophages and dendritic cells and, act in concert to mediate the inflammatory responses in several autoimmune diseases. Different IgG subclasses have different effector functions, both in the activation of FcγR-bearing cells and in the initiation of complement cascade (Vidarsson, Dekkers, and Rispens 2014). IgG can bind to different types of effector FcγRs: Type I (FcγRI, FcγRII, FcγRIII and their isoforms), lectin-like type II (CD23 and CD209), TRIM21 and the FCRL family of receptors (Nimmerjahn and Ravetch 2008b; Pincetic et al. 2014; F. J. Li et al. 2014). Immune complex (IC) mediated activation of type I receptors induces antibody-dependent functions like cell-mediated cytotoxicity, endocytosis of IgG-opsonized particles and phagocytosis (van de Donk et al. 2016). IgG interactions with the FcγRs and the ensuing cellular responses are regulated by the affinity of the IgG Fc for the specific FcγR and the expression pattern of these receptors on the surface of effector cells (Nimmerjahn and Ravetch 2008b). Moreover, differences in glycan structures are responsible for the binding preferences of the IgG-Fc part to FcγRs by inducing differential conformational changes in the Fc configuration (Nimmerjahn and Ravetch 2008b). Larger N-glycans (for example, bi-antennary complex type with terminal galactosylation) open up the IgG-Fc part to a horseshoe like structure, whereas smaller attached N-glycans (for example, core structure) prefer a more "closed" Fc conformation. This open and closed formation greatly influences the effector functions induced by the interactions of IgG-Fc with Fc receptors (Krapp et al. 2003). Furthermore, most of the effector cells are expressing the activating and inhibitory FcγRs together, hence the ratio of the binding affinities of a specific IgG-Fc to these receptors dictates the outcome of the IgG-Fc–FcγR interactions (T. Li et al. 2017). Both aglycosylated and degalactosylated IgG are binding to the Fcγ receptors less efficiently (Deisenhofer 1981; Rudd et al. 1991; Mattu et al. 1998). Mainly, both fucosylation and galactosylation are prime mediators of IgG effector functions involving FcγR- and complement with negligible effect from bisecting sugars (Dekkers et al. 2017). Fucose is important for the quaternary structure of the IgG-Fc (Arnold et al. 2007) and its removal leads to abrogation of FcγR and C1q binding and, subsequent effector functions (Subedi, Hanson, and Barb 2014; Royston Jefferis 2009; Caaveiro, Kiyoshi, and Tsumoto 2015). IgG-Fc fucosylation has strong effects on binding to FcγRIIIa (expressed on macrophages, mast cells, and natural killer cells) and FcγRIIIb (present exclusively on neutrophils) (Sondermann et al. 2000) because of the direct interactions of glycan present in these receptors at position 162 to the IgG-Fc glycan. Crystal structure of the high affinity human Fc receptor (FcγRI) in complex with human IgG1-Fc reveals a direct recognition of Fc glycan as a major factor in receptor affinity (J. Lu et al. 2015). It was reported that core fucosylation modulates IgG-Fc affinity for the activating FcγRIIIA and defucosylation along with hypergalactosylation enhanced the affinity of IgG-Fc to FcγRIIIA several fold (Dekkers et al. 2017), which increased ADCC (Umaña et al. 1999) irrespective of sialylation at the terminal sugars (T. Li et al. 2017). But it should be mentioned that NK cells, major mediators of ADCC, are expressing only FcγRIIIA and macrophages, which express more complex pattern of FcγRs did not show any modulation in the effector functions (opsono-phagocytosis), when defucosylated antibodies were used (Bruggeman et al. 2017). It is possible that apart from defucosylation, increased bisecting sugars and/or decreased galactosylation may be required for modulating effector functions of macrophages (Bruggeman et al. 2017). On the other hand, α2,6-sialylation was shown to be critical for the anti-inflammatory activities of IgG (Kaneko, Nimmerjahn, and Ravetch 2006; Anthony, Nimmerjahn, et al. 2008), which are mediated through the interactions between IgG and type II FcRs (Anthony, Wermeling, et al. 2008) and an increase in terminal galactose enhances CDC (Raju 2008).

Similarly, IC can also activate all three pathways of the complement system, which result in the release of complement activation products (anaphylatoxins) C3a, C4a, and C5a. These anaphylatoxins can activate different complement receptors on both the innate and adaptive immune cells. Binding of IgG-Fc and activation of classical complement pathway leads to the clearance of target cells (Ricklin et al. 2010) by CR1- and CR3-dependent phagocytosis, IC-dependent tissue damage, tissue destruction by the terminal membrane attack complex, and chemotactic attraction of inflammatory immune cells through the anaphylatoxins (Shushakova et al. 2002). On the other hand, increase in galactosylation and sialylation has significantly increased C1q-binding, downstream complement deposition, and cytotoxicity independent of core fucosylation (Dekkers et al. 2017). IgG isotypes activating complement can also bind to FcγRs after the formation of highly aggregated ICs (Bruhns et al. 2009; Lux et al. 2013). However, both C1q and FcγR-binding sites on the Fc are adjacent to each other and also partially overlap. Residues in the CH2 region important for C1q binding are amino acids at positions 235, 270, 322, 329, and 331 and for FcγR binding at positions 234–239, 265–269, 297–299, and 327–330 (Vidarsson, Dekkers, and Rispens 2014). Hence, engineering of antibodies to decrease their binding to FcγRs or C1q are also found to be affected in their C1q or FcγR binding capacity (Vafa et al. 2014; Arduin et al. 2015). Recent studies demonstrate that it is possible to engineer antibodies that can activate only complement, which concluded that both complement and FcγR mediated functions are equally important in the IgG effector functions (C.-H. Lee et al. 2017). The relative importance of complement and FcγRs probably depends on the micro-environment in the target tissue and the development of a particular disease. Density and organization of antigens on the surface of target cells, presence of complement-inhibitory proteins, increased depletion of either C1q or downstream complement components due to extensive activation of complement could possibly favor FcγR mediated effector mechanisms (C.-H. Lee et al. 2017). Interestingly, C5a/C5aR was shown as an important regulator of the activating FcγRIII and inhibitory FcγRII receptors, suggesting a direct regulatory link of C5a/C5aR and FcγRs in the activation of immune cells (Shushakova et al. 2002). A model of bidirectional regulation, in which the receptor for C5a (CD88) acts upstream of FcγRs setting the threshold for FcγR-dependent effector responses by regulating the ratio between activating and inhibitory FcγRs and amplification or blocking of C5aR-mediated effector functions by FcγR ligation was proposed (Karsten and Köhl 2012). In addition, complement and FcγRs cooperate on B cells and on follicular dendritic cells to regulate the development and differentiation of autoreactive B cells leading to the the production of autoantibodies (Karsten and Köhl 2012). Interestingly, a soluble form of FcγRIIIB was reported to activate the membrane bound complement receptor-3 (CR3, integrin $\alpha_M\beta_2$) dependent inflammatory process (Galon et al. 1996).

## ENZYMES INVOLVED IN GLYCOSYLATION

Glycan modifying enzymes (glycosyltransferases and glycosidases) are playing a crucial role in the activation, differentiation of immune cells as well as in the maintenance of homeostasis (Marth and Grewal 2008). Potent control mechanisms regulate the oligosaccharide synthesis machinery, which depends on the specificity and the amount of glycosyltransferases present in a cell and tissue, the primary peptide structure, and the constraints imposed by the three dimensional structure of individual proteins (Dwek 1995). Alpha1,6-fucosyltransferase (FUT8) catalyzes the addition of fucose in alpha 1-6 linkage to the first GlcNAc residue, next to the peptide chains in N-glycans (Yanagidani et al. 1997; Ihara et al. 2007) and mutations in FUT8 cause a congenital disorder of glycosylation with defective fucosylation (Ng et al. 2018). Addition of fucose to the first GlcNAc in IgG-Fc reduces affinity to all the FcγRs leading to decreased antibody dependent cellular phagocytosis and cytotoxicity of different immune cells (Shields et al. 2002; Anthony, Wermeling, and Ravetch 2012) with no effect on binding of C1q and CDC (Chung et al. 2012; Niwa, Natsume, et al. 2005). Bisecting glycan formation is catalyzed by β-1,4 N-acetylglucosaminyl transferase-III (MGAT3) and its addition to the core β-mannose regulates synthesis of glycans because of its action on other glycosyl- and fucosyl- transferases. An increase in FcγRIII affinity and ADCC was reported with IgG having bisecting Fc N-glycans (Davies et al. 2001; Zou et al. 2011) but because of the steric effects on other enzymes by the bisecting glycan, this effect is not yet clarified satisfactorily (Kronimus et al. 2019).

The enzyme β-1,4-galactosyltransferase (B4GALT) adds galactose to the oligosaccharide chains of IgG in the trans-cisternae of the Golgi complex, which in turn increases C1q binding of IgGs and enhances CDC (Boyd, Lines, and Patel 1995; Peschke et al. 2017). However, removal of galactose residues expose mannose present in the glycan chain for binding to mannose binding lectin, which initiates the lectin pathway of complement activation (Malhotra et al. 1995; Banda et al. 2008). Moreover, macrophages and dendritic cells take up the IgG0 glycoforms through the mannose receptor, which is independent of the nature of IgG isotypes (Dong, Storkus, and Salter 1999) and may have implications for tolerance (Rudd et al. 2001). Highly galactosylated IgG1 immune complexes inhibit C5aR mediated pro-inflammatory immune responses by assembling FcγRIIB-Dectin-1 receptor complexes, which results in the phosphorylation of Src homology 2 domain–containing inositol phosphatase (SHIP) downstream of the inhibitory FcγRIIB receptor and splenic tyrosine kinase downstream of dectin-1 (Karsten et al. 2012). Interestingly, galectin-3, a galactose-binding lectin that is known to cross-link proteins on cell-surfaces by binding their N-glycans, bound to galactosylated IgG1 at higher levels. Further, galectin-3 is essential for the immune complex mediated inhibition of the anaphylatoxin, C5a-induced neutrophil chemotaxis (Heyl, Karsten, and Slevogt 2016). Moreover, addition of terminal galactose to the N-glycans has improved C1q binding but without modulating binding affinities of IgG isotypes to an antigen and FcγRIIIa (Peschke et al. 2017).

Sialic acids are negatively charged monosaccharides that can decorate the complex carbohydrate terminals (Schauer 2009) and sialic acid residues have both positive and negative effects on the biological functions of IgG antibodies (W. Li et al. 2017). These sialic acids are found in α2,6 or α2,3 or α2,8 linkages (Bhide and Colley 2017) but exist on Fc glycans mostly in α2,6-linkage form (de Haan et al. 2015; Bondt et al. 2014; Anthony, Nimmerjahn, et al. 2008). β-galactoside α2,6-sialyltransferase 1 (ST6Gal1) enzyme is a type II transmembrane protein (Paulson and Colley 1989) mediating the attachment of α2,6-linked sialic acids from donor CMP-sialic acid to its acceptor Galβ(1,4)GlcNAc, located on growing carbohydrate chains of glycoproteins (Datta and Paulson 1995; Datta, Sinha, and Paulson 1998). ST6Gal1 is expressed in all tissues, especially high in the liver (Petit et al. 2010). Sialylated Fc structures are present in 2–4% of IgG in normal human circulation (Kaneko, Nimmerjahn, and Ravetch 2006). The P1 promoter of the ST6Gal-1 gene was reported to be critical for Fc sialylation, though P1 was reported to be not driving the expression of ST6Gal-1 in B cells (Jones et al. 2012). IL-23, composed of a p19 subunit unique to it and a p40 subunit shared with IL-12, was implicated in regulating ST6Gal-1 expression (Pfeifle et al. 2017). Sialic acids present in the Fc part of IgG induces the expression of inhibitory FcγRIIB (Kaneko, Nimmerjahn, and Ravetch 2006; Anthony et al. 2011) through a complex signaling mechanisms involving dendritic cell specific ICAM-3 grabbing non-integrin receptor (DC-SIGN) present on dendritic cells or the mouse analog specific ICAM-3-grabbing non-integrin-related 1 receptor (SIGN-R1) present on splenic macrophages in mice (Anthony, Wermeling, et al. 2008; Anthony et al. 2011; Pincetic et al. 2014) leading to its anti-inflammatory functions by up-regulation of the inhibitory FcγRIIb on inflammatory cells (Nimmerjahn and Ravetch 2008a) through IL-33 and IL-4 production (Anthony et al. 2011) and acting on IL-4α (Wermeling et al. 2013). Interestingly, it was found that circulating levels of sialylated IgG-Fc content are decreased in RA patients (Kötz et al. 1996) but increased in pregnant women (van de Geijn et al. 2009; Wuhrer et al. 2009). Furthermore, sialylation of IgG-Fc decreases after elicitation of antigen-specific immune responses (Kaneko, Nimmerjahn, and Ravetch 2006). Anti-inflammatory properties of sialylated IgG-Fc are linked to their capacity to increase the activation threshold of innate immune cells to antigen-antibody complexes by not only up-regulating the inhibitory receptor, FcγRIIB but also through FcγR-independent disruption of CDC (Quast et al.

2015). In addition, terminal sialic acids could also prolong the half-life of IgG antibodies by shielding galactose from binding to its asialoglycoprotein receptors expressed in hepatocytes (Wright et al. 2000; Costa et al. 2014) but presence of sialic acids also make the IgG highly susceptible to proteases (Raju and Davidson 1994; Raju and Scallon 2007) and also decreases ADCC (Scallon et al. 2007).

## Genes Affecting IgG Glycosylation

IgG Fc-glycosylation is influenced by both genetic, epigenetic (Menni et al. 2013; Kizuka and Taniguchi 2016; Maratha et al. 2016) and environmental factors (Azuma et al. 2014) involving various enzymes. Sex and strain specific *N*-glycome differences in mice were observed earlier (de Haan et al. 2017). In humans, pleiotrophy (genetic sharing) of loci associated with IgG N-glycosylation was reported (Lauc et al. 2013), although in RA such an association was not found (Yarwood et al. 2016). Association of IgG glycosylation with the genes encoding for glycosyltransferases (*ST6GAL1, B4GALT1, FUT8*, and *MGAT3*) have been first identified (Fig. 1) by genome-wide association studies (GWAS) (Lauc et al. 2013), which also suggested another 5 loci (*IKZF1*, *IL6ST-ANKRD55*, *ABCF2-SMARCD3*, *SUV420H1* and *SMARCB1-DERL3*) influencing glycosylation. Out of these 9 loci, 5 loci (*ST6GAL1*, *B4GALT1*, *FUT8*, *SMARCB1-DERL3* and *SYNGR1-TAB1-MGAT3)* were later confirmed by multivariate GWAS, which also suggested five other new loci (*IGH, ELL2, HLA-B-C, AZI1, FUT6-FUT3*) connected with IgG glycosylation (Shen et al. 2017). However, another GWAS study confirmed only six loci (*ST6GAL1*, *B4GALT1, FUT8, MGAT3, SMARCB1/DERL3 and IKZF1*).

Apart from the glycosyltransferase genes, *IKZF1* gene encodes for IKAROS family zinc finger 1 protein, which regulates gene expression through association with the nucleosome remodeling and deacetylase complex (Kim et al. 1999), *SMARCB1* has been shown to associate to sarcomas (Modena et al. 2005; Pottier et al. 2007) and *DERL3* resides in the endoplasmic reticulum and contributes to the degradation of mis-folded proteins (Oda et al. 2006). Later a GWAS study has also identified another locus on chromosome 1, 6,809 base pairs upstream of RUNX3, which encodes for a transcription factor of the runt domain-containing family having a strong influence on IgG glycosylation (Wahl et al. 2018). RUNX3 was found to be associated with decreased galactosylation (Wahl et al. 2018).

## FACTORS AFFECTING GLYCOSYLATION

Several factors like age, gender, environment and various disease conditions (Kronimus et al. 2019), status of B cells, plasma cells, cytokine environment (J. Wang et al. 2011; Pfeifle et al. 2017), and extracellular glycosyltransferases (Jones et al. 2012; Jones et al. 2016; M. M. Lee et al. 2014) are likely to influence IgG glycosylation. Significant reduction of both galactose and sialic acids in the elderly individuals (Yamada et al. 1997; Abès and Teillaud 2010; Baković et al. 2013), especially in females (Baković et al. 2013; Wong et al. 2016) were observed. Both estrogen and progesterone modulates IgG glycosylation and mediates increased Fc glycan galactosylation and sialylation during pregnancy (Prados et al. 2011; Bondt et al. 2014; Ercan et al. 2017). During pregnancy, both IgG-Fab and IgG-Fc N-glycan sialylation were increased and the bisecting sugars were decreased, whereas galactosylation was found to be nearly complete (Bondt et al. 2014). In addition, metabolic (Butler 2006; Fan et al. 2015), dietary and environmental factors influence IgG glycosylation (Azuma et al. 2014). Also, increased Golgi pH was shown to impair N-glycosylation by inducing mislocalization of Golgi glycosyltransferases (Rivinoja et al. 2009). Furthermore, pro-inflammatory cytokines are capable of changing glycosylation in proteins (X. Yang et al. 2004; Dewald et al. 2016; Parker et al. 2016) and IL-21 was identified to increase Fc-linked galactosylation with a concurrent decrease in b-GlcNAc (J. Wang et al. 2011).

Interestingly, many of the autoimmune disorders are reported to be associated with altered IgG Fc glycosylation profile (decrease in galactosylation and sialylation), especially in arthritis (Parekh et al. 1985; Tomana et al. 1988; Flögel et al. 1998; Matsumoto et al. 2000; Bondt et al. 2013; Rombouts et al. 2015), primary Sjogren's syndrome (Youinou et al. 1992), vasculitis (Holland et al. 2006), myasthenia gravis (Selman et al. 2011), polyangiitis (Wuhrer, Stavenhagen, et al. 2015), lupus (Tomana et al. 1988; Tomana et al. 1992; Vučković et al. 2015; Sjöwall et al. 2015) and multiple sclerosis (Wuhrer, Selman, et al. 2015; Decker et al. 2016). Changes in IgG-Fc glycosylation was also reported in gastric cancer (Zhang et al. 2016), multiple myeloma (Mittermayr et al. 2017), dengue fever (T. T. Wang et al. 2017) and tuberculosis (L. L. Lu et al. 2016) patients. Similar change in IgG glycosylation pattern was reported in experimental animal models of autoimmune diseases as well (Kaneko, Nimmerjahn, and Ravetch 2006). Apart from these diseases, low IgG galactosylation and sialylation, have also been proposed as a biomarker for biological aging (Dall'Olio et al. 2013) and immune activation (de Jong et al. 2016). These sugars could be ligands for various immune receptors, thereby modulating the ensuing inflammatory processes (Marth and Grewal 2008). Thus, the modifications of IgG Fc-glycosylation could be an effective strategy to improve the efficacy of therapeutic monoclonal antibodies (Iida et al. 2009). In this context it is of interest to mention that in mice predominantly *N*-

glycolylneuraminic acid (Neu5Gc) is expressed, while in humans *N*-acetylneuraminic acid (Neu5Ac) is exclusively expressed (Raju et al. 2000).

## IgG Glycosylation during Pregnancy and Arthritis

Several proteins have altered glycosylation pattern during pregnancy (Ruhaak et al. 2014), in RA patients (Parekh et al. 1985; X. Li et al. 2019) and in pregnant RA patients (Reiding et al. 2017; Bondt et al. 2018). Increase in galactosylation and sialylation but a decrease in bisecting sugar were observed with pregnancy, whereas a low level of galactosylation and sialylation is associated with increasing age and in autoimmune diseases (Malhotra et al. 1995; Bondt et al. 2013; Baković et al. 2013; Wuhrer, Selman, et al. 2015). IgG galactosylation and sialylation were reported to be associated with pregnancy-induced improvement of RA (van de Geijn et al. 2009) but later the same group reported IgG galactosylation association with RA is independent of sialylation (Bondt et al. 2013). During the postpartum period changes in N-glycan levels reverted back to the levels observed before or at the beginning of pregnancy (Reiding et al. 2017). The changes observed in IgG glycosylation in RA pregnant woman correlated with the pregnancy-induced remission of arthritis as well as with the post-partum recurrence of disease (Rook et al. 1991). In RA patients, levels of IgG-Fc galactosylation, bisection, and fucosylation are altered (Axford 1999; Parekh et al. 1985; Malhotra et al. 1995; van de Geijn et al. 2009; Ercan et al. 2010; Bondt et al. 2013; Sebastian et al. 2016). Importantly, reduced galactose levels (defective galactosylation) in the IgG-Fc glycans were observed in RA patients (Parekh et al. 1985; Schwedler et al. 2018; Sun et al. 2019) and arthritic MRL-lpr/lpr mice (Kuroda et al. 2001). Similar prevalence of agalactosyl N-linked oligosaccharides on IgG from both adult as well as juvenile patients was reported (Parekh et al. 1988). Agalactosyl IgG (GO) shows significantly reduced binding to Clq and to Fc receptors (Tsuchiya et al. 1989). Specific IgG0 glycoforms are present in the serum, synovial fluid, and synovial tissue of RA patients that can bind to MBL as well. IgG is clustered in the synovial cavity, which facilitates multiple presentation of G0 glycans to mannose-binding protein (MBP) that can lead to the activation of complement components (Malhotra et al. 1995). Moreover, the levels of activity of MBL and IgG0 correlate with disease onset in arthritis (Garred et al. 2000). Changes in IgG glycosylation were also observed in RA patients undergoing therapy (Pasek et al. 2006; Gińdzieńska-Sieśkiewicz et al. 2016). In addition, agalactosyl IgG is associated with pathogenicity in collagen-induced arthritis, (Rademacher, Williams, and Dwek 1994) and an elevated percentage of serum agalactosyl IgG is an important prognostic marker for RA (Young et al. 1991; van Zeben et al. 1993). Increased Fab glycosylation was also reported from RA patients (Youings et al. 1996; van de Bovenkamp et al. 2016). However, it should be noted that not only in RA and pregnancy but also in lupus erythematosus, several neurological diseases and in cancer patients altered IgG-Fc glycosylation was observed (Kronimus et al. 2019).

Estrogens were earlier shown to alter IgG glycosylation in both men and women (Ercan et al. 2017). Later, estrogen was shown to induce St6gal1 expression and increase IgG sialylation in mice and RA patients (Engdahl et al. 2018). In mice, genetically blocking sialylation in activated B cells exacerbated joint inflammation, whereas increased sialylation of anti-type II collagen antibodies attenuated their arthritogenic activity (Ohmi et al. 2016). Similarly, arthritogenicity of KBN sera was found to be modulated when sialic acids attached to IgG-Fc were cleaved by sialidase or after injection of sialic acid enriched Fc fragments (Anthony, Nimmerjahn, et al. 2008).

In RA, anti-citrullinated protein/peptide antibodies (ACPA) and rheumatoid factor (RF) are present decades before the clinical onset of arthritis (Rantapää-Dahlqvist et al. 2003; Nielen et al. 2004; Brink et al. 2016). Anti-citrullinated protein/peptide antibodies (ACPA) are not only used as a diagnostic and prognostic marker in RA, but also could have modulatory effects on inflammation. Significant changes in IgG-Fc galactosylation and fucosylation in ACPA toward more pro-inflammatory phenotype prior to the onset of RA was reported earlier (Rombouts et al. 2015) and the pattern of glycosylation was found to vary depending on the subclass of ACPA (Lundström et al. 2014). Hence, both epitope spreading and glycosylation of ACPA seem to be important for arthritis development (Kempers et al. 2018). In addition, desialylated immune complexes were reported to enhance osteoclastogenesis and mice treated with the sialic acid precursor N-acetylmannosamine increased IgG sialylation, which led to decreased inflammatory bone loss (Harre et al. 2015). Furthermore, total IgG Fab glycosylation was found to be 3-fold more with higher levels of monogalactosylated oligosaccharides having additional bisecting glycans and fucose (Youings et al. 1996) and analysis of ACPA antibody Fab regions revealed increased glycosylation, which was reported to modulate its binding to citrullinated antigens (Rombouts et al. 2016). The enzyme β- 1,4-galactosyltransferase (GTase) activity, which is involved in transferring galactose to the IgG-Fc oligosaccharide chain is reduced in RA patients (Axford et al. 1987; Furukawa et al. 1990) and in spontaneous arthritis developing MRL mice (Axford et al. 1994). In addition, differential expression of GTase isoforms was observed in the serum of RA patients (Alavi, Axford, and Pool 2004). However, no such differences in GTase levels were found both in RA patients and mice in another study (Jeddi et al. 1996). Whether this is due genetic/phenotypic variations or global versus B cell specific enzyme expression/activity is not yet clear. Similarly, no association with the pregnancy-related improvement in rheumatoid arthritis was observed with IgA N- and O-glycosylation (Bondt et al. 2017).

## Specific Removal of IgG N-glycans

EndoS is a secreted endoglycosidase from the Gram-positive bacteria *Streptococcus pyogenes*, which specifically hydrolyzes the β-1,4-di-*N*-acetylchitobiose core (between the two core GlcNAc residues) of the asparagine-linked glycan of the IgG-Fc. It has similarities to endo-β-*N*-acetylglucosaminidases, which cleave the β1–4 linkage between the *N*-acetylglucosamines found in the core of the N-linked glycan of IgG (Collin and Olsén 2001a). EndoS is highly specific for IgG and it only hydrolyzes the N-linked glycan present on native IgG of all subclasses (Collin and Olsén 2001b). However, differential impact of EndoS-mediated sugar side chain hydrolysis on IgG activity was observed based on individual IgG subclass (Albert et al. 2008). Removal of the Fc-glycan with EndoS causes the Fc domains to deform, leading to diminished binding of IgGs to Fcγ receptors (Allhorn et al. 2008). EndoS treatment abrogates arthritogenicity of collagen type II-specific monoclonal antibodies (Nandakumar et al. 2007), inhibits the development of IgG-mediated thrombocytopenia (Collin, Shannon, and Björck 2008) and autoimmune hemolysis (Allhorn et al. 2010). EndoS was also used for the treatment of experimental glomerulonephritis (R. Yang et al. 2010), attenuation of ANCA-mediated glomerulonephritis (van Timmeren et al. 2010), experimental autoimmune encephalomyelitis (Benkhoucha et al. 2012) and for diminishing the pro-inflammatory properties of immune complexes from systemic lupus erythematosus patients (Lood et al. 2012). EndoS deglycosylation also converted pathogenic IgG autoantibodies against aquaporin-4 in *Neuromyelitis optica* into therapeutic blocking antibodies (Tradtrantip et al. 2013) and decreased the pathogenicity of anti-mCOL7 IgG through reduced binding of immune complexes to neutrophils in the experimental epidermolysis bullosa acquisita disease (Yu et al. 2014).

Immune complexes have an essential role in the initiation of antibody mediated events in arthritis (Wipke et al. 2004) and EndoS disturbed the formation of stable and larger immune complexes on the articular cartilage surface by cleaving specific sugars present on IgG-Fc, which led to attenuation of joint inflammation, cartilage and bone erosions (Fig. 2) (Nandakumar et al. 2018). Specific removal of sugars on murine IgG-Fc did not affect antigen binding but decreased the binding to various FcRs without having any effect on complement activation (Nandakumar et al. 2007; Nandakumar et al. 2018). However, another study has shown that EndoS affects the capacity of human antibodies to activate complement via the classical pathway (Collin and Olsén 2001a). Depending on the secondary immune stimulus (lipopolysaccharide versus mannan) used in an antibody induced arthritis model, antibody initiated arthritis turn out into either acute or chronic joint inflammation and EndoS treated antibodies caused a less severe disease both under acute and chronic conditions (Hagert et al. 2018). Similarly, EndoS treatment of KBN serum decreased anti-GPI induced arthritis in mice (Albert et al. 2008).

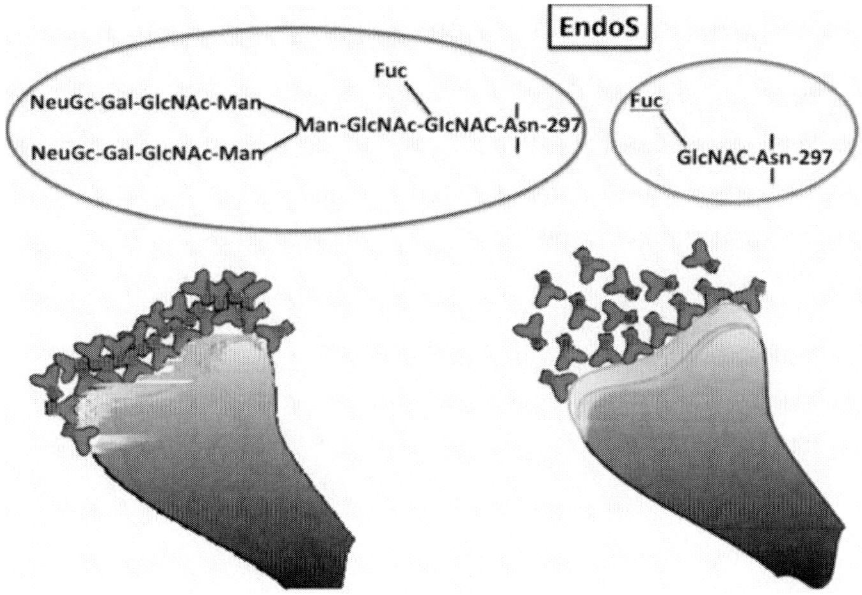


Figure 2. EndoS disrupts larger immune complex formation on the surface of articular cartilage. EndoS cleaves specific N-linked glycans on IgG-Fc, which leads to attenuation of joint inflammation and subsequent cartilage and bone erosions (Nandakumar et al. 2018).

## IgG-Fc N-glycan Modification

Targeted modification of IgG-Fc N-glycans to modulate antibody-mediated effector functions and counteract pathologic alterations in the glycosylation pattern by glyco-engineering could be useful for the treatment of several disorders (Higel et al. 2016). Producing homogeneously glycosylated antibodies with optimally modified effector functions is feasible with increasing advances made in glyco-engineering techniques. Different host cell glyco-engineering strategies including selection of cell type, environmental factors and cell culture conditions, enzyme inhibitors and genetic modifications to intervene in the host biosynthesis pathway and humanization of N-glycosylation pathway of non-mammalian cells, and chemo-enzymatic glyco-engineering using EndoS were discussed and reviewed recently (W. Li et al. 2017). Several methods are being developed to modulate the N-glycome of IgG to increase its therapeutic efficacy (Cymer et al. 2018). Since FcγRIIIA has a pivotal role in the therapeutic efficacy of monoclonal antibodies, engineering of IgG-Fc of therapeutic mAbs is increasingly taken up (Roy Jefferis 2009). Low level or complete absence of fucose in human IgG1-Fc has significantly increased its binding to FcγRIIIA and in inducing ADCC activities (Sibéril et al. 2006; Shields et al. 2002; Shinkawa et al. 2003). Interestingly, the threshold level for induction of ADCC is much lower with antibodies containing low fucose levels (Niwa, Sakurada, et al. 2005; de Romeuf et al. 2008).

Increase in afucosylated glycoforms by glyco-engineering was found to enhance the cytotoxicity of the anti-CD20 monoclonal antibodies, rituximab (Mössner et al. 2010) and FcγRIIIA polymorphism has a role in the response to the treatment with rituximab (Cartron et al. 2002). Recently, engineered sialylation was shown to attenuate joint inflammation in mice (Ohmi et al. 2016; Pagan, Kitaoka, and Anthony 2018). Glyco-engineered therapeutic antibodies were approved from March 2012 for clinical studies (Beck and Reichert 2012). Hence, deletion (knockout (Yamane-Ohnuki et al. 2004) or knockdown), inhibition or over-expression (Umaña et al. 1999) of glycosylation-specific enzymes may be a suitable strategy to improve efficacy of therapeutic antibodies and also control antibody mediated pathologies. It is also of interest to note that for efficient delivery of drugs, the strategy of conjugating IgG-Fc N-glycans in a site-specific manner with drugs (antibody-drug conjugates, ADCs) is pursued vigorously (Vogel 2004).

## Conclusion

N-linked glycans present in IgG influence its functions significantly and are affected by genes and several factors including age, sex, activity of glycosyltransferases, environmental factors, cytokines, inflammation and various disease conditions. Changes in IgG glycans affect binding to FcγRs and complement, essential components of effector phase of inflammation. Altered pattern of IgG N-glycome is prominent in Rheumatoid arthritis patients and during pregnancy. Induced modifications in IgG glycosylation by glyco-engineering methods have profound effects on inflammation initiated by autoantibodies. Similarly, specific removal of sugars from IgG by a bacterial enzyme proved to attenuate joint inflammation. Taken together, all these studies emphasize the importance of N-glycosylation in antibody functions and opens up modulation of N-glycome by different methods as a viable strategy to use as a therapeutic option in patients suffering from antibody dependent disorders in the near future.

## Acknowledgment

KSN would like to thank Southern Medical University, Guangzhou, China for start up grant (C1034211, C1051004) and International exploration grant (C1051427).

# REFERENCES

Abès, Riad, and Jean-Luc Teillaud. 2010. "Impact of Glycosylation on Effector Functions of Therapeutic IgG." *Pharmaceuticals (Basel, Switzerland)* 3 (1). Molecular Diversity Preservation International: 146–57. doi:10.3390/ph3010146.

Alavi, Azita, John S Axford, and Andrew J Pool. 2004. "Serum Galactosyltransferase Isoform Changes in Rheumatoid Arthritis." *The Journal of Rheumatology* 31 (8): 1513–20.

Albert, Heike, Mattias Collin, Diana Dudziak, Jeffrey V Ravetch, and Falk Nimmerjahn. 2008. "In Vivo Enzymatic Modulation of IgG Glycosylation Inhibits Autoimmune Disease in an IgG Subclass-Dependent Manner." *Proceedings of the National Academy of Sciences of the United States of America* 105 (39): 15005–9. doi:10.1073/pnas.0808248105.

Allavena, Paola, Marcello Chieppa, Paolo Monti, and Lorenzo Piemonti. 2004. "From Pattern Recognition Receptor to Regulator of Homeostasis: the Double-Faced Macrophage Mannose Receptor." *Critical Reviews in Immunology* 24 (3): 179–92.

Allhorn, Maria, Anders I Olin, Falk Nimmerjahn, and Mattias Collin. 2008. "Human IgG/Fc Gamma R Interactions Are Modulated by Streptococcal IgG Glycan Hydrolysis." Edited by Adam Ratner. *PloS One* 3 (1). Public Library of Science: e1413. doi:10.1371/journal.pone.0001413.

Allhorn, Maria, Juana G Briceño, Lucie Baudino, Christian Lood, Martin L Olsson, Shozo Izui, and Mattias Collin. 2010. "The IgG-Specific Endoglycosidase EndoS Inhibits Both Cellular and Complement-Mediated Autoimmune Hemolysis." *Blood* 115 (24): 5080–88. doi:10.1182/blood-2009-08-239020.

Alter, Galit, Tom H M Ottenhoff, and Simone A Joosten. 2018. "Antibody Glycosylation in Inflammation, Disease and Vaccination." *Seminars in Immunology* 39 (October): 102–10. doi:10.1016/j.smim.2018.05.003.

Anthony, Robert M, and Jeffrey V Ravetch. 2010. "A Novel Role for the IgG Fc Glycan: the Anti-Inflammatory Activity of Sialylated IgG Fcs." *Journal of Clinical Immunology* 30 (S1): 9–14. doi:10.1007/s10875-010-9405-6.

Anthony, Robert M, Falk Nimmerjahn, David J Ashline, Vernon N Reinhold, James C Paulson, and Jeffrey V Ravetch. 2008. "Recapitulation of IVIG Anti-Inflammatory Activity with a Recombinant IgG Fc." *Science (New York, N.Y.)* 320 (5874): 373–76. doi:10.1126/science.1154315.

Anthony, Robert M, Fredrik Wermeling, and Jeffrey V Ravetch. 2012. "Novel Roles for the IgG Fc Glycan." *Annals of the New York Academy of Sciences* 1253 (1). John Wiley & Sons, Ltd (10.1111): 170–80. doi:10.1111/j.1749-6632.2011.06305.x.

Anthony, Robert M, Fredrik Wermeling, Mikael C I Karlsson, and Jeffrey V Ravetch. 2008. "Identification of a Receptor Required for the Anti-Inflammatory Activity of IVIG." *Proceedings of the National Academy of Sciences of the United States of*

*America* 105 (50). National Acad Sciences: 19571–78. doi:10.1073/pnas.0810163105.

Anthony, Robert M, Toshihiko Kobayashi, Fredrik Wermeling, and Jeffrey V Ravetch. 2011. "Intravenous Gammaglobulin Suppresses Inflammation Through a Novel TH2 Pathway." *Nature* 475 (7354): 110–13. doi:10.1038/nature10134.

Apweiler, R, H Hermjakob, and N Sharon. 1999. "On the Frequency of Protein Glycosylation, as Deduced From Analysis of the SWISS-PROT Database." *Biochimica Et Biophysica Acta* 1473 (1): 4–8.

Arduin, E, S Arora, P R Bamert, T Kuiper, S Popp, S Geisse, R Grau, T Calzascia, G Zenke, and J Kovarik. 2015. "Highly Reduced Binding to High and Low Affinity Mouse Fc Gamma Receptors by L234A/L235A and N297A Fc Mutations Engineered Into Mouse IgG2a." *Molecular Immunology* 63 (2): 456–63. doi:10.1016/j.molimm.2014.09.017.

Arnold, James N, Mark R Wormald, Robert B Sim, Pauline M Rudd, and Raymond A Dwek. 2007. "The Impact of Glycosylation on the Biological Function and Structure of Human Immunoglobulins." *Annual Review of Immunology* 25 (1): 21–50. doi:10.1146/annurev.immunol.25.022106.141702.

Ashwell, G, and J Harford. 1982. "Carbohydrate-Specific Receptors of the Liver." *Annual Review of Biochemistry* 51 (1). Annual Reviews 4139 El Camino Way, P.O. Box 10139, Palo Alto, CA 94303-0139, USA: 531–54. doi:10.1146/annurev.bi.51.070182.002531.

Axford, J S. 1999. "Glycosylation and Rheumatic Disease." *Biochimica Et Biophysica Acta* 1455 (2-3): 219–29.

Axford, J S, A Alavi, A Bond, and F C Hay. 1994. "Differential B Lymphocyte Galactosyltransferase Activity in the MRL Mouse Model of Rheumatoid Arthritis." *Autoimmunity* 17 (2): 157–63.

Axford, J S, L Mackenzie, P M Lydyard, F C Hay, D A Isenberg, and I M Roitt. 1987. "Reduced B-Cell Galactosyltransferase Activity in Rheumatoid Arthritis." *Lancet (London, England)* 2 (8574): 1486–88.

Azuma, Kanako, Shinichiro Shinzaki, Hitomi Asazawa, Eri Kuroki, Sayuri Kawamoto, Yoshihiro Kamada, Kazuo Hayakawa, and Eiji Miyoshi. 2014. "Twin Studies on the Effect of Genetic Factors on Serum Agalactosyl Immunoglobulin G Levels." *Biomedical Reports* 2 (2). Spandidos Publications: 213–16. doi:10.3892/br.2014.216.

Baković, Maja Pučić, Maurice H J Selman, Marcus Hoffmann, Igor Rudan, Harry Campbell, André M Deelder, Gordan Lauc, and Manfred Wuhrer. 2013. "High-Throughput IgG Fc N-Glycosylation Profiling by Mass Spectrometry of Glycopeptides." *Journal of Proteome Research* 12 (2): 821–31. doi:10.1021/pr300887z.

Banda, Nirmal K, Allyson K Wood, Kazue Takahashi, Brandt Levitt, Pauline M Rudd, Louise Royle, Jodie L Abrahams, Gregory L Stahl, V Michael Holers, and William P

Arend. 2008. "Initiation of the Alternative Pathway of Murine Complement by Immune Complexes Is Dependent on N-Glycans in IgG Antibodies." *Arthritis and Rheumatism* 58 (10): 3081–89. doi:10.1002/art.23865.

Barratt, Jonathan, Alice C Smith, and John Feehally. 2007. "The Pathogenic Role of IgA1 O-Linked Glycosylation in the Pathogenesis of IgA Nephropathy." *Nephrology (Carlton, Vic.)* 12 (3). John Wiley & Sons, Ltd (10.1111): 275–84. doi:10.1111/j.1440-1797.2007.00797.x.

Beck, Alain, and Janice M Reichert. 2012. "Marketing Approval of Mogamulizumab: a Triumph for Glyco-Engineering." *mAbs* 4 (4). Taylor & Francis: 419–25. doi:10.4161/mabs.20996.

Benkhoucha, Mahdia, Nicolas Molnarfi, Marie-Laure Santiago-Raber, Martin S Weber, Doron Merkler, Mattias Collin, and Patrice H Lalive. 2012. "IgG Glycan Hydrolysis by EndoS Inhibits Experimental Autoimmune Encephalomyelitis." *Journal of Neuroinflammation* 9 (1). BioMed Central: 209. doi:10.1186/1742-2094-9-209.

Bhide, Gaurang P, and Karen J Colley. 2017. "Sialylation of N-Glycans: Mechanism, Cellular Compartmentalization and Function." *Histochemistry and Cell Biology* 147 (2). Springer Berlin Heidelberg: 149–74. doi:10.1007/s00418-016-1520-x.

Bondt, Albert, Lise Hafkenscheid, David Falck, T Martijn Kuijper, Yoann Rombouts, Johanna M W Hazes, Manfred Wuhrer, and Radboud J E M Dolhain. 2018. "ACPA IgG Galactosylation Associates with Disease Activity in Pregnant Patients with Rheumatoid Arthritis." *Annals of the Rheumatic Diseases* 77 (8): 1130–36. doi:10.1136/annrheumdis-2018-212946.

Bondt, Albert, Maurice H J Selman, André M Deelder, Johanna M W Hazes, Sten P Willemsen, Manfred Wuhrer, and Radboud J E M Dolhain. 2013. "Association Between Galactosylation of Immunoglobulin G and Improvement of Rheumatoid Arthritis During Pregnancy Is Independent of Sialylation." *Journal of Proteome Research* 12 (10): 4522–31. doi:10.1021/pr400589m.

Bondt, Albert, Simone Nicolardi, Bas C Jansen, T Martijn Kuijper, Johanna M W Hazes, Yuri E M van der Burgt, Manfred Wuhrer, and Radboud J E M Dolhain. 2017. "IgA N- and O-Glycosylation Profiling Reveals No Association with the Pregnancy-Related Improvement in Rheumatoid Arthritis." *Arthritis Research & Therapy* 19 (1). BioMed Central: 160. doi:10.1186/s13075-017-1367-0.

Bondt, Albert, Yoann Rombouts, Maurice H J Selman, Paul J Hensbergen, Karli R Reiding, Johanna M W Hazes, Radboud J E M Dolhain, and Manfred Wuhrer. 2014. "Immunoglobulin G (IgG) Fab Glycosylation Analysis Using a New Mass Spectrometric High-Throughput Profiling Method Reveals Pregnancy-Associated Changes." *Molecular & Cellular Proteomics: MCP* 13 (11). American Society for Biochemistry and Molecular Biology: 3029–39. doi:10.1074/mcp.M114.039537.

Bournazos, Stylianos, and Jeffrey V Ravetch. 2017. "Diversification of IgG Effector Functions." *International Immunology* 29 (7): 303–10. doi:10.1093/intimm/dxx025.

Boyd, P N, A C Lines, and A K Patel. 1995. "The Effect of the Removal of Sialic Acid, Galactose and Total Carbohydrate on the Functional Activity of Campath-1H." *Molecular Immunology* 32 (17-18): 1311–18.

Brink, Mikael, Monika Hansson, Linda Mathsson-Alm, Priyantha Wijayatunga, Marije K Verheul, Leendert A Trouw, Rikard Holmdahl, Johan Rönnelid, Lars Klareskog, and Solbritt Rantapää-Dahlqvist. 2016. "Rheumatoid Factor Isotypes in Relation to Antibodies Against Citrullinated Peptides and Carbamylated Proteins Before the Onset of Rheumatoid Arthritis." *Arthritis Research & Therapy* 18 (1): 43. doi:10.1186/s13075-016-0940-2.

Bruggeman, Christine W, Gillian Dekkers, Arthur E H Bentlage, Louise W Treffers, Sietse Q Nagelkerke, Suzanne Lissenberg-Thunnissen, Carolien A M Koeleman, et al. 2017. "Enhanced Effector Functions Due to Antibody Defucosylation Depend on the Effector Cell Fcγ Receptor Profile." *Journal of Immunology (Baltimore, Md. : 1950)* 199 (1): 204–11. doi:10.4049/jimmunol.1700116.

Bruhns, Pierre, Bruno Iannascoli, Patrick England, David A Mancardi, Nadine Fernandez, Sylvie Jorieux, and Marc Daëron. 2009. "Specificity and Affinity of Human Fcgamma Receptors and Their Polymorphic Variants for Human IgG Subclasses." *Blood* 113 (16): 3716–25. doi:10.1182/blood-2008-09-179754.

Burton, D R, L Gregory, and R Jefferis. 1986. "Aspects of the Molecular Structure of IgG Subclasses." *Monographs in Allergy* 19: 7–35.

Butler, M. 2006. "Optimisation of the Cellular Metabolism of Glycosylation for Recombinant Proteins Produced by Mammalian Cell Systems." *Cytotechnology* 50 (1-3). Springer Netherlands: 57–76. doi:10.1007/s10616-005-4537-x.

Caaveiro, Jose M M, Masato Kiyoshi, and Kouhei Tsumoto. 2015. "Structural Analysis of Fc/FcγR Complexes: a Blueprint for Antibody Design." *Immunological Reviews* 268 (1). John Wiley & Sons, Ltd (10.1111): 201–21. doi:10.1111/imr.12365.

Cartron, Guillaume, Laurent Dacheux, Gilles Salles, Philippe Solal-Celigny, Pierre Bardos, Philippe Colombat, and Hervé Watier. 2002. "Therapeutic Activity of Humanized Anti-CD20 Monoclonal Antibody and Polymorphism in IgG Fc Receptor FcgammaRIIIa Gene." *Blood* 99 (3): 754–58.

Chung, Shan, Valerie Quarmby, Xiaoying Gao, Yong Ying, Linda Lin, Chae Reed, Chris Fong, et al. 2012. "Quantitative Evaluation of Fucose Reducing Effects in a Humanized Antibody on Fcγ Receptor Binding and Antibody-Dependent Cell-Mediated Cytotoxicity Activities." *mAbs* 4 (3). Taylor & Francis: 326–40. doi:10.4161/mabs.19941.

Collin, M, and A Olsén. 2001a. "EndoS, a Novel Secreted Protein From Streptococcus Pyogenes with Endoglycosidase Activity on Human IgG." *The EMBO Journal* 20 (12): 3046–55. doi:10.1093/emboj/20.12.3046.

Collin, M, and A Olsén. 2001b. "Effect of SpeB and EndoS From Streptococcus Pyogenes on Human Immunoglobulins." *Infection and Immunity* 69 (11): 7187–89. doi:10.1128/IAI.69.11.7187-7189.2001.

Collin, Mattias, and Marc Ehlers. 2013. "The Carbohydrate Switch Between Pathogenic and Immunosuppressive Antigen-Specific Antibodies." *Experimental Dermatology* 22 (8). John Wiley & Sons, Ltd (10.1111): 511–14. doi:10.1111/exd.12171.

Collin, Mattias, Oonagh Shannon, and Lars Björck. 2008. "IgG Glycan Hydrolysis by a Bacterial Enzyme as a Therapy Against Autoimmune Conditions." *Proceedings of the National Academy of Sciences of the United States of America* 105 (11): 4265–70. doi:10.1073/pnas.0711271105.

Contessa, Joseph N, Mahaveer S Bhojani, Hudson H Freeze, Alnawaz Rehemtulla, and Theodore S Lawrence. 2008. "Inhibition of N-Linked Glycosylation Disrupts Receptor Tyrosine Kinase Signaling in Tumor Cells." *Cancer Research* 68 (10). American Association for Cancer Research: 3803–9. doi:10.1158/0008-5472.CAN-07-6389.

Costa, Ana Rita, Maria Elisa Rodrigues, Mariana Henriques, Rosário Oliveira, and Joana Azeredo. 2014. "Glycosylation: Impact, Control and Improvement During Therapeutic Protein Production." *Critical Reviews in Biotechnology* 34 (4): 281–99. doi:10.3109/07388551.2013.793649.

Cymer, Florian, Hermann Beck, Adelheid Rohde, and Dietmar Reusch. 2018. "Therapeutic Monoclonal Antibody N-Glycosylation - Structure, Function and Therapeutic Potential." *Biologicals: Journal of the International Association of Biological Standardization* 52 (March): 1–11. doi:10.1016/j.biologicals.2017.11.001.

Dall'Olio, Fabio, Valerie Vanhooren, Cuiying Chitty Chen, P Eline Slagboom, Manfred Wuhrer, and Claudio Franceschi. 2013. "N-Glycomic Biomarkers of Biological Aging and Longevity: a Link with Inflammaging." *Ageing Research Reviews* 12 (2): 685–98. doi:10.1016/j.arr.2012.02.002.

Datta, A K, A Sinha, and J C Paulson. 1998. "Mutation of the Sialyltransferase S-Sialylmotif Alters the Kinetics of the Donor and Acceptor Substrates." *The Journal of Biological Chemistry* 273 (16): 9608–14.

Datta, A K, and J C Paulson. 1995. "The Sialyltransferase 'Sialylmotif' Participates in Binding the Donor Substrate CMP-NeuAc." *The Journal of Biological Chemistry* 270 (4): 1497–1500.

Davies, J, L Jiang, L Z Pan, M J LaBarre, D Anderson, and M Reff. 2001. "Expression of GnTIII in a Recombinant Anti-CD20 CHO Production Cell Line: Expression of Antibodies with Altered Glycoforms Leads to an Increase in ADCC Through Higher Affinity for FC Gamma RIII." *Biotechnology and Bioengineering* 74 (4): 288–94.

de Haan, Noortje, Karli R Reiding, Jasminka Krištić, Agnes L Hipgrave Ederveen, Gordan Lauc, and Manfred Wuhrer. 2017. "The N-Glycosylation of Mouse

Immunoglobulin G (IgG)-Fragment Crystallizable Differs Between IgG Subclasses and Strains." *Frontiers in Immunology* 8: 608. doi:10.3389/fimmu.2017.00608.

de Haan, Noortje, Karli R Reiding, Markus Haberger, Dietmar Reusch, David Falck, and Manfred Wuhrer. 2015. "Linkage-Specific Sialic Acid Derivatization for MALDI-TOF-MS Profiling of IgG Glycopeptides." *Analytical Chemistry* 87 (16): 8284–91. doi:10.1021/acs.analchem.5b02426.

de Jong, Sanne E, Maurice H J Selman, Ayola A Adegnika, Abena S Amoah, Elly van Riet, Yvonne C M Kruize, John G Raynes, et al. 2016. "IgG1 Fc N-Glycan Galactosylation as a Biomarker for Immune Activation." *Scientific Reports* 6 (1). Nature Publishing Group: 28207. doi:10.1038/srep28207.

de Romeuf, Christophe, Charles-Antoine Dutertre, Magali Le Garff-Tavernier, Nathalie Fournier, Christine Gaucher, Arnaud Glacet, Sylvie Jorieux, et al. 2008. "Chronic Lymphocytic Leukaemia Cells Are Efficiently Killed by an Anti-CD20 Monoclonal Antibody Selected for Improved Engagement of FcgammaRIIIA/CD16." *British Journal of Haematology* 140 (6). John Wiley & Sons, Ltd (10.1111): 635–43. doi:10.1111/j.1365-2141.2007.06974.x.

Decker, Yann, Robert Schomburg, Eszter Németh, Artem Vitkin, Mathias Fousse, Yang Liu, and Klaus Fassbender. 2016. "Abnormal Galactosylation of Immunoglobulin G in Cerebrospinal Fluid of Multiple Sclerosis Patients." *Multiple Sclerosis (Houndmills, Basingstoke, England)* 22 (14): 1794–1803. doi:10.1177/1352458516631036.

Defaus, S, P Gupta, D Andreu, and R Gutiérrez-Gallego. 2014. "Mammalian Protein Glycosylation--Structure versus Function." *The Analyst* 139 (12). The Royal Society of Chemistry: 2944–67. doi:10.1039/c3an02245e.

Deisenhofer, J. 1981. "Crystallographic Refinement and Atomic Models of a Human Fc Fragment and Its Complex with Fragment B of Protein a From Staphylococcus Aureus at 2.9- and 2.8-a Resolution." *Biochemistry* 20 (9): 2361–70.

Dekkers, Gillian, Louise Treffers, Rosina Plomp, Arthur E H Bentlage, Marcella de Boer, Carolien A M Koeleman, Suzanne N Lissenberg-Thunnissen, et al. 2017. "Decoding the Human Immunoglobulin G-Glycan Repertoire Reveals a Spectrum of Fc-Receptor- and Complement-Mediated-Effector Activities." *Frontiers in Immunology* 8: 877. doi:10.3389/fimmu.2017.00877.

Dewald, Justine H, Florent Colomb, Marie Bobowski-Gerard, Sophie Groux-Degroote, and Philippe Delannoy. 2016. "Role of Cytokine-Induced Glycosylation Changes in Regulating Cell Interactions and Cell Signaling in Inflammatory Diseases and Cancer." *Cells* 5 (4). Multidisciplinary Digital Publishing Institute: 43. doi:10.3390/cells5040043.

Dong, X, W J Storkus, and R D Salter. 1999. "Binding and Uptake of Agalactosyl IgG by Mannose Receptor on Macrophages and Dendritic Cells." *The Journal of Immunology* 163 (10): 5427–34.

Dunn-Walters, D, L Boursier, and J Spencer. 2000. "Effect of Somatic Hypermutation on Potential N-Glycosylation Sites in Human Immunoglobulin Heavy Chain Variable Regions." *Molecular Immunology* 37 (3-4): 107–13.

Dwek, R A. 1995. "Glycobiology: "Towards Understanding the Function of Sugars." *Biochemical Society Transactions* 23 (1): 1–25.

Engdahl, Cecilia, Albert Bondt, Ulrike Harre, Jasmin Raufer, René Pfeifle, Alessandro Camponeschi, Manfred Wuhrer, et al. 2018. "Estrogen Induces St6gal1 Expression and Increases IgG Sialylation in Mice and Patients with Rheumatoid Arthritis: a Potential Explanation for the Increased Risk of Rheumatoid Arthritis in Postmenopausal Women." *Arthritis Research & Therapy* 20 (1). BioMed Central: 84. doi:10.1186/s13075-018-1586-z.

Ercan, Altan, Jing Cui, Dereck E W Chatterton, Kevin D Deane, Melissa M Hazen, William Brintnell, Colin I O'Donnell, et al. 2010. "Aberrant IgG Galactosylation Precedes Disease Onset, Correlates with Disease Activity, and Is Prevalent in Autoantibodies in Rheumatoid Arthritis." *Arthritis and Rheumatism* 62 (8). John Wiley & Sons, Ltd: 2239–48. doi:10.1002/art.27533.

Ercan, Altan, Wendy M Kohrt, Jing Cui, Kevin D Deane, Marija Pezer, Elaine W Yu, Jonathan S Hausmann, et al. 2017. "Estrogens Regulate Glycosylation of IgG in Women and Men." *JCI Insight* 2 (4). American Society for Clinical Investigation: e89703. doi:10.1172/jci.insight.89703.

Fan, Yuzhou, Ioscani Jimenez Del Val, Christian Müller, Jette Wagtberg Sen, Søren Kofoed Rasmussen, Cleo Kontoravdi, Dietmar Weilguny, and Mikael Rørdam Andersen. 2015. "Amino Acid and Glucose Metabolism in Fed-Batch CHO Cell Culture Affects Antibody Production and Glycosylation." *Biotechnology and Bioengineering* 112 (3). John Wiley & Sons, Ltd: 521–35. doi:10.1002/bit.25450.

Feige, Matthias J, Susanne Nath, Silvia R Catharino, Daniel Weinfurtner, Stefan Steinbacher, and Johannes Buchner. 2009. "Structure of the Murine Unglycosylated IgG1 Fc Fragment." *Journal of Molecular Biology* 391 (3): 599–608. doi:10.1016/j.jmb.2009.06.048.

Flögel, M, G Lauc, I Gornik, and B Macek. 1998. "Fucosylation and Galactosylation of IgG Heavy Chains Differ Between Acute and Remission Phases of Juvenile Chronic Arthritis." *Clinical Chemistry and Laboratory Medicine* 36 (2): 99–102. doi:10.1515/CCLM.1998.018.

Furukawa, K, K Matsuta, F Takeuchi, E Kosuge, T Miyamoto, and A Kobata. 1990. "Kinetic Study of a Galactosyltransferase in the B Cells of Patients with Rheumatoid Arthritis." *International Immunology* 2 (1): 105–12.

Galon, J, J F Gauchat, N Mazières, R Spagnoli, W Storkus, M Lötze, J Y Bonnefoy, W H Fridman, and C Sautès. 1996. "Soluble Fcgamma Receptor Type III (FcgammaRIII, CD16) Triggers Cell Activation through Interaction with Complement Receptors." *The Journal of Immunology* 157 (3): 1184–92.

García-Vallejo, Juan J, and Yvette van Kooyk. 2009. "Endogenous Ligands for C-Type Lectin Receptors: the True Regulators of Immune Homeostasis." *Immunological Reviews* 230 (1). John Wiley & Sons, Ltd (10.1111): 22–37. doi:10.1111/j.1600-065X.2009.00786.x.

Garred, P, H O Madsen, H Marquart, T M Hansen, S F Sørensen, J Petersen, B Volck, et al. 2000. "Two Edged Role of Mannose Binding Lectin in Rheumatoid Arthritis: a Cross Sectional Study." *The Journal of Rheumatology* 27 (1): 26–34.

Gińdzieńska-Sieśkiewicz, Ewa, Iwona Radziejewska, Izabela Domysławska, Piotr Adrian Klimiuk, Agnieszka Sulik, Joanna Rojewska, Halina Gabryel-Porowska, and Stanisław Sierakowski. 2016. "Changes of Glycosylation of IgG in Rheumatoid Arthritis Patients Treated with Methotrexate." *Advances in Medical Sciences* 61 (2): 193–97. doi:10.1016/j.advms.2015.12.009.

Hagert, Cecilia, Outi Sareila, Tiina Kelkka, Kutty Selva Nandakumar, Mattias Collin, Bingze Xu, Simon Guerard, Johan Bäcklund, Sirpa Jalkanen, and Rikard Holmdahl. 2018. "Chronic Active Arthritis Driven by Macrophages Without Involvement of T Cells: a Novel Experimental Model of Rheumatoid Arthritis." *Arthritis & Rheumatology (Hoboken, N.J.)* 70 (8): 1343–53. doi:10.1002/art.40482.

Haltiwanger, Robert S. 2002. "Regulation of Signal Transduction Pathways in Development by Glycosylation." *Current Opinion in Structural Biology* 12 (5): 593–98.

Harbison, Aoife M, Lorna P Brosnan, Keith Fenlon, and Elisa Fadda. 2019. "Sequence-to-Structure Dependence of Isolated IgG Fc Complex Biantennary N-Glycans: a Molecular Dynamics Study." *Glycobiology* 29 (1): 94–103. doi:10.1093/glycob/cwy097.

Harre, Ulrike, Stefanie C Lang, René Pfeifle, Yoann Rombouts, Sabine Frühbeißer, Khaled Amara, Holger Bang, et al. 2015. "Glycosylation of Immunoglobulin G Determines Osteoclast Differentiation and Bone Loss." *Nature Communications* 6 (1). Nature Publishing Group: 6651. doi:10.1038/ncomms7651.

Hart, Gerald W, and Ronald J Copeland. 2010. "Glycomics Hits the Big Time." *Cell* 143 (5): 672–76. doi:10.1016/j.cell.2010.11.008.

Hayes, Jerrard M, Asa Frostell, Eoin F J Cosgrave, Weston B Struwe, Oscar Potter, Gavin P Davey, Robert Karlsson, Cecilia Anneren, and Pauline M Rudd. 2014. "Fc Gamma Receptor Glycosylation Modulates the Binding of IgG Glycoforms: a Requirement for Stable Antibody Interactions." *Journal of Proteome Research* 13 (12): 5471–85. doi:10.1021/pr500414q.

Hayes, Jerrard M, Mark R Wormald, Pauline M Rudd, and Gavin P Davey. 2016. "Fc Gamma Receptors: Glycobiology and Therapeutic Prospects." *Journal of Inflammation Research* 9. Dove Press: 209–19. doi:10.2147/JIR.S121233.

Heyl, Kerstin A, Christian M Karsten, and Hortense Slevogt. 2016. "Galectin-3 Binds Highly Galactosylated IgG1 and Is Crucial for the IgG1 Complex Mediated

Inhibition of C5aReceptor Induced Immune Responses." *Biochemical and Biophysical Research Communications* 479 (1): 86–90. doi:10.1016/j.bbrc.2016.09.038.

Higel, Fabian, Andreas Seidl, Fritz Sörgel, and Wolfgang Friess. 2016. "N-Glycosylation Heterogeneity and the Influence on Structure, Function and Pharmacokinetics of Monoclonal Antibodies and Fc Fusion Proteins." *European Journal of Pharmaceutics and Biopharmaceutics : Official Journal of Arbeitsgemeinschaft Fur Pharmazeutische Verfahrenstechnik E.V* 100 (March): 94–100. doi:10.1016/j.ejpb.2016.01.005.

Holland, M, H Yagi, N Takahashi, K Kato, C O S Savage, D M Goodall, and R Jefferis. 2006. "Differential Glycosylation of Polyclonal IgG, IgG-Fc and IgG-Fab Isolated From the Sera of Patients with ANCA-Associated Systemic Vasculitis." *Biochimica Et Biophysica Acta* 1760 (4): 669–77. doi:10.1016/j.bbagen.2005.11.021.

Ihara, Hideyuki, Yoshitaka Ikeda, Sachiko Toma, Xiangchun Wang, Tadashi Suzuki, Jianguo Gu, Eiji Miyoshi, et al. 2007. "Crystal Structure of Mammalian Alpha1,6-Fucosyltransferase, FUT8." *Glycobiology* 17 (5): 455–66. doi:10.1093/glycob/cwl079.

Iida, Shigeru, Reiko Kuni-Kamochi, Katsuhiro Mori, Hirofumi Misaka, Miho Inoue, Akira Okazaki, Kenya Shitara, and Mitsuo Satoh. 2009. "Two Mechanisms of the Enhanced Antibody-Dependent Cellular Cytotoxicity (ADCC) Efficacy of Non-Fucosylated Therapeutic Antibodies in Human Blood." *BMC Cancer* 9 (1). BioMed Central: 58. doi:10.1186/1471-2407-9-58.

Jeddi, P A, K B Bodman-Smith, T Lund, P M Lydyard, L Mengle-Gaw, D A Isenberg, P Youinou, and P J Delves. 1996. "Agalactosyl IgG and Beta-1,4-Galactosyltransferase Gene Expression in Rheumatoid Arthritis Patients and in the Arthritis-Prone MRL Lpr/Lpr Mouse." *Immunology* 87 (4). Wiley-Blackwell: 654–59.

Jefferis, Roy. 2009. "Glycosylation as a Strategy to Improve Antibody-Based Therapeutics." *Nature Reviews. Drug Discovery* 8 (3). Nature Publishing Group: 226–34. doi:10.1038/nrd2804.

Jefferis, Royston. 2005. "Glycosylation of Recombinant Antibody Therapeutics." *Biotechnology Progress* 21 (1): 11–16. doi:10.1021/bp040016j.

Jefferis, Royston. 2009. "Recombinant Antibody Therapeutics: the Impact of Glycosylation on Mechanisms of Action." *Trends in Pharmacological Sciences* 30 (7): 356–62. doi:10.1016/j.tips.2009.04.007.

Jones, Mark B, Douglas M Oswald, Smita Joshi, Sidney W Whiteheart, Ron Orlando, and Brian A Cobb. 2016. "B-Cell-Independent Sialylation of IgG." *Proceedings of the National Academy of Sciences of the United States of America* 113 (26). National Academy of Sciences: 7207–12. doi:10.1073/pnas.1523968113.

Jones, Mark B, Mehrab Nasirikenari, Amit A Lugade, Yasmin Thanavala, and Joseph T Y Lau. 2012. "Anti-Inflammatory IgG Production Requires Functional P1 Promoter in B-Galactoside A2,6-Sialyltransferase 1 (ST6Gal-1) Gene." *The Journal of Biological Chemistry* 287 (19): 15365–70. doi:10.1074/jbc.M112.345710.

Kaneko, Yoshikatsu, Falk Nimmerjahn, and Jeffrey V Ravetch. 2006. "Anti-Inflammatory Activity of Immunoglobulin G Resulting From Fc Sialylation." *Science (New York, N.Y.)* 313 (5787): 670–73. doi:10.1126/science.1129594.

Karsten, Christian M, and Jörg Köhl. 2012. "The Immunoglobulin, IgG Fc Receptor and Complement Triangle in Autoimmune Diseases." *Immunobiology* 217 (11): 1067–79. doi:10.1016/j.imbio.2012.07.015.

Karsten, Christian M, Manoj K Pandey, Julia Figge, Regina Kilchenstein, Philip R Taylor, Marcela Rosas, Jacqueline U McDonald, et al. 2012. "Anti-Inflammatory Activity of IgG1 Mediated by Fc Galactosylation and Association of FcγRIIB and Dectin-1." *Nature Medicine* 18 (9). Nature Publishing Group: 1401–6. doi:10.1038/nm.2862.

Kempers, Ayla C, Lise Hafkenscheid, Hans-Ulrich Scherer, and René E M Toes. 2018. "Variable Domain Glycosylation of ACPA-IgG: a Missing Link in the Maturation of the ACPA Response?." *Clinical Immunology (Orlando, Fla.)* 186 (January): 34–37. doi:10.1016/j.clim.2017.09.001.

Kim, J, S Sif, B Jones, A Jackson, J Koipally, E Heller, S Winandy, et al. 1999. "Ikaros DNA-Binding Proteins Direct Formation of Chromatin Remodeling Complexes in Lymphocytes." *Immunity* 10 (3): 345–55.

Kizuka, Yasuhiko, and Naoyuki Taniguchi. 2016. "Enzymes for N-Glycan Branching and Their Genetic and Nongenetic Regulation in Cancer." *Biomolecules* 6 (2). Multidisciplinary Digital Publishing Institute: 25. doi:10.3390/biom6020025.

Kötz, K, M Hänsler, H Sauer, S Kaltenhäuser, and H Häntzschel. 1996. "Immunoglobulin G Galactosylation Deficiency Determined by Isoelectric Focusing and Lectin Affinoblotting in Differential Diagnosis of Rheumatoid Arthritis." *Electrophoresis* 17 (3): 533–34. doi:10.1002/elps.1150170321.

Krapp, S, Y Mimura, R Jefferis, R Huber, and P Sondermann. 2003. "Structural Analysis of Human IgG-Fc Glycoforms Reveals a Correlation Between Glycosylation and Structural Integrity." *Journal of Molecular Biology* 325 (5): 979–89.

Kronimus, Yannick, Richard Dodel, Sebastian P Galuska, and Sascha Neumann. 2019. "IgG Fc N-Glycosylation: Alterations in Neurologic Diseases and Potential Therapeutic Target?." *Journal of Autoimmunity* 96 (January): 14–23. doi:10.1016/j.jaut.2018.10.006.

Kuroda, Y, M Nakata, S Hirose, T Shirai, M Iwamoto, S Izui, N Kojima, and T Mizuochi. 2001. "Abnormal IgG Galactosylation in MRL-Lpr/Lpr Mice: Pathogenic Role in the Development of Arthritis." *Pathology International* 51 (12): 909–15.

Lauc, Gordan, Jennifer E Huffman, Maja Pučić, Lina Zgaga, Barbara Adamczyk, Ana Mužinić, Mislav Novokmet, et al. 2013. "Loci Associated with N-Glycosylation of Human Immunoglobulin G Show Pleiotropy with Autoimmune Diseases and

Haematological Cancers." Edited by Greg Gibson. *PLoS Genetics* 9 (1): e1003225. doi:10.1371/journal.pgen.1003225.

Lee, Chang-Han, Gabrielle Romain, Wupeng Yan, Makiko Watanabe, Wissam Charab, Biliana Todorova, Jiwon Lee, et al. 2017. "IgG Fc Domains That Bind C1q but Not Effector Fcγ Receptors Delineate the Importance of Complement-Mediated Effector Functions." *Nature Immunology* 18 (8): 889–98. doi:10.1038/ni.3770.

Lee, Melissa M, Mehrab Nasirikenari, Charles T Manhardt, David J Ashline, Andrew J Hanneman, Vernon N Reinhold, and Joseph T Y Lau. 2014. "Platelets Support Extracellular Sialylation by Supplying the Sugar Donor Substrate." *The Journal of Biological Chemistry* 289 (13): 8742–48. doi:10.1074/jbc.C113.546713.

Lee, Sena J, Stefan Evers, Daniel Roeder, Albert F Parlow, Juha Risteli, Leila Risteli, Y C Lee, Ten Feizi, Hanno Langen, and Michel C Nussenzweig. 2002. "Mannose Receptor-Mediated Regulation of Serum Glycoprotein Homeostasis." *Science (New York, N.Y.)* 295 (5561). American Association for the Advancement of Science: 1898–1901. doi:10.1126/science.1069540.

Lefranc, Marie-Paule. 2014. "Immunoglobulins: 25 Years of Immunoinformatics and IMGT-ONTOLOGY." *Biomolecules* 4 (4). Multidisciplinary Digital Publishing Institute: 1102–39. doi:10.3390/biom4041102.

Li, F J, W J Won, E J Becker, J L Easlick, E M Tabengwa, R Li, M Shakhmatov, K Honjo, P D Burrows, and R S Davis. 2014. "Emerging Roles for the FCRL Family Members in Lymphocyte Biology and Disease." *Current Topics in Microbiology and Immunology* 382 (Chapter 2). Cham: Springer International Publishing: 29–50. doi:10.1007/978-3-319-07911-0_2.

Li, Tiezheng, David J DiLillo, Stylianos Bournazos, John P Giddens, Jeffrey V Ravetch, and Lai-Xi Wang. 2017. "Modulating IgG Effector Function by Fc Glycan Engineering." *Proceedings of the National Academy of Sciences of the United States of America* 114 (13). National Academy of Sciences: 3485–90. doi:10.1073/pnas.1702173114.

Li, Wei, Zhongyu Zhu, Weizao Chen, Yang Feng, and Dimiter S Dimitrov. 2017. "Crystallizable Fragment Glycoengineering for Therapeutic Antibodies Development." *Frontiers in Immunology* 8. Frontiers: 1554. doi:10.3389/fimmu.2017.01554.

Li, Xu, Lang Ding, Xue Li, He Zhu, Ebtesam A Gashash, Zhanguo Li, Peng George Wang, and Cheng Ma. 2019. "An Integrated Proteomic and Glycoproteomic Study for Differences on Glycosylation Occupancy in Rheumatoid Arthritis." *Analytical and Bioanalytical Chemistry* 376 (8). Springer Berlin Heidelberg: 1094–98. doi:10.1007/s00216-018-1543-3.

Liu, Hongcheng, Christine Nowak, Bruce Andrien, Mei Shao, Gomathinayagam Ponniah, and Alyssa Neill. 2017. "Impact of IgG Fc-Oligosaccharides on Recombinant Monoclonal Antibody Structure, Stability, Safety, and Efficacy." *Biotechnology*

*Progress* 33 (5). American Chemical Society (ACS): 1173–81. doi:10.1002/btpr.2498.

Liu, Liming. 2015. “Antibody Glycosylation and Its Impact on the Pharmacokinetics and Pharmacodynamics of Monoclonal Antibodies and Fc-Fusion Proteins.” *Journal of Pharmaceutical Sciences* 104 (6): 1866–84. doi:10.1002/jps.24444.

Lood, Christian, Maria Allhorn, Rolf Lood, Birgitta Gullstrand, Anders I Olin, Lars Rönnblom, Lennart Truedsson, Mattias Collin, and Anders A Bengtsson. 2012. “IgG Glycan Hydrolysis by Endoglycosidase S Diminishes the Proinflammatory Properties of Immune Complexes From Patients with Systemic Lupus Erythematosus: a Possible New Treatment?.” *Arthritis and Rheumatism* 64 (8). John Wiley & Sons, Ltd: 2698–2706. doi:10.1002/art.34454.

Lu, Jinghua, Jonathan Chu, Zhongcheng Zou, Nels B Hamacher, Mark W Rixon, and Peter D Sun. 2015. “Structure of FcγRI in Complex with Fc Reveals the Importance of Glycan Recognition for High-Affinity IgG Binding.” *Proceedings of the National Academy of Sciences of the United States of America* 112 (3): 833–38. doi:10.1073/pnas.1418812112.

Lu, Lenette L, Amy W Chung, Tracy R Rosebrock, Musie Ghebremichael, Wen Han Yu, Patricia S Grace, Matthew K Schoen, et al. 2016. “A Functional Role for Antibodies in Tuberculosis.” *Cell* 167 (2): 433–443.e14. doi:10.1016/j.cell.2016.08.072.

Lundström, Susanna L, Cátia Fernandes-Cerqueira, A Jimmy Ytterberg, Elena Ossipova, Aase H Hensvold, Per-Johan Jakobsson, Vivianne Malmström, et al. 2014. “IgG Antibodies to Cyclic Citrullinated Peptides Exhibit Profiles Specific in Terms of IgG Subclasses, Fc-Glycans and a Fab-Peptide Sequence.” Edited by Joseph J Barchi. *PloS One* 9 (11): e113924. doi:10.1371/journal.pone.0113924.

Lux, Anja, Xiaojie Yu, Chris N Scanlan, and Falk Nimmerjahn. 2013. “Impact of Immune Complex Size and Glycosylation on IgG Binding to Human FcγRs.” *Journal of Immunology* (Baltimore, Md.: 1950) 190 (8). American Association of Immunologists: 4315–23. doi:10.4049/jimmunol.1200501.

Macauley, Matthew S, Paul R Crocker, and James C Paulson. 2014. “Siglec-Mediated Regulation of Immune Cell Function in Disease.” *Nature Reviews. Immunology* 14 (10). Nature Publishing Group: 653–66. doi:10.1038/nri3737.

Malhotra, R, M R Wormald, P M Rudd, P B Fischer, R A Dwek, and R B Sim. 1995. “Glycosylation Changes of IgG Associated with Rheumatoid Arthritis Can Activate Complement via the Mannose-Binding Protein.” *Nature Medicine* 1 (3): 237–43.

Maratha, Ashwini, Henning Stockmann, Karen P Coss, M Estela Rubio-Gozalbo, Ina Knerr, Maria Fitzgibbon, Terri P McVeigh, et al. 2016. “Classical Galactosaemia: Novel Insights in IgG N-Glycosylation and N-Glycan Biosynthesis.” *European Journal of Human Genetics: EJHG* 24 (7). Nature Publishing Group: 976–84. doi:10.1038/ejhg.2015.254.

Marth, Jamey D, and Prabhjit K Grewal. 2008. "Mammalian Glycosylation in Immunity." *Nature Reviews. Immunology* 8 (11). Nature Publishing Group: 874–87. doi:10.1038/nri2417.

Mathew, Mohit P, and Julie G Donaldson. 2019. "Glycosylation and Glycan Interactions Can Serve as Extracellular Machinery Facilitating Clathrin-Independent Endocytosis." *Traffic (Copenhagen, Denmark)* 22 (4). John Wiley & Sons, Ltd (10.1111): 519. doi:10.1111/tra.12636.

Matsumoto, A, K Shikata, F Takeuchi, N Kojima, and T Mizuochi. 2000. "Autoantibody Activity of IgG Rheumatoid Factor Increases with Decreasing Levels of Galactosylation and Sialylation." *Journal of Biochemistry* 128 (4): 621–28.

Mattu, T S, R J Pleass, A C Willis, M Kilian, M R Wormald, A C Lellouch, P M Rudd, J M Woof, and R A Dwek. 1998. "The Glycosylation and Structure of Human Serum IgA1, Fab, and Fc Regions and the Role of N-Glycosylation on Fcα Receptor Interactions." *The Journal of Biological Chemistry* 273 (4): 2260–72.

Menni, Cristina, Toma Keser, Massimo Mangino, Jordana T Bell, Idil Erte, Irena Akmačić, Frano Vučković, et al. 2013. "Glycosylation of Immunoglobulin G: Role of Genetic and Epigenetic Influences." Edited by Gunnar F Kaufmann. *PloS One* 8 (12). Public Library of Science: e82558. doi:10.1371/journal.pone.0082558.

Mittermayr, Stefan, Giao N Lê, Colin Clarke, Silvia Millán Martín, Anne-Marie Larkin, Peter O'Gorman, and Jonathan Bones. 2017. "Polyclonal Immunoglobulin G N-Glycosylation in the Pathogenesis of Plasma Cell Disorders." *Journal of Proteome Research* 16 (2): 748–62. doi:10.1021/acs.jproteome.6b00768.

Modena, Piergiorgio, Elena Lualdi, Federica Facchinetti, Lisa Galli, Manuel R Teixeira, Silvana Pilotti, and Gabriella Sozzi. 2005. "SMARCB1/INI1 Tumor Suppressor Gene Is Frequently Inactivated in Epithelioid Sarcomas." *Cancer Research* 65 (10). American Association for Cancer Research: 4012–19. doi:10.1158/0008-5472.CAN-04-3050.

Morell, A G, G Gregoriadis, I H Scheinberg, J Hickman, and G Ashwell. 1971. "The Role of Sialic Acid in Determining the Survival of Glycoproteins in the Circulation." *The Journal of Biological Chemistry* 246 (5): 1461–67.

Moremen, Kelley W, Michael Tiemeyer, and Alison V Nairn. 2012. "Vertebrate Protein Glycosylation: Diversity, Synthesis and Function." *Nature Reviews. Molecular Cell Biology* 13 (7). Nature Publishing Group: 448–62. doi:10.1038/nrm3383.

Mössner, Ekkehard, Peter Brünker, Samuel Moser, Ursula Püntener, Carla Schmidt, Sylvia Herter, Roger Grau, et al. 2010. "Increasing the Efficacy of CD20 Antibody Therapy through the Engineering of a New Type II Anti-CD20 Antibody with Enhanced Direct and Immune Effector Cell-Mediated B-Cell Cytotoxicity." *Blood* 115 (22): 4393–4402. doi:10.1182/blood-2009-06-225979.

Nandakumar, Kutty Selva, Mattias Collin, Arne Olsén, Falk Nimmerjahn, Anna M Blom, Jeffrey V Ravetch, and Rikard Holmdahl. 2007. "Endoglycosidase Treatment

Abrogates IgG Arthritogenicity: Importance of IgG Glycosylation in Arthritis." *European Journal of Immunology* 37 (10): 2973–82. doi:10.1002/eji.200737581.

Nandakumar, Kutty Selva, Mattias Collin, Kaisa E Happonen, Susanna L Lundström, Allyson M Croxford, Bingze Xu, Roman A Zubarev, et al. 2018. "Streptococcal Endo-B-N-Acetylglucosaminidase Suppresses Antibody-Mediated Inflammation in Vivo." *Frontiers in Immunology* 9. Frontiers: 1623. doi:10.3389/fimmu.2018.01623.

Ng, Bobby G, Gege Xu, Nandini Chandy, Joan Steyermark, Deepali N Shinde, Kelly Radtke, Kimiyo Raymond, et al. 2018. "Biallelic Mutations in FUT8 Cause a Congenital Disorder of Glycosylation with Defective Fucosylation." *American Journal of Human Genetics* 102 (1): 188–95. doi:10.1016/j.ajhg.2017.12.009.

Nielen, Markus M J, Dirkjan van Schaardenburg, Henk W Reesink, Rob J van de Stadt, Irene E van der Horst-Bruinsma, Margret H M T de Koning, Moud R Habibuw, Jan P Vandenbroucke, and Ben A C Dijkmans. 2004. "Specific Autoantibodies Precede the Symptoms of Rheumatoid Arthritis: a Study of Serial Measurements in Blood Donors." *Arthritis and Rheumatism* 50 (2): 380–86. doi:10.1002/art.20018.

Nimmerjahn, Falk, and Jeffrey V Ravetch. 2007. "The Antiinflammatory Activity of IgG: the Intravenous IgG Paradox." *The Journal of Experimental Medicine* 204 (1). Rockefeller University Press: 11–15. doi:10.1084/jem.20061788.

Nimmerjahn, Falk, and Jeffrey V Ravetch. 2008a. "Anti-Inflammatory Actions of Intravenous Immunoglobulin." *Annual Review of Immunology* 26 (1). Annual Reviews: 513–33. doi:10.1146/annurev.immunol.26.021607.090232.

Nimmerjahn, Falk, and Jeffrey V Ravetch. 2008b. "Fcgamma Receptors as Regulators of Immune Responses." *Nature Reviews. Immunology* 8 (1). Nature Publishing Group: 34–47. doi:10.1038/nri2206.

Nimmerjahn, Falk, and Jeffrey V Ravetch. 2012. "Translating Basic Mechanisms of IgG Effector Activity Into Next Generation Cancer Therapies." *Cancer Immunity* 12. Academy of Cancer Immunology: 13.

Niwa, Rinpei, Akito Natsume, Aya Uehara, Masako Wakitani, Shigeru Iida, Kazuhisa Uchida, Mitsuo Satoh, and Kenya Shitara. 2005. "IgG Subclass-Independent Improvement of Antibody-Dependent Cellular Cytotoxicity by Fucose Removal From Asn297-Linked Oligosaccharides." *Journal of Immunological Methods* 306 (1-2): 151–60. doi:10.1016/j.jim.2005.08.009.

Niwa, Rinpei, Mikiko Sakurada, Yukari Kobayashi, Aya Uehara, Kouji Matsushima, Ryuzo Ueda, Kazuyasu Nakamura, and Kenya Shitara. 2005. "Enhanced Natural Killer Cell Binding and Activation by Low-Fucose IgG1 Antibody Results in Potent Antibody-Dependent Cellular Cytotoxicity Induction at Lower Antigen Density." *Clinical Cancer Research: an Official Journal of the American Association for Cancer Research* 11 (6): 2327–36. doi:10.1158/1078-0432.CCR-04-2263.

Nose, M, and H Wigzell. 1983. "Biological Significance of Carbohydrate Chains on Monoclonal Antibodies." *Proceedings of the National Academy of Sciences of the United States of America* 80 (21). National Academy of Sciences: 6632–36.

Oda, Yukako, Tetsuya Okada, Hiderou Yoshida, Randal J Kaufman, Kazuhiro Nagata, and Kazutoshi Mori. 2006. "Derlin-2 and Derlin-3 Are Regulated by the Mammalian Unfolded Protein Response and Are Required for ER-Associated Degradation." *The Journal of Cell Biology* 172 (3). Rockefeller University Press: 383–93. doi:10.1083/jcb.200507057.

Ohmi, Yuhsuke, Wataru Ise, Akira Harazono, Daisuke Takakura, Hidehiro Fukuyama, Yoshihiro Baba, Masashi Narazaki, et al. 2016. "Sialylation Converts Arthritogenic IgG Into Inhibitors of Collagen-Induced Arthritis." *Nature Communications* 7 (April). Nature Publishing Group: 11205. doi:10.1038/ncomms11205.

Ohtsubo, Kazuaki, and Jamey D Marth. 2006. "Glycosylation in Cellular Mechanisms of Health and Disease." *Cell* 126 (5): 855–67. doi:10.1016/j.cell.2006.08.019.

Osorio, Fabiola, and Caetano Reis e Sousa. 2011. "Myeloid C-Type Lectin Receptors in Pathogen Recognition and Host Defense." *Immunity* 34 (5): 651–64. doi:10.1016/j.immuni.2011.05.001.

Pagan, Jose D, Maya Kitaoka, and Robert M Anthony. 2018. "Engineered Sialylation of Pathogenic Antibodies in Vivo Attenuates Autoimmune Disease." *Cell* 172 (3): 564–577.e13. doi:10.1016/j.cell.2017.11.041.

Parekh, R B, I M Roitt, D A Isenberg, R A Dwek, B M Ansell, and T W Rademacher. 1988. "Galactosylation of IgG Associated Oligosaccharides: Reduction in Patients with Adult and Juvenile Onset Rheumatoid Arthritis and Relation to Disease Activity." *Lancet (London, England)* 1 (8592): 966–69.

Parekh, R B, R A Dwek, B J Sutton, D L Fernandes, A Leung, D Stanworth, T W Rademacher, T Mizuochi, T Taniguchi, and K Matsuta. 1985. "Association of Rheumatoid Arthritis and Primary Osteoarthritis with Changes in the Glycosylation Pattern of Total Serum IgG." *Nature* 316 (6027): 452–57.

Parker, Benjamin L, Morten Thaysen-Andersen, Daniel J Fazakerley, Mira Holliday, Nicolle H Packer, and David E James. 2016. "Terminal Galactosylation and Sialylation Switching on Membrane Glycoproteins Upon TNF-Alpha-Induced Insulin Resistance in Adipocytes." *Molecular & Cellular Proteomics: MCP* 15 (1): 141–53. doi:10.1074/mcp.M115.054221.

Pasek, Marta, Maria Duk, Maria Podbielska, Renata Sokolik, Jacek Szechiński, Elwira Lisowska, and Hubert Krotkiewski. 2006. "Galactosylation of IgG From Rheumatoid Arthritis (RA) Patients--Changes During Therapy." *Glycoconjugate Journal* 23 (7-8): 463–71. doi:10.1007/s10719-006-5409-0.

Paulson, J C, and K J Colley. 1989. "Glycosyltransferases. Structure, Localization, and Control of Cell Type-Specific Glycosylation." *The Journal of Biological Chemistry* 264 (30): 17615–18.

Peaper, David R, and Peter Cresswell. 2008. "Regulation of MHC Class I Assembly and Peptide Binding." *Annual Review of Cell and Developmental Biology* 24 (1). Annual Reviews: 343–68. doi:10.1146/annurev.cellbio.24.110707.175347.

Peschke, Benjamin, Christian W Keller, Patrick Weber, Isaak Quast, and Jan D Lünemann. 2017. "Fc-Galactosylation of Human Immunoglobulin Gamma Isotypes Improves C1q Binding and Enhances Complement-Dependent Cytotoxicity." *Frontiers in Immunology* 8. Frontiers: 646. doi:10.3389/fimmu.2017.00646.

Petit, Daniel, Anne-Marie Mir, Jean-Michel Petit, Christine Thisse, Philippe Delannoy, Rafael Oriol, Bernard Thisse, and Anne Harduin-Lepers. 2010. "Molecular Phylogeny and Functional Genomics of Beta-Galactoside Alpha2,6-Sialyltransferases That Explain Ubiquitous Expression of St6gal1 Gene in Amniotes." *The Journal of Biological Chemistry* 285 (49). American Society for Biochemistry and Molecular Biology: 38399–414. doi:10.1074/jbc.M110.163931.

Pfeifle, René, Tobias Rothe, Natacha Ipseiz, Hans U Scherer, Stephan Culemann, Ulrike Harre, Jochen A Ackermann, Martina Seefried, Arnd Kleyer, and Stefan Uderhardt. 2017. "Regulation of Autoantibody Activity by the IL-23-TH17 Axis Determines the Onset of Autoimmune Disease." *Nature Immunology* 18 (1). Nature Research: 104–13.

Pincetic, Andrew, Stylianos Bournazos, David J DiLillo, Jad Maamary, Taia T Wang, Rony Dahan, Benjamin-Maximillian Fiebiger, and Jeffrey V Ravetch. 2014. "Type I and Type II Fc Receptors Regulate Innate and Adaptive Immunity." *Nature Immunology* 15 (8). Nature Publishing Group: 707–16. doi:10.1038/ni.2939.

Plomp, Rosina, Gillian Dekkers, Yoann Rombouts, Remco Visser, Carolien A M Koeleman, Guinevere S M Kammeijer, Bas C Jansen, et al. 2015. "Hinge-Region O-Glycosylation of Human Immunoglobulin G3 (IgG3)." *Molecular & Cellular Proteomics: MCP* 14 (5). American Society for Biochemistry and Molecular Biology: 1373–84. doi:10.1074/mcp.M114.047381.

Plomp, Rosina, L Renee Ruhaak, Hae-Won Uh, Karli R Reiding, Maurice Selman, Jeanine J Houwing-Duistermaat, P Eline Slagboom, Marian Beekman, and Manfred Wuhrer. 2017. "Subclass-Specific IgG Glycosylation Is Associated with Markers of Inflammation and Metabolic Health." *Scientific Reports* 7 (1). Nature Publishing Group: 12325. doi:10.1038/s41598-017-12495-0.

Pottier, Nicolas, Meyling H Cheok, Wenjian Yang, Mahfoud Assem, Lorraine Tracey, John C Obenauer, John C Panetta, Mary V Relling, and William E Evans. 2007. "Expression of SMARCB1 Modulates Steroid Sensitivity in Human Lymphoblastoid Cells: Identification of a Promoter SNP That Alters PARP1 Binding and SMARCB1 Expression." *Human Molecular Genetics* 16 (19): 2261–71. doi:10.1093/hmg/ddm178.

Prados, M Belén, Julia La Blunda, Julia Szekeres-Bartho, Julio Caramelo, and Silvia Miranda. 2011. "Progesterone Induces a Switch in Oligosaccharyltransferase Isoform

Expression: Consequences on IgG N-Glycosylation." *Immunology Letters* 137 (1-2): 28–37. doi:10.1016/j.imlet.2011.01.017.

Quast, Isaak, Christian W Keller, Michael A Maurer, John P Giddens, Björn Tackenberg, Lai-Xi Wang, Christian Münz, Falk Nimmerjahn, Marinos C Dalakas, and Jan D Lünemann. 2015. "Sialylation of IgG Fc Domain Impairs Complement-Dependent Cytotoxicity." *The Journal of Clinical Investigation* 125 (11). American Society for Clinical Investigation: 4160–70. doi:10.1172/JCI82695.

Rabinovich, Gabriel A, and Diego O Croci. 2012. "Regulatory Circuits Mediated by Lectin-Glycan Interactions in Autoimmunity and Cancer." *Immunity* 36 (3): 322–35. doi:10.1016/j.immuni.2012.03.004.

Rademacher, T W, P Williams, and R A Dwek. 1994. "Agalactosyl Glycoforms of IgG Autoantibodies Are Pathogenic." *Proceedings of the National Academy of Sciences of the United States of America* 91 (13). National Academy of Sciences: 6123–27.

Raju, T S, and E A Davidson. 1994. "Role of Sialic Acid on the Viscosity of Canine Tracheal Mucin Glycoprotein." *Biochemical and Biophysical Research Communications* 205 (1): 402–9. doi:10.1006/bbrc.1994.2679.

Raju, T S, J B Briggs, S M Borge, and A J Jones. 2000. "Species-Specific Variation in Glycosylation of IgG: Evidence for the Species-Specific Sialylation and Branch-Specific Galactosylation and Importance for Engineering Recombinant Glycoprotein Therapeutics." *Glycobiology* 10 (5): 477–86.

Raju, T S, J B Briggs, S M Chamow, M E Winkler, and A J Jones. 2001. "Glycoengineering of Therapeutic Glycoproteins: in Vitro Galactosylation and Sialylation of Glycoproteins with Terminal N-Acetylglucosamine and Galactose Residues." *Biochemistry* 40 (30): 8868–76. doi:10.1021/bi010475i.

Raju, T Shantha. 2008. "Terminal Sugars of Fc Glycans Influence Antibody Effector Functions of IgGs." *Current Opinion in Immunology* 20 (4): 471–78. doi:10.1016/j.coi.2008.06.007.

Raju, T Shantha, and Bernard Scallon. 2007. "Fc Glycans Terminated with N-Acetylglucosamine Residues Increase Antibody Resistance to Papain." *Biotechnology Progress* 23 (4). American Chemical Society (ACS): 964–71. doi:10.1021/bp070118k.

Rantapää-Dahlqvist, Solbritt, Ben A W de Jong, Ewa Berglin, Göran Hallmans, Göran Wadell, Hans Stenlund, Ulf Sundin, and Walther J Van Venrooij. 2003. "Antibodies Against Cyclic Citrullinated Peptide and IgA Rheumatoid Factor Predict the Development of Rheumatoid Arthritis." *Arthritis and Rheumatism* 48 (10). John Wiley & Sons, Ltd: 2741–49. doi:10.1002/art.11223.

Reiding, Karli R, Albert Bondt, René Hennig, Richard A Gardner, Roisin O'Flaherty, Irena Trbojevic-Akmacic, Archana Shubhakar, et al. 2019. "High-Throughput Serum N-Glycomics: Method Comparison and Application to Study Rheumatoid Arthritis and Pregnancy-Associated Changes." *Molecular & Cellular Proteomics: MCP* 18

(1). American Society for Biochemistry and Molecular Biology: 3–15. doi:10.1074/mcp.RA117.000454.

Reiding, Karli R, Gerda C M Vreeker, Albert Bondt, Marco R Bladergroen, Johanna M W Hazes, Yuri E M van der Burgt, Manfred Wuhrer, and Radboud J E M Dolhain. 2017. “Serum Protein N-Glycosylation Changes with Rheumatoid Arthritis Disease Activity During and After Pregnancy.” *Frontiers in Medicine* 4. Frontiers: 241. doi:10.3389/fmed.2017.00241.

Ricklin, Daniel, George Hajishengallis, Kun Yang, and John D Lambris. 2010. “Complement: a Key System for Immune Surveillance and Homeostasis.” *Nature Immunology* 11 (9). Nature Publishing Group: 785–97. doi:10.1038/ni.1923.

Rivinoja, Antti, Antti Hassinen, Nina Kokkonen, Annika Kauppila, and Sakari Kellokumpu. 2009. “Elevated Golgi pH Impairs Terminal N-Glycosylation by Inducing Mislocalization of Golgi Glycosyltransferases.” *Journal of Cellular Physiology* 220 (1). John Wiley & Sons, Ltd: 144–54. doi:10.1002/jcp.21744.

Rombouts, Yoann, Annemiek Willemze, Joyce J B C van Beers, Jing Shi, Priscilla F Kerkman, Linda van Toorn, George M C Janssen, et al. 2016. “Extensive Glycosylation of ACPA-IgG Variable Domains Modulates Binding to Citrullinated Antigens in Rheumatoid Arthritis.” *Annals of the Rheumatic Diseases* 75 (3): 578–85. doi:10.1136/annrheumdis-2014-206598.

Rombouts, Yoann, Ewoud Ewing, Lotte A van de Stadt, Maurice H J Selman, Leendert A Trouw, André M Deelder, Tom W J Huizinga, et al. 2015. “Anti-Citrullinated Protein Antibodies Acquire a Pro-Inflammatory Fc Glycosylation Phenotype Prior to the Onset of Rheumatoid Arthritis.” *Annals of the Rheumatic Diseases* 74 (1): 234–41. doi:10.1136/annrheumdis-2013-203565.

Rook, G A, J Steele, R Brealey, A Whyte, D Isenberg, N Sumar, J L Nelson, K B Bodman, A Young, and I M Roitt. 1991. “Changes in IgG Glycoform Levels Are Associated with Remission of Arthritis During Pregnancy.” *Journal of Autoimmunity* 4 (5): 779–94.

Rudd, P M, M R Wormald, R L Stanfield, M Huang, N Mattsson, J A Speir, J A DiGennaro, J S Fetrow, R A Dwek, and I A Wilson. 1999. “Roles for Glycosylation of Cell Surface Receptors Involved in Cellular Immune Recognition.” *Journal of Molecular Biology* 293 (2): 351–66. doi:10.1006/jmbi.1999.3104.

Rudd, P M, R J Leatherbarrow, T W Rademacher, and R A Dwek. 1991. “Diversification of the IgG Molecule by Oligosaccharides.” *Molecular Immunology* 28 (12): 1369–78.

Rudd, P M, T Elliott, P Cresswell, I A Wilson, and R A Dwek. 2001. “Glycosylation and the Immune System.” *Science (New York, N.Y.)* 291 (5512): 2370–76.

Ruhaak, L Renee, Hae-Won Uh, André M Deelder, Radboud E J M Dolhain, and M Wuhrer. 2014. “Total Plasma N-Glycome Changes During Pregnancy.” *Journal of Proteome Research* 13 (3): 1657–68. doi:10.1021/pr401128j.

Scallon, Bernard J, Susan H Tam, Stephen G McCarthy, Ann N Cai, and T Shantha Raju. 2007. "Higher Levels of Sialylated Fc Glycans in Immunoglobulin G Molecules Can Adversely Impact Functionality." *Molecular Immunology* 44 (7): 1524–34. doi:10.1016/j.molimm.2006.09.005.

Schauer, Roland. 2009. "Sialic Acids as Regulators of Molecular and Cellular Interactions." *Current Opinion in Structural Biology* 19 (5): 507–14. doi:10.1016/j.sbi.2009.06.003.

Schwab, Inessa, and Falk Nimmerjahn. 2013. "Intravenous Immunoglobulin Therapy: How Does IgG Modulate the Immune System?." *Nature Reviews. Immunology* 13 (3). Nature Publishing Group: 176–89. doi:10.1038/nri3401.

Schwedler, Christian, Thomas Häupl, Ulrich Kalus, Veroniqué Blanchard, Gerd-Rüdiger Burmester, Denis Poddubnyy, and Berthold Hoppe. 2018. "Hypogalactosylation of Immunoglobulin G in Rheumatoid Arthritis: Relationship to HLA-DRB1 Shared Epitope, Anticitrullinated Protein Antibodies, Rheumatoid Factor, and Correlation with Inflammatory Activity." *Arthritis Research & Therapy* 20 (1). BioMed Central: 44. doi:10.1186/s13075-018-1540-0.

Sebastian, Andrea, Mohamed Ali Alzain, Collins Otieno Asweto, Haicheng Song, Liufu Cui, Xinwei Yu, Siqi Ge, et al. 2016. "Glycan Biomarkers for Rheumatoid Arthritis and Its Remission Status in Han Chinese Patients." *Omics: a Journal of Integrative Biology* 20 (6). Mary Ann Liebert, Inc. 140 Huguenot Street, 3rd Floor New Rochelle, NY 10801 USA: 343–51. doi:10.1089/omi.2016.0050.

Selman, Maurice H J, Erik H Niks, Maarten J Titulaer, Jan J G M Verschuuren, Manfred Wuhrer, and André M Deelder. 2011. "IgG Fc N-Glycosylation Changes in Lambert-Eaton Myasthenic Syndrome and Myasthenia Gravis." *Journal of Proteome Research* 10 (1): 143–52. doi:10.1021/pr1004373.

Shen, Xia, Lucija Klaric, Sodbo Sharapov, Massimo Mangino, Zheng Ning, Di Wu, Irena Trbojevic-Akmacic, et al. 2017. "Multivariate Discovery and Replication of Five Novel Loci Associated with Immunoglobulin G N-Glycosylation." *Nature Communications* 8 (1). Nature Publishing Group: 447. doi:10.1038/s41467-017-00453-3.

Shields, Robert L, Jadine Lai, Rodney Keck, Lori Y O'Connell, Kyu Hong, Y Gloria Meng, Stefanie H A Weikert, and Leonard G Presta. 2002. "Lack of Fucose on Human IgG1 N-Linked Oligosaccharide Improves Binding to Human Fcgamma RIII and Antibody-Dependent Cellular Toxicity." *The Journal of Biological Chemistry* 277 (30). American Society for Biochemistry and Molecular Biology: 26733–40. doi:10.1074/jbc.M202069200.

Shinkawa, Toyohide, Kazuyasu Nakamura, Naoko Yamane, Emi Shoji-Hosaka, Yutaka Kanda, Mikiko Sakurada, Kazuhisa Uchida, et al. 2003. "The Absence of Fucose but Not the Presence of Galactose or Bisecting N-Acetylglucosamine of Human IgG1 Complex-Type Oligosaccharides Shows the Critical Role of Enhancing Antibody-

Dependent Cellular Cytotoxicity." *The Journal of Biological Chemistry* 278 (5): 3466–73. doi:10.1074/jbc.M210665200.

Shubhakar, Archana, Karli R Reiding, Richard A Gardner, Daniel I R Spencer, Daryl L Fernandes, and Manfred Wuhrer. 2015. "High-Throughput Analysis and Automation for Glycomics Studies." *Chromatographia* 78 (5-6). Springer Berlin Heidelberg: 321–33. doi:10.1007/s10337-014-2803-9.

Shushakova, Nelli, Julia Skokowa, Jurriaan Schulman, Ulrich Baumann, Jörg Zwirner, Reinhold E Schmidt, and J Engelbert Gessner. 2002. "C5a Anaphylatoxin Is a Major Regulator of Activating Versus Inhibitory FcgammaRs in Immune Complex-Induced Lung Disease." *The Journal of Clinical Investigation* 110 (12). American Society for Clinical Investigation: 1823–30. doi:10.1172/JCI16577.

Sibéril, Sophie, Christophe de Romeuf, Nicolas Bihoreau, Nadine Fernandez, Jean-Luc Meterreau, Annie Regenman, Emmanuel Nony, et al. 2006. "Selection of a Human Anti-RhD Monoclonal Antibody for Therapeutic Use: Impact of IgG Glycosylation on Activating and Inhibitory Fc Gamma R Functions." *Clinical Immunology (Orlando, Fla.)* 118 (2-3): 170–79. doi:10.1016/j.clim.2005.10.008.

Silva, Zélia, Konstantinos Konstantopoulos, and Paula A Videira. 2012. "The Role of Sugars in Dendritic Cell Trafficking." *Annals of Biomedical Engineering* 40 (4). Springer US: 777–89. doi:10.1007/s10439-011-0448-5.

Sjöwall, C, J Zapf, S von Löhneysen, I Magorivska, M Biermann, C Janko, S Winkler, et al. 2015. "Altered Glycosylation of Complexed Native IgG Molecules Is Associated with Disease Activity of Systemic Lupus Erythematosus." *Lupus* 24 (6): 569–81. doi:10.1177/0961203314558861.

Sondermann, P, R Huber, V Oosthuizen, and U Jacob. 2000. "The 3.2-a Crystal Structure of the Human IgG1 Fc Fragment-Fc gammaRIII Complex." *Nature* 406 (6793). Nature Publishing Group: 267–73. doi:10.1038/35018508.

Sperandio, Markus, Christian A Gleissner, and Klaus Ley. 2009. "Glycosylation in Immune Cell Trafficking." *Immunological Reviews* 230 (1). John Wiley & Sons, Ltd (10.1111): 97–113. doi:10.1111/j.1600-065X.2009.00795.x.

Stanley, Pamela. 2011. "Golgi Glycosylation." *Cold Spring Harbor Perspectives in Biology* 3 (4). Cold Spring Harbor Lab: a005199–99. doi:10.1101/cshperspect.a005199.

Stockert, R J. 1995. "The Asialoglycoprotein Receptor: Relationships between Structure, Function, and Expression." *Physiological Reviews* 75 (3): 591–609. doi:10.1152/physrev.1995.75.3.591.

Subedi, Ganesh P, Quinlin M Hanson, and Adam W Barb. 2014. "Restricted Motion of the Conserved Immunoglobulin G1 N-Glycan Is Essential for Efficient FcγRIIIa Binding." *Structure (London, England: 1993)* 22 (10): 1478–88. doi:10.1016/j.str.2014.08.002.

Sun, Dehui, Fanlei Hu, Huanyu Gao, Zhijing Song, Wenchun Xie, Ping Wang, Lianjie Shi, et al. 2019. "Distribution of Abnormal IgG Glycosylation Patterns From Rheumatoid Arthritis and Osteoarthritis Patients by MALDI-TOF-MSn." *The Analyst* 13 (February). The Royal Society of Chemistry: 3029. doi:10.1039/c8an02014k.

Sutton, B J, and D C Phillips. 1983. "The Three-Dimensional Structure of the Carbohydrate within the Fc Fragment of Immunoglobulin G." *Biochemical Society Transactions* 11 (2): 130–32.

Takahashi, N. 1996. "Three-Dimensional Mapping of N-Linked Oligosaccharides Using Anion-Exchange, Hydrophobic and Hydrophilic Interaction Modes of High-Performance Liquid Chromatography." *Journal of Chromatography. A* 720 (1-2): 217–25.

Tomana, M, R E Schrohenloher, J D Reveille, F C Arnett, and W J Koopman. 1992. "Abnormal Galactosylation of Serum IgG in Patients with Systemic Lupus Erythematosus and Members of Families with High Frequency of Autoimmune Diseases." *Rheumatology International* 12 (5): 191–94.

Tomana, M, R E Schrohenloher, W J Koopman, G S Alarcón, and W A Paul. 1988. "Abnormal Glycosylation of Serum IgG From Patients with Chronic Inflammatory Diseases." *Arthritis and Rheumatism* 31 (3): 333–38.

Tradtrantip, Lukmanee, Julien Ratelade, Hua Zhang, and A S Verkman. 2013. "Enzymatic Deglycosylation Converts Pathogenic Neuromyelitis Optica Anti-Aquaporin-4 Immunoglobulin G Into Therapeutic Antibody." *Annals of Neurology* 73 (1). John Wiley & Sons, Ltd: 77–85. doi:10.1002/ana.23741.

Trbojevic-Akmacic, Irena, Marija Vilaj, and Gordan Lauc. 2016. "High-Throughput Analysis of Immunoglobulin G Glycosylation." *Expert Review of Proteomics* 13 (5): 523–34. doi:10.1080/14789450.2016.1174584.

Tsuchiya, N, T Endo, K Matsuta, S Yoshinoya, T Aikawa, E Kosuge, F Takeuchi, T Miyamoto, and A Kobata. 1989. "Effects of Galactose Depletion From Oligosaccharide Chains on Immunological Activities of Human IgG." *The Journal of Rheumatology* 16 (3): 285–90.

Umaña, P, J Jean-Mairet, R Moudry, H Amstutz, and J E Bailey. 1999. "Engineered Glycoforms of an Antineuroblastoma IgG1 with Optimized Antibody-Dependent Cellular Cytotoxic Activity." *Nature Biotechnology* 17 (2). Nature Publishing Group: 176–80. doi:10.1038/6179.

Vafa, Omid, Gary L Gilliland, Randall J Brezski, Brandy Strake, Teresa Wilkinson, Eilyn R Lacy, Bernard Scallon, Alexey Teplyakov, Thomas J Malia, and William R Strohl. 2014. "An Engineered Fc Variant of an IgG Eliminates All Immune Effector Functions via Structural Perturbations." *Methods (San Diego, Calif.)* 65 (1): 114–26. doi:10.1016/j.ymeth.2013.06.035.

van de Bovenkamp, Fleur S, Lise Hafkenscheid, Theo Rispens, and Yoann Rombouts. 2016. "The Emerging Importance of IgG Fab Glycosylation in Immunity." *Journal of*

*Immunology (Baltimore, Md.: 1950)* 196 (4). American Association of Immunologists: 1435–41. doi:10.4049/jimmunol.1502136.

van de Donk, Niels W C J, Maarten L Janmaat, Tuna Mutis, Jeroen J Lammerts van Bueren, Tahamtan Ahmadi, A Kate Sasser, Henk M Lokhorst, and Paul W H I Parren. 2016. "Monoclonal Antibodies Targeting CD38 in Hematological Malignancies and Beyond." *Immunological Reviews* 270 (1). John Wiley & Sons, Ltd (10.1111): 95–112. doi:10.1111/imr.12389.

van de Geijn, Fleur E, Manfred Wuhrer, Maurice Hj Selman, Sten P Willemsen, Yaël A de Man, André M Deelder, Johanna Mw Hazes, and Radboud Jem Dolhain. 2009. "Immunoglobulin G Galactosylation and Sialylation Are Associated with Pregnancy-Induced Improvement of Rheumatoid Arthritis and the Postpartum Flare: Results From a Large Prospective Cohort Study." *Arthritis Research & Therapy* 11 (6). BioMed Central: R193. doi:10.1186/ar2892.

van Kooyk, Yvette, and Gabriel A Rabinovich. 2008. "Protein-Glycan Interactions in the Control of Innate and Adaptive Immune Responses." *Nature Immunology* 9 (6). Nature Publishing Group: 593–601. doi:10.1038/ni.f.203.

van Timmeren, Mirjan M, Betty S van der Veen, Coen A Stegeman, Arjen H Petersen, Thomas Hellmark, Mattias Collin, and Peter Heeringa. 2010. "IgG Glycan Hydrolysis Attenuates ANCA-Mediated Glomerulonephritis." *Journal of the American Society of Nephrology: JASN* 21 (7): 1103–14. doi:10.1681/ASN. 2009090984.

van Zeben, D, J M Hazes, A H Zwinderman, J P Vandenbroucke, and F C Breedveld. 1993. "Factors Predicting Outcome of Rheumatoid Arthritis: Results of a Followup Study." *The Journal of Rheumatology* 20 (8): 1288–96.

Varki, Ajit. 2017. "Biological Roles of Glycans." *Glycobiology* 27 (1): 3–49. doi:10.1093/glycob/cww086.

Vidarsson, Gestur, Gillian Dekkers, and Theo Rispens. 2014. "IgG Subclasses and Allotypes: From Structure to Effector Functions." *Frontiers in Immunology* 5 (16). Frontiers: 520. doi:10.3389/fimmu.2014.00520.

Vogel, Carl-Wilhelm. 2004. "Preparation of Immunoconjugates Using Antibody Oligosaccharide Moieties." *Methods in Molecular Biology (Clifton, N.J.)* 283. Humana Press, Totowa, NJ: 87–108. doi:10.1385/1-59259-813-7:087.

Vučković, Frano, Jasminka Krištić, Ivan Gudelj, Maria Teruel, Toma Keser, Marija Pezer, Maja Pučić-Baković, et al. 2015. "Association of Systemic Lupus Erythematosus with Decreased Immunosuppressive Potential of the IgG Glycome." *Arthritis & Rheumatology (Hoboken, N.J.)* 67 (11). John Wiley & Sons, Ltd: 2978–89. doi:10.1002/art.39273.

Wahl, Annika, Erik van den Akker, Lucija Klaric, Jerko Štambuk, Elisa Benedetti, Rosina Plomp, Genadij Razdorov, et al. 2018. "Genome-Wide Association Study on

Immunoglobulin G Glycosylation Patterns." *Frontiers in Immunology* 9: 277. doi:10.3389/fimmu.2018.00277.

Walsh, Gary. 2010. "Post-Translational Modifications of Protein Biopharmaceuticals." *Drug Discovery Today* 15 (17-18): 773–80. doi:10.1016/j.drudis.2010.06.009.

Wang, Jing-Rong, Wei-Na Gao, Rudolf Grimm, Shibo Jiang, Yong Liang, Hua Ye, Zhan-Guo Li, et al. 2017. "A Method to Identify Trace Sulfated IgG N-Glycans as Biomarkers for Rheumatoid Arthritis." *Nature Communications* 8 (1). Nature Publishing Group: 631. doi:10.1038/s41467-017-00662-w.

Wang, Jun, Crina I A Balog, Kathrin Stavenhagen, Carolien A M Koeleman, Hans-Ulrich Scherer, Maurice H J Selman, André M Deelder, Tom W J Huizinga, René E M Toes, and Manfred Wuhrer. 2011. "Fc-Glycosylation of IgG1 Is Modulated by B-Cell Stimuli." *Molecular & Cellular Proteomics: MCP* 10 (5). American Society for Biochemistry and Molecular Biology: M110.004655. doi:10.1074/mcp. M110.004655.

Wang, Taia T, Jaturong Sewatanon, Matthew J Memoli, Jens Wrammert, Stylianos Bournazos, Siddhartha Kumar Bhaumik, Benjamin A Pinsky, et al. 2017. "IgG Antibodies to Dengue Enhanced for FcγRIIIA Binding Determine Disease Severity." *Science (New York, N.Y.)* 355 (6323). American Association for the Advancement of Science: 395–98. doi:10.1126/science.aai8128.

Wang, Xinhua, Mary Mathieu, and Randall J Brezski. 2018. "IgG Fc Engineering to Modulate Antibody Effector Functions." *Protein & Cell* 9 (1). Higher Education Press: 63–73. doi:10.1007/s13238-017-0473-8.

Weiner, George J. 2015. "Building Better Monoclonal Antibody-Based Therapeutics." *Nature Reviews. Cancer* 15 (6): 361–70. doi:10.1038/nrc3930.

Wermeling, Fredrik, Robert M Anthony, Frank Brombacher, and Jeffrey V Ravetch. 2013. "Acute Inflammation Primes Myeloid Effector Cells for Anti-Inflammatory STAT6 Signaling." *Proceedings of the National Academy of Sciences of the United States of America* 110 (33): 13487–91. doi:10.1073/pnas.1312525110.

Wipke, Brian T, Zheng Wang, Wouter Nagengast, David E Reichert, and Paul M Allen. 2004. "Staging the Initiation of Autoantibody-Induced Arthritis: a Critical Role for Immune Complexes." *Journal of Immunology (Baltimore, Md.: 1950)* 172 (12): 7694–7702.

Wong, Anna Hiu Yi, Yuki Fukami, Makoto Sudo, Norito Kokubun, Shinsuke Hamada, and Nobuhiro Yuki. 2016. "Sialylated IgG-Fc: a Novel Biomarker of Chronic Inflammatory Demyelinating Polyneuropathy." *Journal of Neurology, Neurosurgery, and Psychiatry* 87 (3): 275–79. doi:10.1136/jnnp-2014-309964.

Wormald, M R, P M Rudd, D J Harvey, S C Chang, I G Scragg, and R A Dwek. 1997. "Variations in Oligosaccharide-Protein Interactions in Immunoglobulin G Determine the Site-Specific Glycosylation Profiles and Modulate the Dynamic Motion of the Fc Oligosaccharides." *Biochemistry* 36 (6): 1370–80. doi:10.1021/bi9621472.

Wright, A, Y Sato, T Okada, K Chang, T Endo, and S Morrison. 2000. "*In Vivo* Trafficking and Catabolism of IgG1 Antibodies with Fc Associated Carbohydrates of Differing Structure." *Glycobiology* 10 (12): 1347–55.

Wuhrer, Manfred, Jord C Stam, Fleur E van de Geijn, Carolien A M Koeleman, C Theo Verrips, Radboud J E M Dolhain, Cornelis H Hokke, and André M Deelder. 2007. "Glycosylation Profiling of Immunoglobulin G (IgG) Subclasses From Human Serum." *Proteomics* 7 (22). John Wiley & Sons, Ltd: 4070–81. doi:10.1002/pmic.200700289.

Wuhrer, Manfred, Kathrin Stavenhagen, Carolien A M Koeleman, Maurice H J Selman, Lorraine Harper, Bart C Jacobs, Caroline O S Savage, Roy Jefferis, André M Deelder, and Matthew Morgan. 2015. "Skewed Fc Glycosylation Profiles of Anti-Proteinase 3 Immunoglobulin G1 Autoantibodies From Granulomatosis with Polyangiitis Patients Show Low Levels of Bisection, Galactosylation, and Sialylation." *Journal of Proteome Research* 14 (4): 1657–65. doi:10.1021/pr500780a.

Wuhrer, Manfred, Leendert Porcelijn, Rick Kapur, Carolien A M Koeleman, André Deelder, Masja de Haas, and Gestur Vidarsson. 2009. "Regulated Glycosylation Patterns of IgG During Alloimmune Responses Against Human Platelet Antigens." *Journal of Proteome Research* 8 (2): 450–56. doi:10.1021/pr800651j.

Wuhrer, Manfred, Maurice H J Selman, Liam A McDonnell, Tania Kümpfel, Tobias Derfuss, Mohsen Khademi, Tomas Olsson, Reinhard Hohlfeld, Edgar Meinl, and Markus Krumbholz. 2015. "Pro-Inflammatory Pattern of IgG1 Fc Glycosylation in Multiple Sclerosis Cerebrospinal Fluid." *Journal of Neuroinflammation* 12 (1). BioMed Central: 235. doi:10.1186/s12974-015-0450-1.

Yamada, E, Y Tsukamoto, R Sasaki, K Yagyu, and N Takahashi. 1997. "Structural Changes of Immunoglobulin G Oligosaccharides with Age in Healthy Human Serum." *Glycoconjugate Journal* 14 (3): 401–5.

Yamane-Ohnuki, Naoko, Satoko Kinoshita, Miho Inoue-Urakubo, Machi Kusunoki, Shigeru Iida, Ryosuke Nakano, Masako Wakitani, et al. 2004. "Establishment of FUT8 Knockout Chinese Hamster Ovary Cells: an Ideal Host Cell Line for Producing Completely Defucosylated Antibodies with Enhanced Antibody-Dependent Cellular Cytotoxicity." *Biotechnology and Bioengineering* 87 (5): 614–22. doi:10.1002/bit.20151.

Yanagidani, S, N Uozumi, Y Ihara, E Miyoshi, N Yamaguchi, and N Taniguchi. 1997. "Purification and cDNA Cloning of GDP-L-Fuc:N-Acetyl-Beta-D-Glucosaminide:Alpha1-6 Fucosyltransferase (Alpha1-6 FucT) From Human Gastric Cancer MKN45 Cells." *Journal of Biochemistry* 121 (3): 626–32.

Yang, Rui, Marielle A Otten, Thomas Hellmark, Mattias Collin, Lars Björck, Ming-Hui Zhao, Mohamed R Daha, and Mårten Segelmark. 2010. "Successful Treatment of Experimental Glomerulonephritis with IdeS and EndoS, IgG-Degrading Streptococcal Enzymes." *Nephrology, Dialysis, Transplantation: Official Publication of the European Dialysis and Transplant Association - European Renal Association* 25 (8): 2479–86. doi:10.1093/ndt/gfq115.

Yang, Shuang, Abigail Rubin, Shadi Toghi Eshghi, and Hui Zhang. 2016. "Chemoenzymatic Method for Glycomics: Isolation, Identification, and Quantitation." Edited by Michael J Dunn. *Proteomics* 16 (2). John Wiley & Sons, Ltd: 241–56. doi:10.1002/pmic.201500266.

Yang, Xiaojing, Michael Lehotay, Tassos Anastassiades, Mark Harrison, and Inka Brockhausen. 2004. "The Effect of TNF-Alpha on Glycosylation Pathways in Bovine Synoviocytes." *Biochemistry and Cell Biology = Biochimie Et Biologie Cellulaire* 82 (5). NRC Research Press Ottawa, Canada: 559–68. doi:10.1139/o04-058.

Yarwood, Annie, Sebastien Viatte, Yukinori Okada, Robert Plenge, Kazuhiko Yamamoto, BRAGGSS, RACI, Anne Barton, et al. 2016. "Loci Associated with N-Glycosylation of Human IgG Are Not Associated with Rheumatoid Arthritis: a Mendelian Randomisation Study." *Annals of the Rheumatic Diseases* 75 (1). BMJ Publishing Group Ltd: 317–20. doi:10.1136/annrheumdis-2014-207210.

Youings, A, S C Chang, R A Dwek, and I G Scragg. 1996. "Site-Specific Glycosylation of Human Immunoglobulin G Is Altered in Four Rheumatoid Arthritis Patients." *The Biochemical Journal* 314 (Pt 2) (Pt 2). Portland Press Ltd: 621–30.

Youinou, P, Y L Pennec, R Casburn-Budd, M Dueymes, G Letoux, and A Lamour. 1992. "Galactose Terminating Oligosaccharides of IgG in Patients with Primary Sjögren's Syndrome." *Journal of Autoimmunity* 5 (3): 393–400.

Young, A, N Sumar, K Bodman, S Goyal, H Sinclair, I Roitt, and D Isenberg. 1991. "Agalactosyl IgG: an Aid to Differential Diagnosis in Early Synovitis." *Arthritis and Rheumatism* 34 (11): 1425–29.

Yu, Xinhua, Junfeng Zheng, Mattias Collin, Enno Schmidt, Detlef Zillikens, and Frank Petersen. 2014. "EndoS Reduces the Pathogenicity of Anti-mCOL7 IgG Through Reduced Binding of Immune Complexes to Neutrophils." Edited by Ger van Zandbergen. *PloS One* 9 (2). Public Library of Science: e85317. doi:10.1371/journal.pone.0085317.

Zauner, Gerhild, Maurice H J Selman, Albert Bondt, Yoann Rombouts, Dennis Blank, André M Deelder, and Manfred Wuhrer. 2013. "Glycoproteomic Analysis of Antibodies." *Molecular & Cellular Proteomics: MCP* 12 (4): 856–65. doi:10.1074/mcp.R112.026005.

Zhang, Dan, Bingchao Chen, Yanmin Wang, Peng Xia, Chengyan He, Yujie Liu, Ruiqing Zhang, Mo Zhang, and Zhili Li. 2016. "Disease-Specific IgG Fc N-Glycosylation as Personalized Biomarkers to Differentiate Gastric Cancer From Benign Gastric Diseases." *Scientific Reports* 6 (1). Nature Publishing Group: 25957. doi:10.1038/srep25957.

Zhu, Delin, Helen McCarthy, Christian H Ottensmeier, Peter Johnson, Terry J Hamblin, and Freda K Stevenson. 2002. "Acquisition of Potential N-Glycosylation Sites in the

Immunoglobulin Variable Region by Somatic Mutation Is a Distinctive Feature of Follicular Lymphoma." *Blood* 99 (7): 2562–68.

Zou, Guozhang, Hirofumi Ochiai, Wei Huang, Qiang Yang, Cishan Li, and Lai-Xi Wang. 2011. "Chemoenzymatic Synthesis and Fcγ Receptor Binding of Homogeneous Glycoforms of Antibody Fc Domain. Presence of a Bisecting Sugar Moiety Enhances the Affinity of Fc to FcγIIIa Receptor." *Journal of the American Chemical Society* 133 (46): 18975–91. doi:10.1021/ja208390n.

In: Autoimmune Disorders
Editor: Kutty Selva Nandakumar
ISBN: 978-1-53616-046-8


*Chapter 6*

# MACROPHAGES IN THE ACTIVATION AND RESOLUTION OF INFLAMMATION

***Kangxin Li, PhD and Kutty Selva Nandakumar, PhD, DSc****
School of Pharmaceutical Sciences, Southern Medical University, Guangzhou, China

## ABSTRACT

Resolution of inflammation requires precise arrangement of a wide variety of biological functions modulated by various immunocytes and multiple regulatory molecules that form a large network involving various complex mechanisms. In short, "resolution" means the elimination of danger signals that are harmful to the target tissue and restoration of homeostasis. In this context, we will focus on the functional diversity of macrophages in inflammation. The well-illuminated resolution effects of macrophages are their ability to engulf and remove the apoptotic cells, a process termed as efferocytosis. Timely elimination of apoptotic bodies is very important to avoid excessive inflammatory responses, as well as to produce a wide variety of anti-inflammatory molecules and growth factors responsible for tissue repair. On the other hand, phagocytosis refers to specific uptake of invasive pathogens and cell debris, which is always being regarded as the pro-inflammatory property of the host due to release of remarkable number of pro-inflammatory mediators involved in the inflammatory processes. However, in terms of final consequences, macrophage phagocytosis can also contribute to inflammation resolution by initiating and regulating the potential apoptotic pathways. With increasing attention to these two divergent aspects of macrophages, it requires not only understanding of new potential mechanisms, but also more comprehensive exploration of their associations in various molecular pathways, which may lay a foundation for the development of new and effective therapeutic strategies to several inflammatory disorders including autoimmune diseases.

* Corresponding Author's E-mail: nandakumar@smu.edu.cn.

**Keywords:** macrophage, efferocytosis, phagocytosis, inflammation, resolution, apoptosis, cell death, inflammatory diseases

## ABBREVIATIONS

| | |
|---|---|
| ABCA | ATP binding cassette subfamily A |
| AMAC1 | alternative macrophage activation-associated CC chemokine 1 |
| AMPK | adenosine 5'-monophosphate (AMP)-activated protein kinase |
| AMPs | adenosine Monophosphates |
| APCs | antigen presenting cells |
| Arg-1 | arginase-1 |
| ATP | adenosine triphosphate |
| BAI1 | brain-specific angiogenesis inhibitor 1 |
| BCRs | b-cell receptors |
| C | complement |
| C/EBP | CCAAT–enhancer-binding protein |
| CCL | chemokine (C-C motif) ligand |
| CED-1 | cell death abnormality protein 1 |
| CLRs | c-type lectin-like receptors |
| CRs | complement receptors |
| CXCL | chemokine (C-X-C motif) ligand |
| DAMPs | damage associated molecular patterns |
| DCs | dendritic cells |
| Dock180 | dedicator of cytokinesis protein 180 |
| ELMO | engulfment and cell motility |
| EPO | erythropoietin |
| ERK | extracellular regulated protein kinases |
| Gas6 | growth arrest-specific protein 6 |
| HIF-1α | hypoxia-inducible factor 1-alpha |
| HMGB1 | high-mobility group box 1 protein |
| HSP | heat shock protein |
| IBD | inflammatory bowel disease |
| IC | immune complex |
| IL | interleukin |
| INF-γ | interferon-gamma |
| iNOS | inducible nitric oxide synthase |
| IRF | interferon regulatory factor |

| | |
|---|---|
| JAK | janus kinase |
| JNK | c-jun N-terminal kinase |
| LAMP1 | lysosomal-associated membrane protein 1 |
| lncRNA | long noncoding RNA |
| LPS | lipopolysaccharide |
| LRP | lipoprotein-related protein |
| LXRs | liver X receptors |
| M6PR | mannose-6-Phosphate Receptor |
| MCP-1 | monocyte chemoattractant protein-1 |
| MerTK | mer proto-oncogene tyrosine kinase |
| MFG-E8 | milk fat globule epidermal growth factor 8 |
| MHC | major histocompatibility complex |
| miRNA | microRNA |
| MR | mannose receptor |
| MRP | myeloid related protein |
| MS | multiple sclerosis |
| mTOR | mammalian target of rapamycin |
| NET | neutrophil extracellular trap |
| NLR | nucleotide-binding oligomerization domain-like receptor |
| NOD | nucleotide-binding oligomerization domain |
| NOI | nitric oxide intermediate |
| PAMPs | pathogen-associated molecular patterns |
| PGE2 | prostaglandin E2 |
| PI(3)P | phosphatidylinositol-3-phosphate |
| PI3K | phosphoinositide 3-kinase |
| PMNs | polymorphonuclear cells |
| PPARγ | peroxisome proliferator activated receptor gamma |
| PRRs | pattern recognition receptors |
| PS | phosphatidylserine |
| RA | rheumatoid arthritis |
| RAGE | receptor for advanced glycation end products |
| RhoA | ras homolog gene family, member A |
| RIG | retinoic acid-inducible gene |
| RLRs | retinoic acid-inducible gene-I-like-receptors |
| ROI | reactive oxygen intermediate |
| ROS | reactive oxygen species |
| S1P | sphingosine 1-phosphate |
| SIRPα | signal-regulatory protein alpha |
| SLE | systemic lupus erythematosus |

| | |
|---|---|
| SP-A | surfactant apoprotein A |
| SP-D | surfactant apoprotein D |
| SRs | scavenging receptors |
| STAT | signal transducer and activator of transcription |
| TBC-2 | tre-2/bub2/cdc16-2 |
| TGF-β | transforming growth factor beta |
| Th | t-helper |
| TIM | t cell immunoglobulin and mucin |
| TLRs | toll like receptors |
| TNF-α | tumor necrosis factor alpha |
| TRIO | trio Rho Guanine Nucleotide Exchange Factor |
| TYRO3 | tyrosine-protein kinase receptor 3 |
| UTP | small Subunit Processome Component |
| VEGF | vascular endothelial growth factor |
| VPS34 | phosphatidylinositol 3-Kinase Catalytic Subunit Type 3 |
| WASP | Wiskott Aldrich syndrome protein |

## BACKGROUND

Inflammation is an important and common immune response that occurs in various tissues and organs of the body to defend the host. Normally, it refers to an evolutionarily conserved protective reaction in which living tissues with a vascular system is activated to eliminate harmful factors. The inflammatory process is mostly controllable due to a highly coordinated regulation of various inflammatory molecules and immunocytes, which results in the resolution of inflammation and homeostasis of tissue microenvironment. However, sometimes inflammation gets out of control and progresses into various inflammatory diseases such as cancer, atherosclerosis, rheumatoid arthritis (RA) and multiple sclerosis (MS) due to multiple effects of various pathogenic factors. Even though some molecular mechanisms have been well studied to account for the "uncontrolled inflammatory reactions" and some effective treatments have been developed for several diseases after years of research, we remain powerless in the face of a more complex situations, like in severe disease conditions. It requires us not only to comprehensively summarize the previous knowledge, but also to study more deeply with a broader vision and innovative thinking to optimize ways to control inflammation.

Macrophages are critical immunocytes involved in the development, immunity, and tissue homeostasis. Importantly, there has been a large number of researches done to study the effects of macrophages in inflammation in the past few decades, which focus on several aspects including recruitment, migration, activation, phenotypes and so on. But, in the past, most studies paid attention to just one aspect. Recently, more studies are focusing on the combined effects of macrophages including the origin, metabolism, and interactions with other immunocytes (Shapouri-Moghaddam et al. 2018). Macrophages are well known for their plasticity, which gives them great regulatory power to adapt for different local microenvironment and mount appropriate responses to a wide range of stimulus both under physiological and pathological conditions. It also means that a few morphological changes of macrophages might deviate the actual functions of them within a microenvironment. In this chapter, at first we will focus on the multi-functions of macrophages that can contribute to control and mediate the activation and resolution of inflammation, and then summarize the biologic actions of macrophages in several inflammatory diseases, followed by a discussion on the therapeutic strategies and inevitable challenges.

Inflammatory process is mostly controllable and follows a regular pattern, which starts with infiltration of immunocytes and inflammatory molecules. It is characterized by redness, swelling, heat and pain in the early stage, and ends with resolution of symptoms that lead to the homeostatic reconstruction of the micro-ecology at last. There are numerous factors to initiate the inflammation, such as invasive pathogens, physical agents, chemical injuries, foreign matters or necrotic lesions of tissue.

Here, as shown in Figure 1, we briefly describe the progression of inflammation that begins from the infectious and/or non-infectious stimulus induced tissue damage: 1) Tissue damage leads to the release of numerous inflammatory mediators, including cytokines, chemokines, lipids, complements and cell adhesion molecules. 2) Platelets are activated to pack and form blood clots through the initiation of coagulation system, increasing vascular dilatation and permeability leading to enhanced blood flow. 3) A large number of immunocytes are recruited leading to inflammatory infiltrations. Of note, neutrophils are the typical and major leukocytes to arrive at the injured sites. 4) Upon arrival, these immunocytes are responsible for control and removal of the pathogens or inflammatory stimuli at a very fast speed. 5) Activated immunocytes start to secrete a wide range of inflammatory mediators such as pro-inflammatory cytokines (TNFα, IL1, IL-6), reactive oxygen species (ROS) and a series of damage associated molecular patterns (DAMPs) including heat shock proteins (HSPs), high-mobility group box 1 protein (HMGB1) and several S100 $Ca^{2+}$-binding proteins, including S100A8, S100A9 and their heterodimer S100A8/A9. 6) Collectively, these secretory proteins stimulate and activate immunocytes present in the vicinity including macrophages, which also engage in a rapid inflammatory cascade and into a positive feedback loop, leading to an inflammatory storm.

## INFLAMMATORY RESPONSE

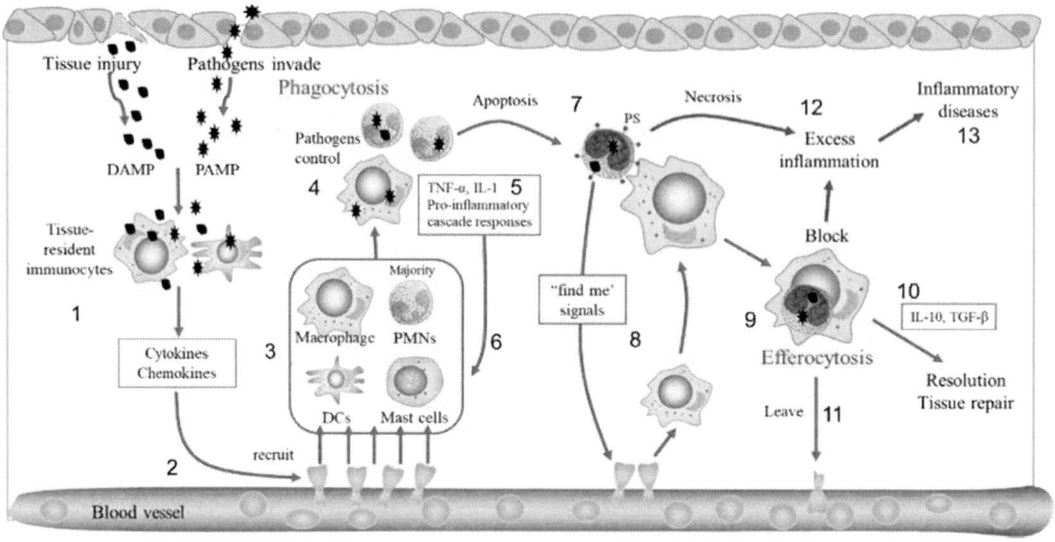


Figure 1. The inflammatory process. Inflammation is an essential biological protective response to eliminate the inciting stimulus and promote the tissue repair. In the case of infection and injury, explosion of diversiform pathogens associated molecular patterns (PAMPs) and/or damage associated molecular patterns (DAMPs) induces the onset of inflammation, by targeting to activate the pattern recognition receptors of the local immune system, and resulting in the initial release of inflammatory mediators such as cytokines, chemokines, lipids, complements and cell adhesion molecules. Soluble mediators diffuse into the blood vessel and promote the influx of numerous immunocytes typically granulocytes. Upon arrival, these immunocytes function to control and eliminate the pathogens or toxicity stimulus via the powerful phagocytosis, accompanied by large release of pro-inflammatory cytokines. Inflammatory cascade is enhanced until the removal of dangers, and then seamlessly switch into the resolution and reconstruction. Apoptosis of immunocytes in inflammatory site ensure the initiation of resolution by producing multiple beneficial effects, for instance, they can release "find me" signals to attract and recruit non-inflammatory macrophages with strong ability of efferocytosis. After uptake of apoptotic cells, macrophages produce anti-inflammatory cytokines and tissue growth factors. Harmless macrophages migrate back to circulation or participate in the tissue repair process. The acute inflammatory response is a dynamic continuum of over-lapping events to achieve their protective effects, however, accidents such as secondary necrosis or impaired efferocytosis might result in inflammatory diseases. DC, Dendritic cells; IL, Interleukin; TGF-β, Transforming growth factor beta; TNF-α, Tumor necrosis factor alpha; PMN, polymorphonuclear leukocytes; PS, Phosphatidyl serine. The diagram is modified from the publication (Lei et al. 2015, Serhan and Savill 2005).

7) Once the dangerous factors are controlled, tissues will start to shut down this high inflammatory response primarily by inducing apoptosis of activated immunocytes. 8) Apoptotic immunotypes release "find me" signals such as lipoxins and resolvins to attract and recruit non-inflammatory macrophages. 9) non-inflammatory macrophages take up apoptotic cells and contribute to the resolution of inflammation. 10) Expression and release of large number of anti-inflammatory cytokines and tissue growth factors increase in due course.11) After resolution, a large portion of efferocytic macrophages are removed from the inflammatory sites through migrating to the blood or lymph after the

total clearance of apoptotic cells (Bellingan et al. 1996). A small portion may still stay in the tissue because they can be involved in tissue repair process after efferocytosis (Serhan and Savill 2005, Hughes and Savill 2005). A controlled inflammation undergoes rapidly increasing inflammatory burst and an adjacent progression of resolution, and finally reaches the homeostatic state of the removal of dangerous factors and the repair of injured tissue to their integrity and normal physiological functions. However, an uncontrollable inflammation occurs and leads to excess activation, 12) when accidents happen, for example, secondary necrosis or impaired efferocytosis, 13) which might result in inflammatory diseases.

## HETEROGENEITY OF MACROPHAGES IN INFLAMMATION

Macrophages are known for their phenotypic heterogeneity, polarization and plasticity, which allow them to survive in most different tissues, and respond well to various endogenous and exogenous stimulus. Importantly, they can be activated and multiplied in inflammation and associated diseases where they play a wide variety of biological functions.

### Origin

Macrophages are seeded throughout the body, of note, they are with different kinds of multifarious morphologies and display functional diversity. In general, Macrophages are artificially separated into two broad distinct subsets as either circulating macrophages or tissue-resident macrophages according to their location. Tissue-resident macrophages are further divided into various specialized sub-populations, such as microglial cells in the brain, Kupffer cells in the liver, marginal zone macrophages in the spleen, Langerhans cells in the epidermis, peritoneal macrophages in the abdomen and alveolar macrophages in the lungs (Gomez Perdiguero et al. 2015, Ginhoux and Guilliams 2016). In the past, it was thought that all types of macrophages were derived from hematopoietic progenitors of bone marrow, undergoing a step-wise process of differentiation and maturation from blood monocytes and finally parked in local microenvironment. However, this idea has been completely overturned based on several lineage-tracing experiments over the last decade. Experiments have shown that embryonic precursors also give rise to many tissue-resident macrophages (Epelman, Lavine, and Randolph 2014, Davies et al. 2013). These macrophages are established in different tissues before birth, and notably, with a great self-renewal capacity even in the adulthood (Hashimoto et al. 2013, Guilliams et al. 2013, Rosas et al. 2014). It is a whole new area of research that urges us to find out their differences in morphology, function and influence of these two different sources of macrophages.

During inflammation, we have already known that the tissue-resident macrophages perform a different role than the ones recruited from circulation. Tissue-resident macrophages are thought to be involved in tissue repair processes and in maintaining tissue homeostasis. It is possible that these cells might be the first line of immunocytes to sense the invading pathogens or damage occurred in the tissue microenvironment (Davies et al. 2013). Normally, they have enough capacity to react quickly and clear out the danger, in this case, they might not initiate a strong inflammation, or just a minor inflammation that we cannot observe and define clearly. But if the damage is aggravated or pathogens are complex and numerous that becomes beyond their ability to handle, these macrophages along with other resident cells in the injured or infected tissue will energetically induce a significant acute inflammatory response, possibly through actively secreting large amount of cytokines and chemokines due to continuous stimulation, or by passively releasing inflammatory toxic substances from their dead bodies induced under strong stress conditions.

These inflammatory factors contribute to motivate and recruit numerous other immunocytes such as circulating neutrophils and macrophages leading to significant inflammatory infiltration. As known today, these circulating macrophages during the whole inflammatory process can be divided into two different groups. One group is recruited in the early stage, which greatly amplify the inflammatory response to induce oxidative stress by involving in the inflammatory cascade of reactions, while the other is described as the non-inflammatory group that aims to take up the apoptotic cells, which contributes to the resolution of inflammation. This delicate transition allows the body to quickly eliminate the danger through inflammation and eventually restores the physiological balance. Interestingly, some researchers thought that a large portion of circulating macrophages were removed step-wise from the inflammatory sites through migrating to the blood or lymph after clearance of apoptotic cells, while the rest stayed in the tissues to repair tissues after efferocytic actions (Bellingan et al. 1996, Serhan and Savill 2005).

The question is how to maintain a good balance between the circulating macrophages left behind and the original tissue-resident macrophages, especially when these two cell populations have great diversity to each other in their transcriptional profiles. In fact, some evidences have shown that the macrophages in most tissue samples are from both of these sources (Calderon et al. 2015, Lavin et al. 2014). How they interact and coordinate to maintain the homeostasis might be an indispensable question for future research.

## Activation and Phenotypes

As sentinel orchestrator of immune activity and homeostasis, macrophages are highly sensitive and responsive to diverse stimuli, including microbes, cell debris, protein molecules, free particles, lymphocytes and cancer cells. These cells are activated to display multifarious functions and express several surface and intracellular receptors that can change quickly and transform constantly. The ligation and activation of receptors influence the transcription and translation of macrophages through a variety of signaling pathways. As a result, these activated macrophages are shown to obtain a spectrum of distinct functional sub-classes, which are often termed as phenotypes. Back in 2000s, a series of work have elucidated a clear paradigm of macrophage polarization mirroring the opposing phenotypes at the extremes. A classic pattern was characterized by the pro-inflammatory macrophages induced by T-helper 1 (Th-1) cytokines, and anti-inflammatory macrophages induced by Th-2 cytokines at the very beginning. Since then, much has been discovered to describe the phenotypic functions from molecular markers to intracellular signaling pathways (Murray 2017). In general terms, macrophages are at first divided into classically activated M1 macrophages and alternatively activated M2 macrophages (Figure 2). Based on current international recognition, M1 macrophages are defined as pro-inflammatory, bactericidal and anti-tumor cells after activation with lipopolysaccharide (LPS) in a high concentration or cooperated with interferon-gamma (INF-γ) (Muller et al. 2017, Muller et al. 2018). M2 macrophages are elaborately divided to four different sub-classes, including M2a, M2b, M2c and M2d that are triggered by IL-4 or IL-13, immune complexes (IC) and TLR/IL-IR ligands, IL-10 or glucocorticoids, Toll-like receptors (TLRs) and A2R ligands, respectively. In any case, these M2 macrophages share similar functions in tissue repair, immunosuppression, parasite clearance, tumor growth and in the resolution of inflammation. In terms of spectrum, M1 macrophages display increased levels of surface markers such as TLRs, increase in the pro-inflammatory cytokines/chemokines (TNF-α, IL-6, IL-23, MCP-1, CCL2, CXCL8-10) production and in the release of reactive oxygen species (ROS) and inducible nitric oxide synthase (iNOS). On the contrary, M2 macrophages are characterized as significant producers of anti-inflammatory cytokines, IL-10, arginase-1 (Arg-1), CCL17, CCL22, scavenging mannose receptor (MR) and galactose receptor. The signal transduction networks involve several molecular systems such as the signal transducer and activator of transcription (STAT) family, nuclear transcription factors [peroxisome proliferator activated receptor gamma (PPARγ) and liver X receptors (LXRs)], several members of the CCAAT–enhancer-binding protein (C/EBP) family and interferon regulatory factors (IRFs). Besides, more signal regulators of macrophage polarization are being added, for example, microRNAs (miRNAs) (Zhou et al. 2015, Caescu et al. 2015) and long non-coding RNAs (lncRNAs) (Carpenter et al. 2013, Liu et al. 2015). It is important to note that the phenotype of macrophages has always been controversial due to its over-simplified classification compared to its immense plasticity in programming them, and sometimes it makes a big mistake, for instance, sufficient evidences have proved that the allergic reactions with strong inflammation were typically Th2-mediated rather than Th1 (Muller et al. 2018, Mills et al. 2000). We still use it because it is very useful in many contexts, for example, explaining why the same type of molecules from different phenotypic macrophages can induce similar effects. Generally, it is hard to define which phenotype the tissue-resident macrophages prefer to, even though they are often considered to keep tissue repairing properties.

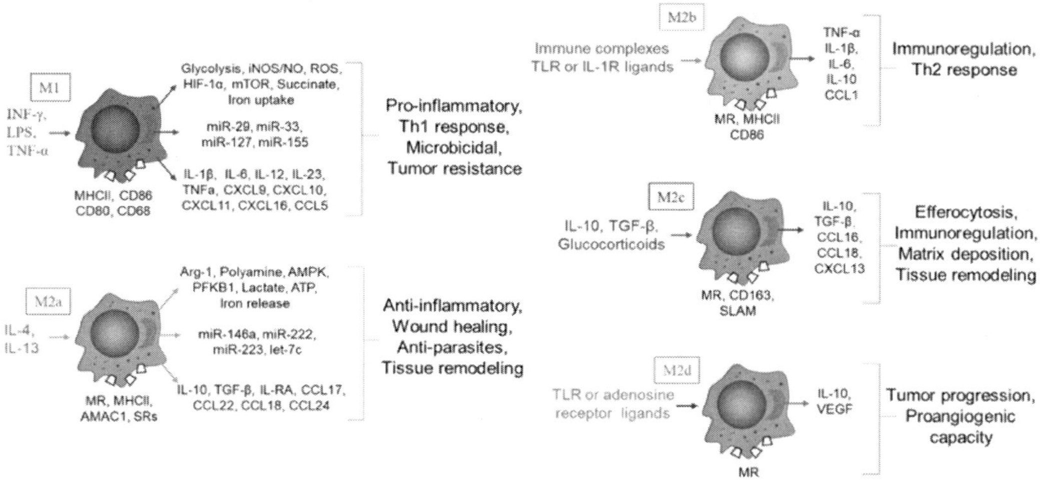


Figure 2. Characteristics of classically (M1) and alternatively (M2) activated and polarized macrophages. Macrophages are generally divided into classically activated M1 macrophages and alternatively activated M2 macrophages. M1 macrophages are driven by LPS) in a high concentration or cooperated with interferon-gamma (INF-γ). M2 macrophages are elaborately divided to four different sub-classes, including M2a, M2b, M2c and M2d that are triggered by IL-4 or IL-13, immune complexes (IC) and TLR/IL-IR ligands, IL-10 or glucocorticoids, Toll-like receptors (TLRs) and A2R ligands, respectively. M1 macrophages are pro-inflammatory, bactericidal and anti-tumor cells, while all M2 macrophages share similar functions in tissue repair, immunosuppression, parasite clearance, tumor growth and in the resolution of inflammation. Different phenotypes of macrophages show different expression profiles, as indicated here, which make them response to every tiny change of microenvironment subtly and quickly. AMPK, Adenosine monophosphate-activated protein kinase; Arg-1, Arginase 1; ATP, Adenosine triphosphate; CCL, Chemokine (C-C motif) ligand; CD, cluster of differentiation; CXCL, Chemokine (C-X-C motif) ligand; HIF-1α, Hypoxia-inducible factor 1-alpha; IFN-γ, iNOS, inducible nitric oxide synthase; Interferon gamma; IL, Interleukin; IL-1R, Interleukin 1 receptor; IL-1RA, Interleukin 1 receptor antagonist; let-7c, microRNA let-7c; LPS, Lipopolysaccharide; miR, microRNA; MR, mannose receptor; mTOR, mammalian target of rapamycin; NO, nitric oxide; PFKB1, 6-phosphofructo-2-kinase/fructose-2,6-biphosphatase 1; SRs, Scavenger receptors; TGF-β, Transforming growth factor beta; TLR, Toll-like receptor; TNF-α, Tumor necrosis factor alpha; ROS, Reactive oxygen species; Th, T helper; VEGF, vascular endothelial growth factor. The diagram is modified from the publication (Mantovani et al. 2002, Udalova, Mantovani, and Feldmann 2016, Martinez and Gordon 2014, Colin, Chinetti-Gbaguidi, and Staels 2014).

On the other hand, phenotypic changes of macrophages can be clearly observed at different stages of inflammation. In the early stage, most macrophages are undoubtedly pro-inflammatory due to the infiltration of pro-inflammatory factors. In turn, M1 macrophages contribute to the inflammatory cascade by secreting numerous pro-inflammatory molecules. On the contrary, M2 macrophages are needed for the resolution of inflammation. M2 macrophages are not only can reverse the inflammatory process by releasing anti-inflammatory factors such as IL-10, but also promote subsequent tissue repair by releasing growth factors like transforming growth factor beta (TGF-β) (Huynh, Fadok, and Henson 2002). Accordingly, understanding and controlling how these two phenotypes of macrophages are regulated has always been the goal for many researchers to control the inflammation in many diseases. Alteration of M1/M2 ratio by using various stimuli is an example in this direction, however, most of the time, the effect of a single factor is often not comprehensive, while the effect of multiple factors is difficult to control and evaluate. Altering recruitment pattern of M1 or M2 macrophages might be a good strategy, for example, by using different types of chemokines or lipid mediators.

## Phagocytosis and Efferocytosis of Macrophages in Inflammation

The functional diversity of macrophages is not only reflected in different expression profiles or phenotypes of them, but also in their capacity to engulf and remove different types of substances. As one of the key phagocytes, macrophages can engulf and digest nearly anything, including foreign particulates, bacterial organisms, fungi, cancer cells, cellular debris and dying/dead cells by phagocytosis, which is essential for resisting foreign body invasions and in the clearance of endogenous danger molecules. As various mechanisms were studied in the past few decades, it was increasingly apparent that the ways and end mechanisms of macrophage phagocytosis varied based on the nature of engulfing substances. Hence, a more detailed classification system to describe the engulfing capacity has been described lately. Apart from phagocytosis, pinocytosis, micro-pinocytosis, and notably efferocytosis were studied in detail (Conner and Schmid 2003). Efferocytosis is defined as a process of professional engulfing and removing of the apoptotic cells by phagocytes, especially macrophages. Efferocytosis has an important role in embryo development, tissue repair and in immune regulation of all the animals. Notably, efferocytosis show significant differences in the signaling pathways and final results compared to the classical phagocytosis (Table 1).

Until now, this way of separation of macrophage functions has been widely accepted. Most of the time, phagocytosis is designated as engulfing invading pathogens or cellular debris, while efferocytosis refers to the engulfment and removal of the apoptotic cells.

**Table 1. Relatively different properties of phagocytic and efferocytic macrophages (Weiss and Schaible 2015, Greenlee-Wacker 2016, Elliott, Koster, and Murphy 2017, Martin, Peters, and Behar 2014)**

| | Phagocytic macrophages 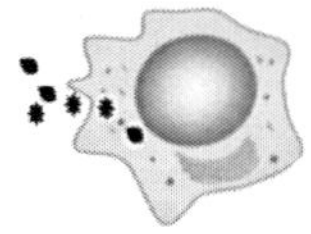 | Efferocytic macrophages 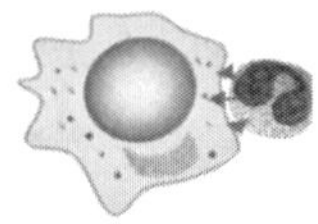 |
|---|---|---|
| Chemotactic factors | recruited and differentiated from circulating monocytes by pro-inflammatory cytokines, chemokines, PGE2, CCL2. | "Find me" signals: lysophosphatidylcholine, fractalkine, nucleotides ATP, uridine 5 triphosphate (UTP), sphingosine 1¬ phosphate (S1P). |
| Engulfed receptors | PRRs (CLRs, RLRs, NLRs, TCRs), surfactant proteins (SP-A, SP-D), C1qR, CR3, CR4, FcRs | BAI1, TIM1, TIM3, TIM4, Stabilin-1, Stabilin-2, RAGE, CD91, MERTK, Axl, Tyro3, αvβ3/5, CD36, LRP |
| Signals | NF-κB, MAPKs (P38, ERK, JNK), PI3K, JAK/STAT | PI3K-AKT, PPARγ, ELMO, Dock180, TRIO, CrkII, GULP, LRP, ABCA1/7 |
| Rho family GTPases | Rho A | Rac1 |
| Endosomes | Phagosome, assembled by WASP, Rab5, TBC-2, PI(3)P, RABEX, VPS34, Rab7, Dynamin, M6PR, | Efferosome, assembled by CED-1, Vps34, Dynamin, Rab5, Rab7, LAMP1, PI(3)P |
| Products | TNF-α, IFN-γ, IL-1β, IL-6/12/18/23, MCP-1, MIP1α/β, IP-10, ROI, NOI, lipid mediators (SLM), anti-microbial peptides (AMPs) | TGF-β, IL-10, EPO, VEGF, MFGE8, Gas6, C1q, Thrombospondin |
| Phenotypes | Classically activated (M1) macrophages | Alternatively activated (M2) macrophages |
| | Phagocytic macrophages 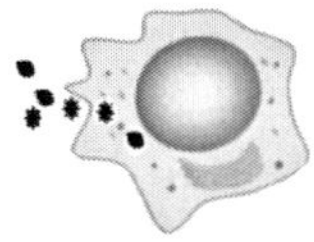 | Efferocytic macrophages 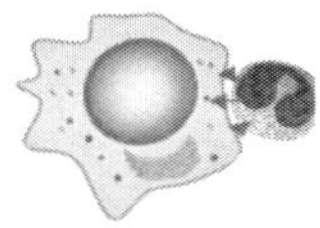 |
| Presentation | MHC $II^{high}$ | MHC $II^{high}$ in M2a, M2b<br>MHC $II^{low}$ in M2c, M2d |
| In inflammation | Early phase, pro-inflammatory cascade reactions | Late phase, anti-inflammatory, resolution and tissue repair |

ABCA1, ATP-binding cassette transporter A1; AMP, anti-microbial peptide; Akt, serine/threonine kinase (also known as protein kinase B); Axl, a receptor tyrosine kinase, whose ligand is Gas6; BAI1, Brain-specific angiogenesis inhibitor 1; CCL2, chemokine (C-C motif) ligand 2; CED-1, phagocyte receptor; CLR, C-type lectin receptor; CrkII, cytoplasmic signaling protein; C1qR, Complement factor 1q receptor; CR, Complement receptor; Dock180, atypical Rho GTPase activator; ELMO, Engulfment and cell motility protein; ERK, Extracellular signal regulated kinase; EPO, erythropoietin; FcR, Fc receptor; Gas6, Growth arrest specific 6 binding to a family of receptor tyrosine kinases; GULP, Adapter protein; IL, Interleukin; IP-10, **Interferon-**gamma inducible protein-**10;** JAK/STAT, Janus kinase and signal transducer and activator of transcription; JNK, c-Jun N-terminal kinase; LAMP-1, Lysosomal associated membrane protein 1; LRP, Low density lipoprotein **receptor-**related protein; MAPK, mitogen activated protein kinase; MCP-1, Monocyte chemoattractant protein-1; MERTK, Mer proto-oncogene tyrosine kinase; MFG8, Milk fat globule - epidermal growth factor 8; MIP, Macrophage inflammatory protein; M6PR, cation dependent mannose 6 phosphate receptor; NFκ B, Nuclear factor kappa-light-chain-enhancer of activated B cells; NLR, NOD-like receptor; PGE2, Prostaglandin E2; PI3K, Phosphoinositide 3-kinase; PI3P, Phosphotidylinositol 3-phosphate; PPARγ, Peroxisome proliferator-activated receptor gamma; PRR, Pattern recognition receptor; Rab, Ras-related protein Rab; RABEX, a guanine nucleotide exchange factor for activation of Rab; Rac1, Ras-related C3 botulinum toxin substrate 1; RAGE, receptor for advanced glycation end-products; RhoA, Ras homolog gene family, member A; RLR, Retinoic acid-inducible gene-I-like receptor; TCR, T cell receptor; TBC, Tre-2/Bub2/Cdc16 is a protein domain or motif; TGF-Transformation growth factor; TIM, T-cell immunoglobulin (Ig) mucin domain protein; Tyro3, Tyrosine-protein kinase receptor; TRIO, Trio Rho Guanine Nucleotide Exchange Factor; SP, Surfactant protein; VEGF, Vascular endothelial growth factor; **VPS34,** vacuolar protein sorting 34; WASP, Wiskott Aldrich syndrome protein; αvβ3/5, Integrin vitronectin receptor.

Most importantly, it makes it easier to clear the role of macrophages' engulfment in the progress of inflammation. As described above, inflammation is a step-wise process to eliminate various dangers and then recover to the steady state of a tissue. In the early stage of inflammation, a large number of pathogens or cell fragments are needed to be removed quickly, while in the later stage, various apoptotic cells are required to be processed timely. Accordingly, the phagocytic function of macrophages mainly appears in the early stage, while the efferocytic capacity is more prominent during the resolution stage of the inflammation.

## Macrophage Phagocytosis

During phagocytosis, macrophages can recognize a broad range of pathogen-associated molecular patterns (PAMPs), from bacteria, fungi, viruses and parasites, mainly via pattern recognition receptors (PRRs) present in the surface or cytoplasm of a cell (Janeway 1989). PRRs are a big family with members including C-type lectin-like receptors (CLRs), retinoic acid-inducible gene (RIG)-I-like-receptors (RLRs), nucleotide-binding oligomerization domain (NOD)-like receptors (NLRs) and TLRs (Freeman and Grinstein 2014). TLRs are the most characterized PRRs, they are highly expressed on macrophages and recognize a specific family of bacterial components. Besides, complement receptors (CRs) are also involved in the recognition and binding of pathogens by macrophages due to the opsonizing effects of complement components like C1q, C3, C3b and C4. The same situation happens with the Fc receptors and antibodies during a recurrent pathogen invasion, which facilitates adaptive immunity. Once engaged by ligands, these receptors are activated and triggered leading to the activation of series of downstream signaling pathways that orchestrate gene expression programs involved in phagocytosis. On one hand, increased levels of activated RhoA is detectable (Erwig et al. 2006, Tollis et al. 2010). RhoA belongs to Rho family GTPases and its activation can result in actin cytoskeleton rearrangement, allowing the formation of phagocytic cup and subsequent internalized vesicles termed as phagosomes. Soon afterwards, phagosomes will undergo a step-wise maturating process that endosomes, lysosomes and autophagosomes are elaborately recruited and fused into phagosomes resulting in the participation of various hydrolytic and catabolic enzymes to degrade the encapsulated particles or microbes (Kinchen and Ravichandran 2008). On the other hand, macrophages can widely strengthen their phagocytic effects via other additional mechanisms. During infection, the inclusion of phagosome membrane not only limits the spread of bacteria, but also restricts the nutrients needed for the bacteria to survive and reproduce (Botella et al. 2012). Besides, macrophages induce the generation of nitric oxide and reactive oxygen intermediates as anti-microbial effectors that can tremendously acidify the environment of phagosomes, which also enhances the activities of various enzymes

(Nathan and Shiloh 2000, Fang 2004). It has also been reported that increasing ROS is related to the autophagy, cellular intrinsic degradation and recycling system for unnecessary or dysfunctional components or killing the captured bacteria by subsequent fusion with lysosomes similar to phagosomes (Alonso et al. 2007). In addition, remarkable pro-inflammatory cytokines, chemokines, lipid mediators and anti-microbial peptides are increased within the activated macrophages during phagocytosis. These molecules have been demonstrated to be linked to local as well as systemic inflammatory cascades.

## Macrophage Efferocytosis

The efferocytosis of macrophage is a well-designed process weaved by the close interactions of specific receptors, bridge molecules and down-stream signaling pathways. This series of step-wise reactions of efferocytosis begin with cell apoptosis and mediated by specific molecules. Once started, apoptotic cells overturn their inner leaflet "eat me" signals to outer surface of the membrane, and simultaneously remove the "don't eat me" signals, a kind of potential inhibitory molecules expressed constitutively by normal living cells to prevent from accidental removal, i.e., CD47 and its receptor SIRPα (Hochreiter-Hufford and Ravichandran 2013). Approximately at the same time, apoptotic cells start to release plenty of specific chemotactic molecules called "find me" signals to recruit macrophages to the nearby sites. In response, these macrophages highly express and transfer multiple professional efferocytic receptors to their surface preparing for the engulfing event. Once in contact, macrophages accurately recognize and bind to the "eat me" signals of apoptotic cells by their efferocytic receptors, this process is vividly named as "catch me". It is of worth to note that respondent macrophages can also synthesize and release a wide variety of bridge proteins to enhance the success of "catch me" step. The most common and well characterized "eat me" signal is the phospholipid phosphatidylserine (PS) (Fadok et al. 1998, Fadok et al. 1992). Exposed PS on apoptotic cells allows the recognition and binding of respondent macrophages not only via efferocytic receptors like G-protein–coupled receptor BAI1, TIM receptor family and the receptor for advanced glycation end products (RAGE), but also by other receptors such as $\alpha_v$ integrins, vitronectins and scavenger receptors with the indirect link effects of corresponding bridging molecules, for example, growth arrest-specific protein 6 (Gas6) (Ishimoto et al. 2000). and milk fat globule epidermal growth factor 8 (MFG-E8) (Hanayama et al. 2006). Interestingly, single knockout of any of the efferocytic receptors does not completely inhibit the ability of efferocytosis in macrophages. Binding between the apoptotic cells and respondent macrophages initiates multiple endogenous pathways, and in most situations, concentrating in the activation of Rac1, another GTPase of Rho family in macrophages with opposite effects against RhoA mentioned above in the phagocytosis, leading to subsequent actin cytoskeleton reorganization to format membrane ruffles for surrounding and internalizing the apoptotic cells into the efferosomes (Tosello-Trampont, Nakada-Tsukui, and Ravichandran 2003, Nakaya et al. 2006). Rac1 activation also contributes to maturation of efferosomes that is a step-wise process undergoing the ordinal fusion with endosomes and lysosomes to degrade the engulfed cells and their contents. Although this process is thought to be similar to phagosome maturation, its results are totally different. Apart from acquiring quantities of potential recyclable cellular materials from the digestion of apoptotic bodies, efferocytosis of macrophages produce a wide variety of anti-inflammatory molecules such as IL-10, prostaglandin E2 (PGE2) and transforming growth factor β (TGF-β). It underlines the most important physiological function of efferocytosis, i.e., to maintain or restore the tissue homeostasis, instead of induction of a violent inflammatory reaction observed in phagocytosis.

## The Source of Phagocytic and Efferocytic Macrophages

A set of related questions address the relationship between the phagocytic and efferocytic macrophages occurring in the inflammation. One of the debates is the source of efferocytic macrophages. In contrast, phagocytic macrophages are widely accepted to be from the circulating monocytes during the early stage of the inflammation. Are the efferocytic macrophages come from the recruited blood monocytes as well? If so, it will be very interesting to classify how to recruit two distinct types of macrophages from the same source. One possibility is that they may be derived from different kinds of recruited monocytes, which are divided into several categories including $CD14^{++}/CD16^{-}$, $CD14^{++}/CD16^{+}$ and $CD14^{+}/CD16^{-}$ in humans, or $Ly6C^{hi}/CX3CR1^{int}/CCR2^{+}$ and $Ly6C^{lo}/CX3CR1^{hi}/CCR2^{-}$ in mice ("hi," "int" and "lo" refer to high, intermediate and low levels of expression, respectively). Another possibility is that they are recruited by different sets of chemotactic mediators. For instance, it has been reported that leukotrienes attracted inflammatory macrophages, while lipoxins tended to attract efferocytic macrophages. Notably, leukotrienes can switch into lipoxins during resolution phase (Serhan and Savill 2005). Another good example is "find me" signals, which are released by apoptotic cells not only to recruit macrophages but also to induce macrophages to express efferocytic receptors. In addition, efferocytic macrophages can also come from the phagocytic ones with great plasticity, or from the tissue resident cells with a self-renewal capacity. As we know, huge numbers of anti-inflammatory factors released by immunocytes undergoing apoptosis in succession might induce the phenotypic polarization at the late stage of inflammation. Anyway, the reason why we're concerned about the source of phagocytic and efferocytic macrophages is because it goes straight into how to convert the onset of inflammation to resolution phase, which can possibly be used to treat inflammatory diseases.

## Phagocytosis, Efferocytosis and Phenotypes

Accordingly, it is not as such difficult to understand that M1 macrophages are classified as the one with strong anti-bacterial property involving phagocytosis, while M2 types and efferocytosis have shared functions in tissue repair and immunoregulation. Increasing view points propose the hypothesis that initial programming of macrophages determines the dichotomic direction of phagocytosis and efferocytosis (Korns et al. 2011). M1 macrophages have enhanced phagocytic capacity and possibly are programmed poorly for efferocytosis (Gabriels et al. 2014). In contrast, M2 macrophages demonstrate diminished phagocytosis but heightened efferocytic capacity (Stoger et al. 2012, Zizzo and Cohen 2013). Regardless of the seriousness of the logic, more evidences have illustrated that they are inextricably linked. For example, TNF-α, ROS and inducible nitric oxide synthase (iNOS) secreted by M1 macrophages enhanced phagocytosis (McPhillips et al. 2007, Michlewska et al. 2009). In contrast, Arg-1 and TGF-β released by M2 macrophages can upregulate efferocytic ability (Toque et al. 2013, Gong et al. 2012). Moreover, Efferocytic receptors such as MR or MerTK are expressed highly on the surface of M2 macrophages (Tsou et al. 2014). These events may seem sporadic, but they are perfectly integrated within inflammatory processes. A simple example to understand is that inflammatory factors are an important intermediate junction for macrophages to show their versatile behaviors. During phagocytosis or efferocytosis, macrophages release a tremendous number of pro-/anti- inflammatory cytokines, which happen to be markers of phenotypic feature, and then increase the engulfing ability of themselves or nearby macrophages in a cyclic feedback mechanism. Another concern is the phenotypic polarization between phagocytic and efferocytic macrophages. As mentioned above, some efferocytic macrophages might come from the phagocytic cells with the stimulation of various anti-inflammatory molecules. The problem is that recruiting/forming efferocytic macrophages could also polarize into phagocytic macrophages if there are still lots of pro-inflammatory factors available in the vicinity, which might account for most of inflammatory diseases. How to make more efferocytic macrophages infused in the injured tissue is always a matter of interest. However, many studies just focused on only one factor in the past, but during this decade, increasing attention is given to the multi-factor effects. One of the interesting parts is to study the cross-talk among the receptors of macrophages (Vogelpoel et al. 2015, Lennartz and Drake 2018). As mentioned above, macrophages express different sets of receptors to alter suitable functions by delivering different transcriptional and translational responses upon different conditions. These receptors are activated simultaneously in some cases, for example, co-activation of TLRs and CRs in phagocytosis of macrophages. Some studies have demonstrated that combined activation of TLRs and CRs (i.e., CR3, CR5) can increase the capacity of phagocytosis and the production of pro-inflammatory cytokines such as TNF-α, IL-1β and IL-6 compared to the activation of TLRs and CRs pathways, individually (Holst et al. 2012). As the same time, different kinds of efferocytic receptors are also able to cooperate together to facilitate uptake of apoptotic cells. Unfortunately, there is less information available regarding the combined activation of phagocytic and efferocytic receptors. One example to focus is the key component of classical pathway of complement activation, C1q. On one side, C1q can activate C3/C5, which in turn activate their receptors in the classical pathway displaying an important role in promoting the phagocytic ability. On the other side, C1q was recently discovered to be important for the efferocytic clearance of apoptotic cells, acting as a bridging molecule (Hulsebus et al. 2016, Ogden et al. 2001). Moreover, C1q was found to regulate the expression of MerTK and Gas6 (Galvan et al. 2012). Taken together, it seems that C1q can promote phagocytic and efferocytic abilities at the same time, which will result in a mixture of phenotypes with overlapping features. It reminds us that such situation should appear when a transition of phagocytic and efferocytic macrophages happen in a real ongoing inflammation.

## Cell Death Is Important for Scheduling Phagocytosis and Efferocytosis

Apoptosis of large numbers of immunocytes is an extremely important watershed event in the process of inflammation. Before this step, immunocytes aim to amplify the inflammation to eliminate exogenous or endogenous dangers through a cascade of reactions. After this stage, large number of recruited immunocytes and their products (various inflammatory molecules) are required to be cleaned up promptly, contributing to the resolution of inflammation. When we talk about apoptotic immunocytes we are talking about neutrophils in many cases. Neutrophils are the most recruited immunocytes during the early stage of inflammation, and they soon undergo spontaneous apoptosis due to their very short life span (Kolaczkowska and Kubes 2013). Evolutionarily, neutrophils seem to have a simple activation and phagocytic mechanisms than macrophages, which makes them much suitable to wrap and devour the pathogens quickly (Segal, Dorling, and Coade 1980). They may not be able to completely degrade and eliminate phagocytic pathogens due to their elementary enzyme effectors but they can imprison pathogens within cells by apoptosis and then recruit other immunocytes with greater digestibility, for example, macrophages (Savill et al. 1989). Some of macrophages are also recruited at the same time, they're essentially phagocytic macrophages that can engulf and digest the pathogens leading to inflammatory cascades. But it is not clear whether they can also undergo apoptosis or polarize into the efferocytic macrophages or not?

Inflammation is a chain of reactions involving finely regulated processes. Only when the risk factors are completely controlled, apoptosis of immunocytes can contribute to effective efferocytosis. Otherwise, there will be more infiltration of inflammatory immunocytes in the affected tissues. Only timely clearance of all apoptotic immunocytes can promote the resolution of inflammation. If not, a large number of apoptotic corpses will still remain, which will lead to secondary necrosis as time goes by. Apoptosis has been illustrated to be a non-inflammatory form of cell death because their contents are packaged into apoptotic bodies, avoiding a leak of pathogens and other destructive contents like nucleic acids. Subsequent engulfment by efferocytic macrophages is also undisputed additional anti-inflammatory effects as described above. Additionally, recent work has shown that apoptotic cells can downregulate TLR, NF-κB signaling and inflammasomes (Amarilyo et al. 2010, Tassiulas et al. 2007). On the contrary, necrosis is thought to promote the inflammation because of the liberation of large amounts of inflammatory mediators, injurious agents and toxic materials such as ROS, NOX, various pro-inflammatory cytokines and chemokines, nuclear components, cracked organelle and their contents due to cell lysis. Phagocytic macrophages can process these cell debris and then amplify their inflammatory response. Moreover, some toxic substances from necrotic bodies can also cause death in the neighbouring immunocytes.

As the study of cell death deepens, more and more pathways are discovered. For example, neutrophils can increase their killing capacity by forming neutrophil extracellular traps (NETs), which is described as another type of cell death termed NETosis (Remijsen et al. 2011). For macrophages, new programmed cell deaths including necroptosis and pyroptosis have recently been proposed (Pasparakis and Vandenabeele 2015, Wang et al. 2017). Their actual physiological function is still being studied, but current results have suggested that they were pro-inflammatory due to the release of some cellular components capable of facilitating inflammation (Wallach et al. 2016). In addition, some researchers showed that macrophages enhanced their anti-bacterial ability by pyroptosis. After the uptake of bacteria, macrophages undergoing pyroptosis perforated their own membrane that resulted in the leak of all cytoplasmic components and subsequent cell collapse to block the bacteria (Jorgensen et al. 2016). However, it is still not clear how their cell bodies after these cell death pathways are handled? In terms of their pro-inflammatory consequences, they are more associated with phagocytic macrophages. However, based on the size of the body of the cell needed to be removed, they might probably be preferring the efferocytic macrophages. Hence, more research is required in this direction to clarify this point.

## Phagocytosis, Efferocytosis and Antigen Presentation

Macrophages are one of the professional antigens presenting cells (APCs) delivering antigens to T/B lymphocytes, which leads to humoral and cellular immune responses. Compared to dendritic cells (DC), macrophages seem to have relatively less contribution to antigen presentation probably because macrophages favor to destroy the engulfed pathogens due to their more powerful digestive system, or due to limited migration capacity. But the antigen presentation of macrophages is also important in many cases, for example, a variety of evidences have showed that many tissue-resident macrophages highly expressed major histocompatibility complex (MHC) molecules for presentation (Lang et al. 1994). Fundamentally, antigen presentation begins when APCs engulf and ingest pathogens, which points to the phagocytosis and efferocytosis processes of macrophages. The internalized or cellular antigens are captured and degraded into peptides for presentation, which subsequently bind to MHC molecules and then transfers to the cell surface for recognition and binding by lymphocytes. In many cases we traditionally think that presentation is more associated with phagocytosis and ignore the potential contribution of efferocytosis.

Here we highlight the relationship of phagocytosis, efferocytosis and antigen presentation, and make a short discussion. Firstly, the connection between presentation and digestion is unclear. Engulfed pathogens can be either eventually distributed or aptly degraded into presenting molecules, which means that there must be a mechanism to balance their choice. It might be largely related to the maturation of endosomes (phagosomes or efferosomes) (Roche and Furuta 2015). DCs that are able to suppress the endosome maturation by reducing its internal acidity can affect the production and activity of lysosomal proteases. It might also be connected to cellular regulatory molecules, which function to transit MHC molecules to endosomes, load and deliver the antigenic peptides to cell surface. Secondly, it is hard to make a difference between phagocytosis and efferocytosis that might contribute to the presentation because they represent two completely different mechanisms involving possibly different ways of maturation of phagosome and efferosome that leading to the release of various pro-inflammatory cytokines versus anti-inflammatory molecules. Additionally, efferocytic pattern should be more complicated than phagocytic one when considering that the encapsulated pathogens in apoptotic cells may have been disposed during the capture and consequent apoptosis. Interestingly, some data have shown that alternatively activated M2 macrophages are poor at presentation. For example, alveolar macrophages showed a high level secretion of IL-10 and TGF-β but low capacities to produce oxidants and present antigens (Shaykhiev et al. 2009, Knapp et al. 2003). Lack of adaptive immunity limited their ability to defend against some airway air-borne pathogens like *Mycobacterium tuberculosis* (Kaufmann 2016). Furthermore, *M. Tuberculosis* could induce macrophages to produce IL-10 in favor of bacterial survival and growth within the macrophages by blocking the endosome maturation (Moraco and Kornfeld 2014). On the other hand, some evidences show that efferocytic macrophages are still very important for presentation. During the formation of germinal center, rapid proliferation of activated B cells is accompanied by the emergence of various clones due to somatic hypermutation. The B cell receptors (BCRs) of these B-cell clones are with different affinities to specific antigens. Therefore, the B cells with high affinity are screened out and then differentiated into plasma cells or memory B cells while the others with negligible/low affinity are induced to die by apoptosis. Somatic hypermutation can not only increase the diversity of antibodies but also lead to the affinity maturation. Efferocytic macrophages are recruited to take up these apoptotic bodies and then secrete IL-10 and TGF-β to get involved in the B-cell activation in a regulatory loop (Batista and Harwood 2009). The molecular basis of phagocytosis and efferocytosis in macrophages is now beginning to be unraveled. These speculative ideas are amenable for experimental testing, which we hope will be the subject of future investigation.

## Phagocytosis and Efferocytosis of Macrophages in Inflammatory Diseases

Macrophages are absolutely essential in the whole process of inflammation due to their functional diversity. Phagocytic macrophages are necessary for effective control and clearance of invading pathogens and cell derbies, production of numerous pro-inflammatory mediators to induce the cascade of reactions. Efferocytic macrophages are indispensable to remove large number of recruited immunocytes and in producing various anti-inflammatory molecules that can contribute to the resolution of inflammation. They also have a role in development, metabolic homeostasis, tissue repair and wound healing, which contributes to maintaining the physiological conditions. However, macrophages are also closely related to pathological changes in various inflammatory diseases such as in obesity, cancer, infection, asthma, atherosclerosis, fibrosis, inflammatory bowel disease (IBD), systemic lupus erythematosus (SLE) and rheumatoid arthritis (RA).

Generally, these inflammatory diseases may be caused by external factors in an optimal genetic environment and in most cases the ultimate pathogenesis is therefore not unified, instead it appears to be tailored within the immunological context. Here, we focus on the pathophysiological role of macrophages in diseases and propose several underlying models based on current literature.

Firstly, the phagocytic capacity of macrophages is inadequate or ineffective, which is fairly common in infectious diseases. Macrophages and pathogens are always in an evolutionary competition. Hence, sometimes macrophages don't have enough capacity to resist invasion of complex pathogens. For example, *M. Tuberculosis* could evade immune recognition by macrophages upon masking their PRRs via cell surface-associated phthiocerol dimycocerosate lipids. Secondly, efferocytic ability of macrophages is also defective. There are large numbers of apoptotic cells that are produced during inflammation. Timely elimination of these apoptotic cells is very important. Otherwise these apoptotic cells will undergo secondary necrosis that causes excessive inflammation. Numerous works have suggested that impaired efferocytosis occurred in related inflammatory and autoimmune diseases, despite the lack of clear quantitative data detected in vivo (Cohen et al. 2002, Rodriguez-Manzanet et al. 2010, Kawano and Nagata 2018). Thirdly, severe imbalance happens between phagocytosis and efferocytosis of macrophages. During sepsis phagocytotic capacity to control continuously invading bacteria might lead to neglect in their efferocytotic ability to eliminate a mass of apoptotic cells. Perhaps the efferocytic process of macrophages still exists in sepsis, but may be hard to detect and quantify simply because it is at too low level compared to the heavy phagocytic power. Of note, the concept of immunosuppression is thoroughly implemented in sepsis (Venet and Monneret 2018). Fourthly, striking inhibition in their abilities of antigenic presentation and interaction with lymphocytes severely could disable the adaptive immune responses occurring in sepsis. After an exacerbated inflammation due to continual pathogens and/or further cellular damage in sepsis, different immune systems like complement and coagulation go out of control resulting in apoptosis of immunocytes, followed by a large accumulation of pro-/anti-inflammatory factors and a significant reduction of all types of immunoglobulins. Interestingly, there is still no compelling reason to explain how a heightened inflammation is reversed to a low-grade inflammatory state perfectly. Finally, the expression of effector molecules by macrophages is disordered in a wide variety of diseases. Normally, phagocytic and efferocytic macrophages have completely different expression profiles. Also, the inflammatory cytokines greatly govern the fate of the tissue repair or injury by their cascading effects. However, in many cases of inflammatory diseases, some molecules are over-expressed while others are severely inhibited. DAMPs such as HSP, HMGB1, S100A8 and S100A9 released by activated macrophages during inflammation are also crucial components that can participate in the pathophysiologic changes of the tissue. These DAMPs are also known as danger-associated molecular patterns or danger signals like alarmin that can initiate and perpetuate the inflammatory response. Usually, they are harmless to tissue and decrease as the inflammation recedes. However, their high level of expression are remarkable in many chronic inflammatory diseases. Importantly, disordered expression of inflammatory factors severely affects the functions of macrophages in return.

## Therapeutic Implications and Conclusions

In summary, macrophages are multifunctional biological immunocytes that play an active role in inflammation. The dramatic increase in our understanding of macrophages strongly suggests the huge potential available for development of more effective diagnostic assays and therapeutic approaches. Current research strategies include exploration of anti-inflammatory drugs specific to macrophages, altering pro-inflammatory macrophage phenotypes by blocking or activating certain polarization signals, finding specific ways to eliminate inflammatory (phagocytic) macrophages, increasing the numbers and optimizing the effects of efferocytic macrophages, and so on. Although all these aspects are worth testing, we need to keep in mind the multiple and complex nature of inflammation, when analyzing the results. Certainly, our current knowledge is still limited. Understanding of the mechanisms underlying the cooperation between various physiological functions of macrophages during inflammation and pathological alterations occurring in associated diseases is still a real challenge for all of us.

## Acknowledgment

KSN would like to thank Southern Medical University, Guangzhou, China for start up grant (C1034211, C1051004) and International exploration grant (C1051427).

## References

Alonso, S., K. Pethe, D. G. Russell, and G. E. Purdy. 2007. "Lysosomal killing of Mycobacterium mediated by ubiquitin-derived peptides is enhanced by autophagy." *Proc Natl Acad Sci U S A* no. 104 (14):6031-6. doi: 10.1073/pnas.0700036104.

Amarilyo, G., I. Verbovetski, M. Atallah, A. Grau, G. Wiser, O. Gil, Y. Ben-Neriah, and D. Mevorach. 2010. "iC3b-opsonized apoptotic cells mediate a distinct anti-inflammatory response and transcriptional NF-kappaB-dependent blockade." *Eur J Immunol* no. 40 (3):699-709. doi: 10.1002/eji.200838951.

Batista, F. D., and N. E. Harwood. 2009. "The who, how and where of antigen presentation to B cells." *Nat Rev Immunol* no. 9 (1):15-27. doi: 10.1038/nri2454.

Bellingan, G. J., H. Caldwell, S. E. Howie, I. Dransfield, and C. Haslett. 1996. "In vivo fate of the inflammatory macrophage during the resolution of inflammation: inflammatory macrophages do not die locally, but emigrate to the draining lymph nodes." *J Immunol* no. 157 (6):2577-85.

Botella, H., G. Stadthagen, G. Lugo-Villarino, C. de Chastellier, and O. Neyrolles. 2012. "Metallobiology of host-pathogen interactions: an intoxicating new insight." *Trends Microbiol* no. 20 (3):106-12. doi: 10.1016/j.tim.2012.01.005.

Caescu, C. I., X. Guo, L. Tesfa, T. D. Bhagat, A. Verma, D. Zheng, and E. R. Stanley. 2015. "Colony stimulating factor-1 receptor signaling networks inhibit mouse macrophage inflammatory responses by induction of microRNA-21." *Blood* no. 125 (8):e1-13. doi: 10.1182/blood-2014-10-608000.

Calderon, B., J. A. Carrero, S. T. Ferris, D. K. Sojka, L. Moore, S. Epelman, K. M. Murphy, W. M. Yokoyama, G. J. Randolph, and E. R. Unanue. 2015. "The pancreas anatomy conditions the origin and properties of resident macrophages." *J Exp Med* no. 212 (10):1497-512. doi: 10.1084/jem.20150496.

Carpenter, S., D. Aiello, M. K. Atianand, E. P. Ricci, P. Gandhi, L. L. Hall, M. Byron, B. Monks, M. Henry-Bezy, J. B. Lawrence, L. A. O'Neill, M. J. Moore, D. R. Caffrey, and K. A. Fitzgerald. 2013. "A long noncoding RNA mediates both activation and repression of immune response genes." *Science* no. 341 (6147):789-92. doi: 10.1126/science.1240925.

Cohen, P. L., R. Caricchio, V. Abraham, T. D. Camenisch, J. C. Jennette, R. A. Roubey, H. S. Earp, G. Matsushima, and E. A. Reap. 2002. "Delayed apoptotic cell clearance and lupus-like autoimmunity in mice lacking the c-mer membrane tyrosine kinase." *J Exp Med* no. 196 (1):135-40.

Colin, S., G. Chinetti-Gbaguidi, and B. Staels. 2014. "Macrophage phenotypes in atherosclerosis." *Immunol Rev* no. 262 (1):153-66. doi: 10.1111/imr.12218.

Conner, S. D., and S. L. Schmid. 2003. "Regulated portals of entry into the cell." *Nature* no. 422 (6927):37-44. doi: 10.1038/nature01451.

Davies, L. C., S. J. Jenkins, J. E. Allen, and P. R. Taylor. 2013. "Tissue-resident macrophages." *Nat Immunol* no. 14 (10):986-95. doi: 10.1038/ni.2705.

Elliott, M. R., K. M. Koster, and P. S. Murphy. 2017. "Efferocytosis Signaling in the Regulation of Macrophage Inflammatory Responses." *J Immunol* no. 198 (4):1387-1394. doi: 10.4049/jimmunol.1601520.

Epelman, S., K. J. Lavine, and G. J. Randolph. 2014. "Origin and functions of tissue macrophages." *Immunity* no. 41 (1):21-35. doi: 10.1016/j.immuni.2014.06.013.

Erwig, L. P., K. A. McPhilips, M. W. Wynes, A. Ivetic, A. J. Ridley, and P. M. Henson. 2006. "Differential regulation of phagosome maturation in macrophages and dendritic cells mediated by Rho GTPases and ezrin-radixin-moesin (ERM) proteins." *Proc Natl Acad Sci U S A* no. 103 (34):12825-30. doi: 10.1073/pnas.0605331103.

Fadok, V. A., J. S. Savill, C. Haslett, D. L. Bratton, D. E. Doherty, P. A. Campbell, and P. M. Henson. 1992. "Different populations of macrophages use either the vitronectin receptor or the phosphatidylserine receptor to recognize and remove apoptotic cells." *J Immunol* no. 149 (12):4029-35.

Fadok, V. A., M. L. Warner, D. L. Bratton, and P. M. Henson. 1998. "CD36 is required for phagocytosis of apoptotic cells by human macrophages that use either a phosphatidylserine receptor or the vitronectin receptor (alpha v beta 3)." *J Immunol* no. 161 (11):6250-7.

Fang, F. C. 2004. "Antimicrobial reactive oxygen and nitrogen species: concepts and controversies." *Nat Rev Microbiol* no. 2 (10):820-32. doi: 10.1038/nrmicro1004.

Freeman, S. A., and S. Grinstein. 2014. "Phagocytosis: receptors, signal integration, and the cytoskeleton." *Immunol Rev* no. 262 (1):193-215. doi: 10.1111/imr.12212.

Gabriels, K., S. Hoving, M. J. Gijbels, J. F. Pol, J. A. te Poele, E. A. Biessen, M. J. Daemen, F. A. Stewart, and S. Heeneman. 2014. "Irradiation of existing atherosclerotic lesions increased inflammation by favoring pro-inflammatory macrophages." *Radiother Oncol* no. 110 (3):455-60. doi: 10.1016/j.radonc. 2014.01.006.

Galvan, M. D., D. B. Foreman, E. Zeng, J. C. Tan, and S. S. Bohlson. 2012. "Complement component C1q regulates macrophage expression of Mer tyrosine kinase to promote clearance of apoptotic cells." *J Immunol* no. 188 (8):3716-23. doi: 10.4049/jimmunol.1102920.

Ginhoux, F., and M. Guilliams. 2016. "Tissue-Resident Macrophage Ontogeny and Homeostasis." *Immunity* no. 44 (3):439-449. doi: 10.1016/j.immuni.2016.02.024.

Gomez Perdiguero, E., K. Klapproth, C. Schulz, K. Busch, E. Azzoni, L. Crozet, H. Garner, C. Trouillet, M. F. de Bruijn, F. Geissmann, and H. R. Rodewald. 2015. "Tissue-resident macrophages originate from yolk-sac-derived erythro-myeloid progenitors." *Nature* no. 518 (7540):547-51. doi: 10.1038/nature13989.

Gong, D., W. Shi, S. J. Yi, H. Chen, J. Groffen, and N. Heisterkamp. 2012. "TGFbeta signaling plays a critical role in promoting alternative macrophage activation." *BMC Immunol* no. 13:31. doi: 10.1186/1471-2172-13-31.

Greenlee-Wacker, M. C. 2016. "Clearance of apoptotic neutrophils and resolution of inflammation." *Immunol Rev* no. 273 (1):357-70. doi: 10.1111/imr.12453.

Guilliams, M., I. De Kleer, S. Henri, S. Post, L. Vanhoutte, S. De Prijck, K. Deswarte, B. Malissen, H. Hammad, and B. N. Lambrecht. 2013. "Alveolar macrophages develop from fetal monocytes that differentiate into long-lived cells in the first week of life via GM-CSF." *J Exp Med* no. 210 (10):1977-92. doi: 10.1084/jem.20131199.

Hanayama, R., K. Miyasaka, M. Nakaya, and S. Nagata. 2006. "MFG-E8-dependent clearance of apoptotic cells, and autoimmunity caused by its failure." *Curr Dir Autoimmun* no. 9:162-72. doi: 10.1159/000090780.

Hashimoto, D., A. Chow, C. Noizat, P. Teo, M. B. Beasley, M. Leboeuf, C. D. Becker, P. See, J. Price, D. Lucas, M. Greter, A. Mortha, S. W. Boyer, E. C. Forsberg, M. Tanaka, N. van Rooijen, A. Garcia-Sastre, E. R. Stanley, F. Ginhoux, P. S. Frenette, and M. Merad. 2013. "Tissue-resident macrophages self-maintain locally throughout adult life with minimal contribution from circulating monocytes." *Immunity* no. 38 (4):792-804. doi: 10.1016/j.immuni.2013.04.004.

Hochreiter-Hufford, A., and K. S. Ravichandran. 2013. "Clearing the dead: apoptotic cell sensing, recognition, engulfment, and digestion." *Cold Spring Harb Perspect Biol* no. 5 (1):a008748. doi: 10.1101/cshperspect.a008748.

Holst, B., A. C. Raby, J. E. Hall, and M. O. Labeta. 2012. "Complement takes its Toll: an inflammatory crosstalk between Toll-like receptors and the receptors for the complement anaphylatoxin C5a." *Anaesthesia* no. 67 (1):60-4. doi: 10.1111/j.1365-2044.2011.07011.x.

Hughes, J., and J. S. Savill. 2005. "Apoptosis in glomerulonephritis." *Curr Opin Nephrol Hypertens* no. 14 (4):389-95.

Hulsebus, H. J., S. D. O'Conner, E. M. Smith, C. Jie, and S. S. Bohlson. 2016. "Complement Component C1q Programs a Pro-Efferocytic Phenotype while Limiting TNFalpha Production in Primary Mouse and Human Macrophages." *Front Immunol* no. 7:230. doi: 10.3389/fimmu.2016.00230.

Huynh, M. L., V. A. Fadok, and P. M. Henson. 2002. "Phosphatidylserine-dependent ingestion of apoptotic cells promotes TGF-beta1 secretion and the resolution of inflammation." *J Clin Invest* no. 109 (1):41-50. doi: 10.1172/JCI11638.

Ishimoto, Y., K. Ohashi, K. Mizuno, and T. Nakano. 2000. "Promotion of the uptake of PS liposomes and apoptotic cells by a product of growth arrest-specific gene, gas6." *J Biochem* no. 127 (3):411-7.

Janeway, C. A., Jr. 1989. "Approaching the asymptote? Evolution and revolution in immunology." *Cold Spring Harb Symp Quant Biol* no. 54 Pt 1:1-13.

Jorgensen, I., Y. Zhang, B. A. Krantz, and E. A. Miao. 2016. "Pyroptosis triggers pore-induced intracellular traps (PITs) that capture bacteria and lead to their clearance by efferocytosis." *J Exp Med* no. 213 (10):2113-28. doi: 10.1084/jem.20151613.

Kaufmann, S. H. 2016. "Immunopathology of mycobacterial diseases." *Semin Immunopathol* no. 38 (2):135-8. doi: 10.1007/s00281-015-0547-8.

Kawano, M., and S. Nagata. 2018. "Lupus-like autoimmune disease caused by a lack of Xkr8, a caspase-dependent phospholipid scramblase." *Proc Natl Acad Sci U S A* no. 115 (9):2132-2137. doi: 10.1073/pnas.1720732115.

Kinchen, J. M., and K. S. Ravichandran. 2008. "Phagosome maturation: going through the acid test." *Nat Rev Mol Cell Biol* no. 9 (10):781-95. doi: 10.1038/nrm2515.

Knapp, S., J. C. Leemans, S. Florquin, J. Branger, N. A. Maris, J. Pater, N. van Rooijen, and T. van der Poll. 2003. "Alveolar macrophages have a protective antiinflammatory role during murine pneumococcal pneumonia." *Am J Respir Crit Care Med* no. 167 (2):171-9. doi: 10.1164/rccm.200207-698OC.

Kolaczkowska, E., and P. Kubes. 2013. "Neutrophil recruitment and function in health and inflammation." *Nat Rev Immunol* no. 13 (3):159-75. doi: 10.1038/nri3399.

Korns, D., S. C. Frasch, R. Fernandez-Boyanapalli, P. M. Henson, and D. L. Bratton. 2011. "Modulation of macrophage efferocytosis in inflammation." *Front Immunol* no. 2:57. doi: 10.3389/fimmu.2011.00057.

Lang, T., C. de Chastellier, C. Frehel, R. Hellio, P. Metezeau, S. Leao Sde, and J. C. Antoine. 1994. "Distribution of MHC class I and of MHC class II molecules in macrophages infected with Leishmania amazonensis." *J Cell Sci* no. 107 (Pt 1):69-82.

Lavin, Y., D. Winter, R. Blecher-Gonen, E. David, H. Keren-Shaul, M. Merad, S. Jung, and I. Amit. 2014. "Tissue-resident macrophage enhancer landscapes are shaped by the local microenvironment." *Cell* no. 159 (6):1312-26. doi: 10.1016/j.cell. 2014.11.018.

Lei, Y., K. Wang, L. Deng, Y. Chen, E. C. Nice, and C. Huang. 2015. "Redox regulation of inflammation: old elements, a new story." *Med Res Rev* no. 35 (2):306-40. doi: 10.1002/med.21330.

Lennartz, M., and J. Drake. 2018. "Molecular mechanisms of macrophage Toll-like receptor-Fc receptor synergy." *F1000Res* no. 7:21. doi: 10.12688/f1000 research.12679.1.

Liu, B., L. Sun, Q. Liu, C. Gong, Y. Yao, X. Lv, L. Lin, H. Yao, F. Su, D. Li, M. Zeng, and E. Song. 2015. "A cytoplasmic NF-kappaB interacting long noncoding RNA blocks IkappaB phosphorylation and suppresses breast cancer metastasis." *Cancer Cell* no. 27 (3):370-81. doi: 10.1016/j.ccell.2015.02.004.

Mantovani, A., S. Sozzani, M. Locati, P. Allavena, and A. Sica. 2002. "Macrophage polarization: tumor-associated macrophages as a paradigm for polarized M2 mononuclear phagocytes." *Trends Immunol* no. 23 (11):549-55.

Martin, C. J., K. N. Peters, and S. M. Behar. 2014. "Macrophages clean up: efferocytosis and microbial control." *Curr Opin Microbiol* no. 17:17-23. doi: 10.1016/j.mib.2013.10.007.

Martinez, F. O., and S. Gordon. 2014. "The M1 and M2 paradigm of macrophage activation: time for reassessment." *F1000Prime Rep* no. 6:13. doi: 10.12703/P6-13.

McPhillips, K., W. J. Janssen, M. Ghosh, A. Byrne, S. Gardai, L. Remigio, D. L. Bratton, J. L. Kang, and P. Henson. 2007. "TNF-alpha inhibits macrophage clearance of apoptotic cells via cytosolic phospholipase A2 and oxidant-dependent mechanisms." *J Immunol* no. 178 (12):8117-26.

Michlewska, S., I. Dransfield, I. L. Megson, and A. G. Rossi. 2009. "Macrophage phagocytosis of apoptotic neutrophils is critically regulated by the opposing actions of pro-inflammatory and anti-inflammatory agents: key role for TNF-alpha." *FASEB J* no. 23 (3):844-54. doi: 10.1096/fj.08-121228.

Mills, C. D., K. Kincaid, J. M. Alt, M. J. Heilman, and A. M. Hill. 2000. "M-1/M-2 macrophages and the Th1/Th2 paradigm." *J Immunol* no. 164 (12):6166-73.

Moraco, A. H., and H. Kornfeld. 2014. "Cell death and autophagy in tuberculosis." *Semin Immunol* no. 26 (6):497-511. doi: 10.1016/j.smim.2014.10.001.

Muller, E., P. F. Christopoulos, S. Halder, A. Lunde, K. Beraki, M. Speth, I. Oynebraten, and A. Corthay. 2017. "Toll-Like Receptor Ligands and Interferon-gamma Synergize for Induction of Antitumor M1 Macrophages." *Front Immunol* no. 8:1383. doi: 10.3389/fimmu.2017.01383.

Muller, E., M. Speth, P. F. Christopoulos, A. Lunde, A. Avdagic, I. Oynebraten, and A. Corthay. 2018. "Both Type I and Type II Interferons Can Activate Antitumor M1 Macrophages When Combined With TLR Stimulation." *Front Immunol* no. 9:2520. doi: 10.3389/fimmu.2018.02520.

Murray, P. J. 2017. "Macrophage Polarization." *Annu Rev Physiol* no. 79:541-566. doi: 10.1146/annurev-physiol-022516-034339.

Nakaya, M., M. Tanaka, Y. Okabe, R. Hanayama, and S. Nagata. 2006. "Opposite effects of rho family GTPases on engulfment of apoptotic cells by macrophages." *J Biol Chem* no. 281 (13):8836-42. doi: 10.1074/jbc.M510972200.

Nathan, C., and M. U. Shiloh. 2000. "Reactive oxygen and nitrogen intermediates in the relationship between mammalian hosts and microbial pathogens." *Proc Natl Acad Sci U S A* no. 97 (16):8841-8.

Ogden, C. A., A. deCathelineau, P. R. Hoffmann, D. Bratton, B. Ghebrehiwet, V. A. Fadok, and P. M. Henson. 2001. "C1q and mannose binding lectin engagement of cell surface calreticulin and CD91 initiates macropinocytosis and uptake of apoptotic cells." *J Exp Med* no. 194 (6):781-95.

Pasparakis, M., and P. Vandenabeele. 2015. "Necroptosis and its role in inflammation." *Nature* no. 517 (7534):311-20. doi: 10.1038/nature14191.

Remijsen, Q., T. W. Kuijpers, E. Wirawan, S. Lippens, P. Vandenabeele, and T. Vanden Berghe. 2011. "Dying for a cause: NETosis, mechanisms behind an antimicrobial cell death modality." *Cell Death Differ* no. 18 (4):581-8. doi: 10.1038/cdd.2011.1.

Roche, P. A., and K. Furuta. 2015. "The ins and outs of MHC class II-mediated antigen processing and presentation." *Nat Rev Immunol* no. 15 (4):203-16. doi: 10.1038/nri3818.

Rodriguez-Manzanet, R., M. A. Sanjuan, H. Y. Wu, F. J. Quintana, S. Xiao, A. C. Anderson, H. L. Weiner, D. R. Green, and V. K. Kuchroo. 2010. "T and B cell hyperactivity and autoimmunity associated with niche-specific defects in apoptotic body clearance in TIM-4-deficient mice." *Proc Natl Acad Sci U S A* no. 107 (19):8706-11. doi: 10.1073/pnas.0910359107.

Rosas, M., L. C. Davies, P. J. Giles, C. T. Liao, B. Kharfan, T. C. Stone, V. B. O'Donnell, D. J. Fraser, S. A. Jones, and P. R. Taylor. 2014. "The transcription factor Gata6 links tissue macrophage phenotype and proliferative renewal." *Science* no. 344 (6184):645-648. doi: 10.1126/science.1251414.

Savill, J. S., A. H. Wyllie, J. E. Henson, M. J. Walport, P. M. Henson, and C. Haslett. 1989. "Macrophage phagocytosis of aging neutrophils in inflammation. Programmed cell death in the neutrophil leads to its recognition by macrophages." *J Clin Invest* no. 83 (3):865-75. doi: 10.1172/JCI113970.

Segal, A. W., J. Dorling, and S. Coade. 1980. "Kinetics of fusion of the cytoplasmic granules with phagocytic vacuoles in human polymorphonuclear leukocytes. Biochemical and morphological studies." *J Cell Biol* no. 85 (1):42-59.

Serhan, C. N., and J. Savill. 2005. "Resolution of inflammation: the beginning programs the end." *Nat Immunol* no. 6 (12):1191-7. doi: 10.1038/ni1276.

Shapouri-Moghaddam, A., S. Mohammadian, H. Vazini, M. Taghadosi, S. A. Esmaeili, F. Mardani, B. Seifi, A. Mohammadi, J. T. Afshari, and A. Sahebkar. 2018. "Macrophage plasticity, polarization, and function in health and disease." *J Cell Physiol* no. 233 (9):6425-6440. doi: 10.1002/jcp.26429.

Shaykhiev, R., A. Krause, J. Salit, Y. Strulovici-Barel, B. G. Harvey, T. P. O'Connor, and R. G. Crystal. 2009. "Smoking-dependent reprogramming of alveolar macrophage polarization: implication for pathogenesis of chronic obstructive pulmonary disease." *J Immunol* no. 183 (4):2867-83. doi: 10.4049/jimmunol.0900473.

Stoger, J. L., M. J. Gijbels, S. van der Velden, M. Manca, C. M. van der Loos, E. A. Biessen, M. J. Daemen, E. Lutgens, and M. P. de Winther. 2012. "Distribution of macrophage polarization markers in human atherosclerosis." *Atherosclerosis* no. 225 (2):461-8. doi: 10.1016/j.atherosclerosis.2012.09.013.

Tassiulas, I., K. H. Park-Min, Y. Hu, L. Kellerman, D. Mevorach, and L. B. Ivashkiv. 2007. "Apoptotic cells inhibit LPS-induced cytokine and chemokine production and IFN responses in macrophages." *Hum Immunol* no. 68 (3):156-64. doi: 10.1016/j.humimm.2006.12.008.

Tollis, S., A. E. Dart, G. Tzircotis, and R. G. Endres. 2010. "The zipper mechanism in phagocytosis: energetic requirements and variability in phagocytic cup shape." *BMC Syst Biol* no. 4:149. doi: 10.1186/1752-0509-4-149.

Toque, H. A., K. P. Nunes, M. Rojas, A. Bhatta, L. Yao, Z. Xu, M. J. Romero, R. C. Webb, R. B. Caldwell, and R. W. Caldwell. 2013. "Arginase 1 mediates increased blood pressure and contributes to vascular endothelial dysfunction in deoxycorticosterone acetate-salt hypertension." *Front Immunol* no. 4:219. doi: 10.3389/fimmu.2013.00219.

Tosello-Trampont, A. C., K. Nakada-Tsukui, and K. S. Ravichandran. 2003. "Engulfment of apoptotic cells is negatively regulated by Rho-mediated signaling." *J Biol Chem* no. 278 (50):49911-9. doi: 10.1074/jbc.M306079200.

Tsou, W. I., K. Q. Nguyen, D. A. Calarese, S. J. Garforth, A. L. Antes, S. V. Smirnov, S. C. Almo, R. B. Birge, and S. V. Kotenko. 2014. "Receptor tyrosine kinases, TYRO3, AXL, and MER, demonstrate distinct patterns and complex regulation of ligand-induced activation." *J Biol Chem* no. 289 (37):25750-63. doi: 10.1074/jbc.M114.569020.

Udalova, I. A., A. Mantovani, and M. Feldmann. 2016. "Macrophage heterogeneity in the context of rheumatoid arthritis." *Nat Rev Rheumatol* no. 12 (8):472-85. doi: 10.1038/nrrheum.2016.91.

Venet, F., and G. Monneret. 2018. "Advances in the understanding and treatment of sepsis-induced immunosuppression." *Nat Rev Nephrol* no. 14 (2):121-137. doi: 10.1038/nrneph.2017.165.

Vogelpoel, L. T., I. S. Hansen, M. W. Visser, S. Q. Nagelkerke, T. W. Kuijpers, M. L. Kapsenberg, E. C. de Jong, and J. den Dunnen. 2015. "FcgammaRIIa cross-talk with TLRs, IL-1R, and IFNgammaR selectively modulates cytokine production in human myeloid cells." *Immunobiology* no. 220 (2):193-9. doi: 10.1016/j.imbio.2014.07.016.

Wallach, D., T. B. Kang, C. P. Dillon, and D. R. Green. 2016. "Programmed necrosis in inflammation: Toward identification of the effector molecules." *Science* no. 352 (6281):aaf2154. doi: 10.1126/science.aaf2154.

Wang, Y., W. Gao, X. Shi, J. Ding, W. Liu, H. He, K. Wang, and F. Shao. 2017. "Chemotherapy drugs induce pyroptosis through caspase-3 cleavage of a gasdermin." *Nature* no. 547 (7661):99-103. doi: 10.1038/nature22393.

Weiss, G., and U. E. Schaible. 2015. "Macrophage defense mechanisms against intracellular bacteria." *Immunol Rev* no. 264 (1):182-203. doi: 10.1111/imr.12266.

Zhou, H., J. Xiao, N. Wu, C. Liu, J. Xu, F. Liu, and L. Wu. 2015. "MicroRNA-223 Regulates the Differentiation and Function of Intestinal Dendritic Cells and Macrophages by Targeting C/EBPbeta." *Cell Rep* no. 13 (6):1149-1160. doi: 10.1016/j.celrep.2015.09.073.

Zizzo, G., and P. L. Cohen. 2013. "IL-17 stimulates differentiation of human anti-inflammatory macrophages and phagocytosis of apoptotic neutrophils in response to IL-10 and glucocorticoids." *J Immunol* no. 190 (10):5237-46. doi: 10.4049/jimmunol.1203017.

In: Autoimmune Disorders
Editor: Kutty Selva Nandakumar
ISBN: 978-1-53616-046-8


*Chapter 7*

# NANO-SIZE BASED DRUG DELIVERY SYSTEMS FOR AUTOIMMUNE DISEASES

***Akhilesh Kumar Shakya, PhD[1,*] and Kutty Selva Nandakumar, PhD, DSc[2,*†]***

[1]Department of Chemical Engineering, Texas Tech University, Texas, US
[2]School of Pharmaceutical sciences, Southern Medical University, Guangzhou, China

## ABSTRACT

Autoimmune diseases are polygenic and multifactorial, which target different organs either specifically or systematically. The prevalence of these autoimmune diseases is steadily increasing worldwide. Recently, many new drugs are successfully marketed to treat these diseases. However, currently available drugs are rapidly metabolized in their free form after administered into the body, thus cleared off before reaching to the target organ(s) in optimal concentrations. During last few decades, several carrier systems in nano-sized form have been developed to maintain sustained release of these drugs for longer period of time and also to moderate the toxicity profile of these drugs. These drug carrier systems include nano-sized liposomes, metallic nanoparticles (NPs), micelles, stimuli-responsive NPs, nano-emulsions and the nano-gels. These carriers are successfully demonstrated for the delivery of different drugs and their therapeutic or preventive potential has been assessed in different experimental conditions. In this chapter we have updated our current knowledge on these nano-sized carriers, and their *in vitro* and *in vivo* therapeutic efficacy using, rheumatoid arthritis (RA), as main example autoimmune disorder.

[*] Corresponding Author's E-mail: Akhilesh Kumar Shakya, E-mail: akhilesh.shakya@ttu.edu.
[*†] Corresponding Author's E-mail: Kutty Selva Nandakumar, E-mail: nandakumar@smu.edu.cn.

**Keywords:** delivery systems, rheumatoid arthritis, type 1 diabetes, multiple sclerosis, polymeric nanoparticles, nano-gels, stimuli-responsive nanoparticles, metallic nanoparticles

## ABBREVIATIONS

| | |
|---|---|
| AIA | adjuvant induced arthritis |
| AuNPs | gold nanoparticles |
| AgNPs | silver nanoparticles |
| bDMARDs | biological disease modifying anti-rheumatic drugs |
| BMZ | betamethasone |
| CFA | complete Freund's adjuvant |
| CIA | collagen induced arthritis |
| DM | dexamethasone |
| DNPs | dextran sulphate based nanoparticles |
| EAE | experimental autoimmune encephalomyelitis |
| GAGs | glycosaminoglycans |
| HPA | hydroxyapatite |
| IMC | indomethacin |
| MAPK-1 | mitogen activated protein kinase 1 |
| MPA | mycophenolic acid |
| MPS | methylprednisolone hemisuccinate |
| MS | multiple Sclerosis |
| MTX | methotrexate |
| NPs | nanoparticles |
| PD | prednisolone |
| PHCCC | *N*-phenyl-7-(hydroxyimino)cyclopropa[b]chromen-1a-carboxamide |
| RA | rheumatoid arthritis |
| SLE | systemic lupus erythematosus |
| SLNs | solid lipid nanoparticles |
| TAC | tacrolimus |
| T1D | type 1 diabetes |

## INTRODUCTION

Autoimmune diseases are a heterogeneous group of disorders, which occur as a result of a pathological immune mediated attack on normal tissues and organs by our own immune system. These chronic disorders are initiated by the loss of immunological tolerance to self-antigens. Prevalence of these disorders are increasing significantly and around 5-10% of the world population is suffering from them (Cooper, Bynum, and Somers 2009, Marrie et al. 2015) with more females affected than males. More than 70 diseases are identified to have autoimmune origin and few examples include rheumatoid arthritis (RA), characterized by progressive, irreversible, articular joint damage, impaired joint function, and pain and tenderness caused by swelling of the synovial membrane of joints and manifested with increasing disability and reduced quality of life (Scott and Steer 2007) may be with extra-articular systemic manifestations. Multiple sclerosis (MS) is another major example of an autoimmune disease, a chronic, degenerative disease resulting from an inflammatory attack on the central nervous system (CNS) with focal lymphocytic infiltrates, breakdown of myelin sheaths wrapping axons, astrogliosis, microglia activation, and diffuse neuro-degeneration (Hauser and Goodin 2012). Another autoimmune multi-organ disorder systemic lupus erythematosus (SLE) is characterized by autoantibodies and immune complex deposition on various organs, especially kidneys leading to nephritis (Segelmark and Hellmark 2010). Another major autoimmune disease type 1 diabetes (T1D) is an organ-specific autoimmune disease characterized by T cell-mediated self-destruction of insulin-secreting islet β cells of Langerhans, which leads to a metabolic disorder (chronic insulin deficiency and hyperglycemia) in genetically susceptible individuals (van Belle, Coppieters, and von Herrath 2011). Both genetic (for example, HLA and non-HLA genes) and environmental factors (for example, microbiota, cigarette smoking, sex hormones, vitamin D, etc.) play a crucial role in the pathogenesis of these diseases (Ceccarelli, Agmon-Levin, and Perricone 2017, Jorg et al. 2016). However, many of these autoimmune disorders share common immuno pathogenic mechanisms, hereditary factors (genetics and epigenetics), familial clustering and clinical similarities. Several therapeutic drugs have been developed to treat these autoimmune disorders and used in research or clinics. But there are certain issues like early degradation, toxicity issues, need for multiple doses of drugs to obtain desired concentrations in the target tissue, etc. Use of carriers, especially nanoparticles for drug delivery has circumvented some of these issues. This chapter is focused on such nano-carriers and mainly discusses them in the context of RA and its experimental models as an example. However, we have also cited many examples from MS, SLE and T1D experiments as well to give a broader view.

Therapeutics used in RA can be broadly classified into corticosteroids, conventional synthetic disease modifying anti-rheumatic drugs, targeted synthetic disease-modifying anti-rheumatic drug, non-steroidal anti-inflammatory drugs (NSAIDs) and biological disease-modifying anti-rheumatic drugs (bDMARDs) (Joshi and Dhaneshwar 2014), summarized in Table 1. Though all of these available drugs can minimize the clinical symptoms of arthritis, they are associated with side effects due to the requirement for multiple dose regimens. Our body also metabolizes these drugs and clears them off very fast. Moreover, drugs those are unable to reach to the destination sites also need a carrier system, which protects the drugs and enhances its half-life so that drugs can be sustained under *in vivo* conditions. In addition, a carrier can also improve the solubility and availability of the drugs, especially for hydrophobic drugs. At present, there are several carrier systems, especially in nano-size range available to deliver the drugs (Table 2). These carriers are able to encapsulate significant amounts of the drugs and deliver to the target organs. Due to their nano size, they can easily cross the physiological barrier and reach the target tissues. These carriers release the loaded drugs in a sustained manner for long period of time, thus minimizing the need for subsequent doses. Following paragraphs are explaining different nano carriers used for drug delivery against the autoimmune diseases.

## Lipid Based Nano-Carriers

Several lipid based carrier systems like solid lipid nanoparticles (SLNs) and liposomes were developed for RA treatment (Figure 1). The SLNs are biodegradable drug carrier system in the size range of 50-1000 nm and they were recognized as effective carriers for poorly soluble drugs in water (Mukherjee, Ray, and Thakur 2009). SLNs are biocompatible, stable and can load significant amount of drugs (Muller, Mader, and Gohla 2000). For instance, Bhalekar and colleagues have explored SLNs for delivery of chloroquine in arthritic rats to lower TNF-α levels. Chloroquine loaded SLNs (CQ-SLNs) were synthesized through melt homogenization process in the size range of 113.6 ± 0.15 nm and dried by lyophilization. They had more than 90% of encapsulation efficiency.

Arthritis rats fed with CQ-SLNs had significant reduction in arthritic symptoms like paw volume, cartilage destruction and bone erosions as revealed by joint histopathology (Bhalekar, Upadhaya, and Madgulkar 2016). Similarly, another naturally derived drug curcumin was tested with SLNs for treatment of RA. Curcumin loaded SLNs were able to ameliorate the symptoms of arthritis in complete Freund's adjuvant (CFA) induced arthritis rats compared to the positive control i.e., naproxen. Drug loaded SLNs induced anti-oxidant, anti-inflammatory and immune-modulation activities in the joint synovium. However, the negative control curcumin alone helped to reduce oxidative stress but not the production of anti-citrullinated antibodies and other acute phase proteins (Arora et al. 2015). SLNs are also recognized as a passive targeting system to deliver drugs to the specific organ/tissues. For example, SLNs were explored to deliver the anti-rheumatic drugs to the macrophages that are abundant and considered to be therapeutic targets in arthritis (Giles et al. 2018).

**Table 1. Different classes of anti-rheumatic drugs**

| Drug Class | Examples |
|---|---|
| Corticosteroids | Methylprednisolone, Prednisone, Prednisolone |
| Synthetic disease modifying antirheumatic drugs | Methotrexate (MTX), Hydroxychloroquine, Leflunomide, Sulfasalazine |
| Targeted synthetic disease-modifying anti-rheumatic drugs | Tofacitinib |
| Non-steroidal biological disease-modifying anti-rheumatic drugs (bDMARDs) | Etanercept, Infliximab, Certolizumabpegol, Golimumab, Abatacept,Rituximab, Sarilumab, Tocilizumab |

**Table 2. Different nano-size formats for autoimmune diseases**

| Nano-Format | Type of Material | Molecule/Drug | Autoimmune Disease Model |
|---|---|---|---|
| Lipid based nano carrier | Solid lipid nanoparticles | Chloroquine (Bhalekar, Upadhaya, and Madgulkar 2016), Curcumin (Arora et al. 2015) | Arthritis |
| | Mannosylated liposomes | Withaferin A (Sultana, Neog, and Rasool 2017) | Arthritis |
| | 1,1'-dioctadecyl-3,3,3',3'-tetramethylindodicarbocyanine based liposomes | Dexamethasone (Jia et al. 2018) | Arthritis |
| | Phosphatidylserine liposomes | Insulin (Pujol-Autonell et al. 2015) | T1D |
| | Liposomes | Methylprednisolone hemisuccinate (Moallem et al. 2016) | SLE |
| | CD206 targeted liposomes | Myelin basic protein (Belogurov et al. 2009) | Encephalomyelitis |
| | Phosphatidylserine rich liposomes | Myelin-oligodendrocyte glycoprotein peptide 40-55 (Pujol-Autonell et al. 2017) | Encephalomyelitis |
| | Glutathione polyethylene glycol (PEG)ylated liposomes | Methylprednisolone (MP) (Gaillard et al. 2012) | Encephalomyelitis |
| Polymeric nanoparticles (NPs) | Dextran sulphate | Methotrexate (You et al. 2014) | Arthritis |
| | *N*-trimethyl chitosan & polysialic acid | Methotrexate and Dexamethasone (Zhang, Wardwell, and Bader 2014) | |
| | Poly(lactic-*co*-glycocolic acid) (PLGA) & PEGylated diblock copolymer | Insulin (Haggag et al. 2016) | T1D |
| | Polystyrene | HLA-A*02:01 restricted peptides (Xu et al. 2017) | T1D |
| | PLGA | Dipeptidyl peptidase-4 (DPP-4) inhibitor sitagliptin (SP) (Thondawada et al. 2018) | T1D |
| | PLGA | Proteolipid protein (PLP) (McCarthy et al. 2017) | Encephalomyelitis |
| | PLGA nano-spheres | MTX and gold nanoparticles (AuNPs) (Costa Lima and Reis 2015) | Arthritis |
| | PEGylated hyaluronic acid (HA) & 5β-cholanic acid | MTX (Alam et al. 2017) | Arthritis |
| | Poly(ethylene glycol)-poly(l-lysine) | Short interfering RNAs (siRNAs) (Shimizu et al. 2010) | Glomerulonephritis |

**Table 2. (Continued)**

| Nano-Format | Type of Material | Molecule/Drug | Autoimmune Disease Model |
|---|---|---|---|
| | Polyvinyl caprolactam-poly vinyl acetate-polyethylene glycol | Tacrolimus (Wu et al. 2017) | Arthritis |
| Nano-gels | Hyaluronate modified chitosan nano-gels | Photosensitive molecules (Schmitt et al. 2010) | Arthritis |
| | PEGylated polyethyleneimine based polymeric nano-gels | MTX (Abolmaali et al. 2015) | Arthritis |
| | Lipid and polyethylene glycol based gel | Mycophenolic acid (MPA) (Look et al. 2013). | SLE |
| Metallic NPs | AuNPs | Hyperforin (Nosratabadi et al. 2016) | Encephalomyelitis |
| | AuNPs | Insulin (Shilo et al. 2015) | T1D |
| | Polymer coated super magnetic iron oxide NPs | MBP or MOG peptide (Carambia et al. 2015) | Encephalomyelitis |
| | Silver nanoparticles (AgNPs) | Hesperidin (Rao et al. 2018) | Arthritis |
| Protein based NPs | Albumin | Tacrolimus (Thao le et al. 2016) | Arthritis |
| Inorganic NPs | Hydroxyapatite | Methylprednisolone acetate (Jafari et al. 2016) | Arthritis |

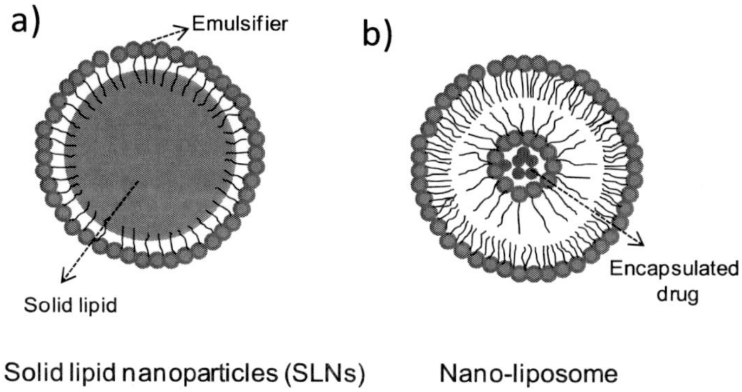


Figure 1. Schematic representation of lipid based nano carriers used for delivery of anti-rheumatic drugs. a) Solid lipid nanoparticles, (b) Nano-liposome.

Nano-liposomes were also demonstrated as a carrier for delivery of anti-rheumatic drugs. In one study, joint macrophages were targeted to deliver the drug directly to the joints. The mannosylated liposomes (MA) loaded with Withaferin A (a steroidal lactone drug) were synthesized to deliver the drug to the synovial macrophages. Targeting macrophages helps to reduce oxidative stress in arthritis. The treatment of Withaferin A loaded MA in adjuvant induced arthritis (AIA) rats increased the osteoprotegerin (OPG, a cytokine receptor of the TNF receptor super family) production while decreasing the release of receptor activator of nuclear factor-kB ligand (RANKL), which affects the immune system and control bone regeneration and remodeling. Moreover, drug treated rats were shown to express low levels of pro-inflammatory cytokines (IL-6, VEGF,

MCP-1, TNF-α and IL-1β) but with a high level of anti-inflammatory cytokine IL-10 (Sultana, Neog, and Rasool 2017). Similarly, in another study, a nano-liposomal carrier was demonstrated to deliver the anti-inflammatory dexamethasone drug to treat arthritis development. 1,1'-dioctadecyl-3,3,3',3'-tetramethylindodicarbocyanine based liposomes in nano-size was synthesized and dexamethasone (DM) drug was loaded into them for targeted and specific delivery to the inflammation site. Drug loaded liposomes have effectively suppressed the joint inflammation via down-regulation of pro-inflammatory cytokines compared to the free dexamethasone delivery (Jia et al. 2018).

Lipid modified glycosaminoglycans (GAGs) such as chondrotinsulphate (CS) and heparin (HP) are known for their anti-inflammatory effects, thus explored for RA treatment (Li et al. 2013, Tan and Tabata 2014). They were shown to suppress lipopolysaccharide (LPS) induced production of inflammatory cytokines (Yanamoto et al. 2017). For example Babazada and colleagues have explored the anti-inflammatory properties of these carriers and the lipid modified HP in nano forms, which possessed much greater anti-inflammatory properties compared to native HP because the lipid modified HP can act as TLR4 antagonists and also suppress the production of TNF-α (Babazada, Yamashita, and Hashida 2014). Recently, glycol-split HP NPs were shown to suppress arthritis symptoms in collagen induced arthritis (CIA), a classical arthritis model resembling RA and this suppression was found to be mediated through the involvement of TLR4-NF-kB signaling pathway. The pharmacological activity of these NPs was associated with the suppression of serum autoantibodies and pro-inflammatory cytokines in the arthritic joints (Babazada, Yamashita, and Hashida 2014). However, their efficacy and biocompatibility properties are still needed to be addressed in the near future.

Apart from arthritis, liposomes have also been demonstrated to deliver the drug/antigen to achieve immuno tolerance against the self antigens in T1D. In a study, phosphatidylserine-liposome loaded with insulin induced tolerogenic responses, which were mediated through dendritic cells (DCs) in Non-obese diabetic (NOD) mice and resulted in diminished spontaneously developed diabetic symptoms in these mice (Pujol-Autonell et al. 2015). Similarly, liposomes were also demonstrated to deliver a drug for the treatment of SLE. For example, therapeutic efficacy of a liposome based steroidal nano-drug (MPS) was assessed in a murine model of SLE and the results show improvement in the disease symptoms with reduced toxicity of drug because of the encapsulation with liposomes (Moallem et al. 2016).

Liposomes were also demonstrated to be useful for delivering drugs or antigens to treat the autoimmune MS disease. For instance, CD206 targeted liposomes enhanced their uptake by DCs which were used in treating experimental autoimmune encephalomyelitis (EAE). The targeted liposome contained myelin basic protein (MBP) sequences MBP46-62, MBP124-139 and MBP147-170, and is able to suppress EAE, a classical model for MS, in rats when administered intranasally (Belogurov et al. 2009). Recently, the efficacy of the same liposomal system was verified in a human phase 1 clinical trial and the results verified the safety and tolerization of the treatment (Belogurov et al. 2016). Similarly, in another study, therapeutic efficacy of phosphatidylserine rich liposomes loaded with myelin-oligodendrocyte glycoprotein peptide 40-55 (MOG 40-55) was verified in the EAE model (Pujol-Autonell et al. 2017). The antigen loaded liposomes induced tolerogenic phenotype in DCs leading to delay in the onset of disease and also a significant decrease in the severity of the disease. The mode of action includes the activation of regulatory T cells (Treg) (Pujol-Autonell et al. 2017). Other liposomal systems have also been evaluated in the treatment of EAE. For example, nano sterically stabilized liposomes (NSSL) loaded with methylprednisolone hemisuccinate (MPS) or tempamine (TMN) were used to alleviate autoimmune demyelination. These nano-liposomes help to maintain the integrity of the drugs and their slow release during the treatment period for EAE. Drugs incorporated into the liposomes acted as potent antioxidants to neutralize the free radicals leading to amelioration of EAE (Turjeman et al. 2015). Further to enhance the plasma half life, liposomes were attached to polyethylene glycol (PEG) polymer chains, a process known as PEGylation. Recently, glutathione PEGylated liposomes loaded with methylprednisolone (MP) were formulated for targeted delivery to the CNS. In the pre-clinical study, PEGylated liposomes have shown enhanced plasma circulation (up to 7 h) and 6.5 fold more uptake capacity by the perfused brain homogenates compared to free drug (Gaillard et al. 2012). In MBP induced EAE Lewis rats model, these PEGylated liposomes have shown therapeutic potential (Gaillard et al. 2012). Furthermore, the efficacy of glutathione PEGylated liposomes loaded with MP were demonstrated in MOG induced EAE model (Lee et al. 2014). In this context, nano-drops formulation was also tried to treat EAE. The nano-drops were formulated from the pomegranate seed oil, a strong natural antioxidant comprised of a high level of polyunsaturated punicic acid. Upon administration, these nano-drops attenuated the EAE symptoms in mice. The dose of nano-drops considerably reduced the disease burden by reducing demyelination and lipid oxidation in EAE. Although these studies demonstrate the treatment capacity of nano-drop formulation in treating autoimmune disorders, further studies are needed to address the effectiveness of this strategy in humans (Binyamin et al. 2015).

## POLYMERIC NPS

In recent years, polymeric NPs gained significant attention in biomedical filed to deliver the anti-rheumatic drugs because they can cross the leaky vasculature in joints and accumulate to sustain the release of given drug(s) (Kim et al. 2015, Middleton et al. 2004). A ligand can also be conjugated on these NPs to make them target specific cells. For example, dextran sulphate (DS)-b-poly(glycerol methacrylate) copolymer based NPs (DNPs) were synthesized and methotrexate (MTX) was encapsulated into them for RA therapy (Figure 2). DS is known as a ligand for macrophage scavenger receptor class A protein in activated macrophages, which are abundantly present in early stage of RA (You et al. 2014). DS is an amphiphilic polymer, which is biocompatible, biodegradable and have the ability to self assemble into nano-format (Kim et al. 2013). The loading efficiency of these DNPs for MTX was found to be 73% and drug loaded NPs were selectively taken up by the activated macrophages through their interaction with the scavenger receptor. Moreover, 16-fold higher concentration of these NPs was found in the joints compared to control mice when administrated systemically proving the specificity of DS NPs. In CIA, DNPs with MTX have significantly attenuated the disease symptoms compared to MTX alone (Heo et al. 2017). To extend the circulatory half life of the delivery system, polysialic acid (PSA) was utilized with polymeric NPs because PSA prevents unwanted uptake by reticuloendothelial system (Gregoriadis et al. 2000, Gregoriadis et al. 2005), thus, increased the half life of the NPs in arthritic joints. Similarly, *N*-trimethyl chitosan (TMC) and PSA based NPs were synthesized to deliver the two drugs MTX and dexamethasone (DM). These NPs were able to load both the drugs considerably well with significant retention of their bioactivity (Zhang, Wardwell, and Bader 2014). Another modification of chitosan, the thiolation has also been demonstrated in the delivery by cross-linking with the bio-molecules. For example, thiol modification of glycol chitosan has been used in the synthesis of NPs to deliver polymerized siRNA for the treatment of arthritis in mice. The siRNA was successfully loaded into thiolated NPs and their inhibitory effects were assessed on Notch1 protein in murine macrophage cells under *in vitro* conditions. Moreover, systemic administration of these NPs showed reduced inflammation and erosions in bone, and cartilage of the arthritis mice (Kim et al. 2015).

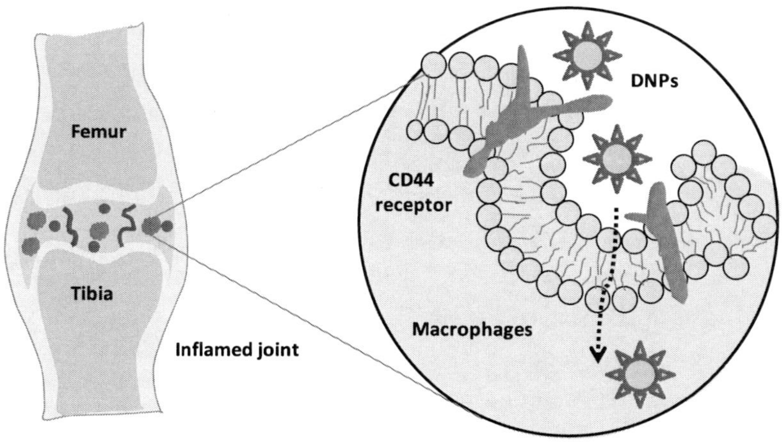


Figure 2. DNPs based targeted drug delivery. Schematic representation of DNPs mediated drug delivery for inflamed joints in arthritis (Heo et al. 2017).

PLGA NPs were also demonstrated to deliver the therapeutics against arthritis. In a study, the surface of PLGA NPs was decorated with covalently coupled targeting peptide β60-74, a citrullinated peptide and complement activating peptide derived from gp120 protein of HIV-1 to initiate the complement dependent cytotoxicity (CDC). The CDC activity of the peptide loaded NPs was demonstrated *ex vivo* with low level of antibody synthesis (Pozsgay et al. 2016). Other targeting NPs based drug delivery system that inhibit transcription factor NF-kB were also assessed for arthritis treatment. An amphiphilic copolymers based micelle structure was synthesized and loaded with DM and small interfering RNA for targeting NF-kB molecules. Co-delivery of these molecules successfully inhibited NF-kB signaling in mouse macrophages compared to micelles encapsulating DM or siRNA alone. This co-delivery system was also able to switch the state of macrophages from pro-inflammatory M1 sate to anti-inflammatory and efferocytic M2 state. Moreover, these loaded micelles were accumulated in the joint and reduced arthritis inflammation (Wang et al. 2017). Other than these synthetic drugs, natural drugs such as curcumin have also been used for loading on polymeric NPs. The hydroxypropylmethyl cellulose acetate butyrate based NPs were synthesized through rapid precipitation technique after dispersing them with curcumin. The synthesized NPs were around 166 nm and showed 73.41% loading efficiency. The drug loaded NPs were shown to be better in releasing the drug when compared to the control group. Moreover, drug was present in amorphous state as indicated by differential scanning calorimetry (DSC) (Dewangan et al. 2017). However, the therapeutic efficacy of these NPs needs to be addressed in the near future.

To cope with T1D, multiple subcutaneous injections are needed to control the glucose levels in the body. To improve the effectiveness, delivery and minimize the number of injections, various delivery approaches were developed and their efficacy was demonstrated at pre-clinical or clinical levels. These approaches include different types of NPs starting from synthetic to natural polymers, and metallic to inorganic NPs. Among them, polymeric particles like PLGA biodegradable polyesters or its co-polymers gained considerable attention to deliver the protein/antigen or drug at the target site. The PLGA based NPs are able to encapsulate considerable amounts of insulin and are capable of effectively suppressing the hyperglycemic effect in mice. For instance, PLGA and PEGylated diblock copolymer based NPs were synthesized through a double emulsion approach to load insulin. Bioactivity of the loaded insulin was studied in streptozotocin induced T1D mouse model. Prepared NPs retained the integrity of insulin molecules and sustained hypoglycemic effects until six days, thus effectiveness of the NPs based drug delivery was proved to be successful (Haggag et al. 2016). Apart from polyesters, polystyrene NPs were also being used in T1D to impair the autoimmune responses. The polystyrene beads containing HLA-A*02:01 restricted peptides promoted immune tolerance against T1D in humanized HLA-transgenic mice possibly through the activation of $CD4^+$ and $CD25^+$ Tregs, suppression of autoreactive T cells or by induction of T cell anergy (Xu et al. 2017). Similarly, multi-peptide based NPs also induced a state of immune tolerance in diabetes prone humanized NOD.β2m null HHD mice by the activation of Tregs and $CD11c^+$ DCs via production of C-C motif chemokine 22 (CCL22) derived from $CD169^+$ macrophages (Xu et al. 2017). Furthermore, the potential of polymeric NPs was also assessed for safe and painless oral delivery of insulin. In general, NPs encapsulated insulin is capable of facing multiple barriers of gastro-intestinal (GI) tract and can reach the intestine to deliver insulin. For instance, alginate/dextran sulphate NPs were synthesized and insulin was loaded into them and followed by further coating of chitosan and albumin to provide extra protection in the GI tract. These NPs were muco-adhesive and have shown good stability under different pH conditions of the GI tract. The NPs showed 70% preventive efficacy by not releasing insulin under simulated intestinal conditions. The coating of chitosan and albumin on NPs further helped the NPs to interact with the intestinal epithelium, which resulted in higher insulin permeation (Lopes et al. 2016). Thus, nano-system gives hope for an injection-free insulin delivery. Other than these regular NPs, some targeted delivery system has also been designed for specific delivery of the drug(s). For example, mAb conjugated NPs were synthesized for target-specific release of a dipeptidyl peptidase-4 (DPP-4) inhibitor sitagliptin (SP) for the treatment of T1D. SP NPs were synthesized through nanoprecipitation and solvent evaporation methods and later conjugated with anti-CD4 mAb. Under *in vitro* conditions, controlled release of SP and increased insulin level were observed when compared to the control (Thondawada et al. 2018).

Use of polymeric NPs like PLGA NPs has also been demonstrated in lupus treatment with mycophenolic acid (MPA) in particulate form. MPA loaded NPs were able to extend the survival rate of lupus susceptible mice (Look et al. 2014). Other polymeric systems were also demonstrated for the treatment of glomerulonephritis. For instance, poly(ethylene glycol)-poly(l-lysine) based vehicle was used for the targeted delivery of short interfering RNAs (siRNAs) to treat glomerulonephritis. The siRNAs nano-carrier complexes in the size range of 10-20 nm when injected many times intraperitoneally, have effectively suppressed the mitogen activated protein kinase 1 (MAPK1) mRNA and protein expression in an animal model. In addition, this treatment was also down-regulated the expression of pro-fibrotic molecules like TGF-β1, fibronectin and plasminogen activator inhibitor-1 (Shimizu et al. 2010).

Apart from the drugs, PLGA polymeric particles were also shown to deliver the antigens to achieve tolerization against autoimmunity. PLGA NPs encapsulated proteolipid protein (PLP) induced antigen (Ag) specific tolerization in EAE without any requirement for immunosuppressive agents. PLGA encapsulated Ag has effectively abrogated the development of this CNS-specific autoimmune disease. Upon intravenous administration, PLGA-Ag NPs were distributed to the liver and recruited antigen specific T cells, which helped in the induction of immune tolerance (McCarthy et al. 2017). Similarly, PLGA microparticles/NPs were synthesized through double solvent evaporation method and encapsulated with MOG antigen and recombinant IL-10 protein. These particles were able to release the proteins up to several weeks under *in vitro* conditions. The PLGA NPs did not show any considerable toxicity and were efficiently phagocytosed by the cells. Upon subcutaneous administration of these NPs, mice were ameliorated from EAE, which verified the treatment potential of antigen and IL-10 loaded NPs (Cappellano et al. 2014). However, further studies are needed to verify their use in clinics.

Targeted delivery of the drugs to specific cells like APCs was proved to achieve better state of tolerance against autoimmunity. For example, N-Phenyl-7-(hydroxyimino)cyclopropa[b]chromen-1a-carboxamide (PHCCC), a glutamate receptor enhancer containing biodegradable PLGA NPs were fabricated to target DCs with an aim to release the drug slowly for longer period of time. Under *in vitro* conditions, culturing primary DCs and T cells with PHCCC NPs reduced the activation of DCs but enhanced the secretion of pro-inflammatory cytokines while shifting the immune balance from Th17 to Treg phenotype. Most importantly, these NPs were 36 fold less toxic compared to the soluble form of the PHCCC drug (Gammon et al. 2015). Further efficacy of this system needs to be tested under *in vivo* conditions. In another study, NPs were used to deliver the drug to enhance the accumulation of drug at the site of injury. Peptide-blockcopolymer based NPs loaded with 1,1-dioctadecyl-3,3,3',3'-tetramethyl-indocarbocyanine or 3,3'-dioctadecyloxacarbocyanine perchlorate drugs were synthesized to deliver the drug in the area of damaged tissue. A higher concentration of these NPs was observed at the site of injection under *in vivo* conditions (Fuhrmann et al. 2015). Further therapeutic potential of this system needs to be addressed in future.

## Stimuli Responsive Nano-Carriers

As an effective delivery system, stimuli responsive polymers are also being used. These polymers change their conformation in the presence or absence of a specific stimulus (Shakya et al. 2013, Shakya et al. 2016, Shakya et al. 2011, Shakya, Kumar, and Nandakumar 2011, Shakya and Nandakumar 2014, 2018, Shakya et al. 2010, Shakya, Sharma, and Kumar 2010) thus has the ability to regulate the release of the loaded drugs or biomolecules. In certain stimuli-responsive polymers, pH dependent polymeric degradation is one of the important steps for an effective controlled release of drugs to the target sites (Liechty et al. 2010). Recently, efficacy of pH stimuli responsive micelles was demonstrated as a targeted delivery system to the inflamed joints. The pH responsive amphiphilic PEG derivative along with prednisolone (PD), the semi-synthetic corticosteroid drug derived from the natural steroid hormone cortisol, self assembled into micelle like structure was tested. In acidic environment of the joints, micelles released the loaded PD upon hydrolysis of the hydrazone bond. After systemic administration of PD loaded micelles, higher concentration of PD was observed in the plasma and joints compared to the PD alone group. Moreover, these drug loaded micelles have shown anti-inflammatory and disease modifying properties in mice (Li et al. 2017). In another study, a mineralized calcium phosphate was incorporated into pH responsive PEGylated HA and 5β-cholanic acid based NPs to deliver MTX drug. The calcium phosphate layer on these particles controlled the release of drug in response to changes in pH of the medium across neutral to acidic conditions. The mineralized NPs were internalized via receptor mediated endocytosis in macrophages. Upon administration of this drug loaded mineralized NPs into a mouse model of arthritis attenuated inflammation in the joints, which suggests the targeted delivery of MTX from these NPs could be a successful strategy (Alam et al. 2017).

Similarly, temperature responsive polymeric nano-spheres were demonstrated for delivery of an anti-rheumatic drug. MTX and gold nanoparticles (AuNPs) were incorporated into PLGA nanospheres to make them temperature sensitive. Release of MTX from these spheres was both pH and temperature dependent. The MTX loaded nanosphere hampered the growth of monocytes and macrophages compared to blank nanosphere and while using these nano-spheres negligible level of cell cytotoxicity was observed. The drug loaded spheres were effectively internalized by the cells and the internalization process was energy dependent. Moreover, these spheres reduced the inflammatory cytokines produced by macrophages and monocytes *in vitro* (Costa Lima and Reis 2015). Furthermore, some injectable temperature sensitive polymeric systems have also been developed for local delivery of the anti-rheumatic therapeutics. For example, a temperature responsive hydrogel based on polyvinyl caprolactam-poly vinyl acetate-polyethylene glycol was synthesized and the drug, tacrolimus was loaded into it. In sol state, drug loaded hydrogel NPs were self assembled with more than 99% encapsulation efficiency with a diameter of 73.9 ± 2.9 nm. The sol gel temperature (T sol-gel) of hydrogel NPs was in a range of 37.5-32.8°C, which was dependent on the ionic strength, salt concentration and pH of the medium. Additionally, upon local injection, drug loaded hydrogel NPs showed sustained release of drug and its retention for longer time at the injection site. Moreover, NPs were also shown therapeutic efficacy in adjuvant induced arthritis rats (Wu et al. 2017). The biocompatibility and long term therapeutic efficacy of these responsive systems need to be addressed in future.

## Nano-Gels

Apart from NP based delivery, nano-gels have also been used for RA treatment. For instance, indomethacin (IMC), a non-steroidal anti-inflammatory drug, loaded polymeric nano-gel was synthesized for topical application since oral IMC cause serious side effects including lesions in the GI tract. Yoshimasa and colleagues have demonstrated pharmacokinetics of IMC nano-gel using arthritis rat model. The IMC gel ointment was synthesized with the help of additives including methylcellulose, 2-hydroxypropyl-β-cyclodextrin and carbapol 934 with a mean size of 171 ± 91 nm. Upon topical administration of nano-gel ointment, considerable decrease in the paw edema in arthritis rat was observed compared to IMC micro-particles gel ointment. Moreover, accumulation of IMC in skin tissue was considerably higher in IMC nano-gels than the IMC micro-gels (Nagai, Yoshioka, and Ito 2015). Similarly, chitosan (a biocompatible and biodegradable derivative of large structural polysaccharide, chitin) based nano-gels have also been demonstrated to deliver the photosensitizing molecules to attenuate inflammation in arthritic joints. For the synthesis, hydrophilic chitosan based nano-gels were attached to hyaluronate (an anionic non-sulfated glycosaminoglycan) followed by loading of three different anionic photosensitive molecules. After four hours of incubation, optimal uptake of photosensitizer loaded nano-gels was observed in murine RAW 264.4 cells and in human THP-1 macrophages. Upon administration, photosensitizer loaded nano-gels were retained in the joints for longer period of time compared to the free photosensitizers, which cleared off very fast from the joints. Moreover, reduction in inflammation was observed after exposing the arthritic joints to photodynamic treatment (Schmitt et al. 2010). Similarly, synthetic polymer based nano-gels have also been characterized for sustained release of an anti-rheumatic drug. PEGylated polyethyleneimine based polymeric nano-gels in the size range of ~40 nm were synthesized through metal ion coordination based self assembly. It was possible to load around 54% of MTX in these nano-gels. Upon intravenous administration of MTX loaded nano-gels, significantly low clinical scores and paw swelling were observed in CIA mice. Moreover, these nano-gels were retained in the inflamed joints for longer period of time. Furthermore 2.7 fold increase in fluorescence intensity was observed in the joints treated with these nano-gels compared to the control mice (Abolmaali et al. 2015). Overall, these polymeric nano-gel formulations represent an attractive way to deliver the anti-rheumatic drugs without having any significant side effects. Similarly, nano-gels were also demonstrated for the treatment of lupus. Nano-gels composed of an external lipid membrane layer and polyethylene glycol gel loaded with mycophenolic acid (MPA), a fermentation product of *Penicillium* species, as an immunosuppressant was prepared and used. MPA loaded nano-gels extended the survival time of lupus susceptible NZB/WF1 mice compared to the control mice (Look et al. 2013).

## Metallic NPs

Metallic NPs have also been explored for targeted delivery of anti-rheumatic drugs. They are easy to synthesize and able to load significant amounts of drugs. The tri-amino acid sequence, arginine-glycine-aspartate (RGD) is the most common **peptide** motif responsible for cell adhesion to the extracellular matrix (ECM) and it is the principal integrin-binding domain present within ECM proteins such as fibronectin, vitronectin, fibrinogen, osteopontin, and bone sialoprotein (Arnaout, Mahalingam, and Xiong 2005). RGD peptide coupled gold nanoparticles (AuNPs) were loaded with significant amounts of MTX for the treatment of CIA. The RGD peptide attached to the particles makes them target specific for the inflammation. Upon irradiation at near infra-red light, drug loaded AuNPs released the drug to the inflamed joints. Moreover, drug loaded NPs showed better therapeutic efficacy than the MTX alone in solution form. Thus, this kind of delivery system is effective to deliver drugs with minimum side effects (Lee et al. 2013). The efficacy of AuNPs was also demonstrated in the form of complexes with multiple copies of galectin-1 ligand for binding of multiple receptors to influence the downstream signaling pathways. In a study, the AuNPs complexed with galectin-1 ligand interacted with the receptors on jurkat cells with high avidity and specificity to induce CD45 clustering that led to the reduction in phosphatase activity, which increased the apoptosis of $CD4^{+}$ T cells. AuNPs based nano-complexes were able to reduce the clinical symptoms of arthritis and the expression of pro-inflammatory cytokines upon administration in CIA rats (Huang et al. 2012). The therapeutic efficacy of AuNPs alone without loading any rheumatic drug has also been verified in rats. Upon intra-articular administration, these AuNPs have reduced the inflammation, swelling in joints and polyarthritis development. Moreover, hematological analysis of vital body organs revealed the non-toxic effects of AuNPs. The AuNPs had anti-oxidant effects by inducing the level of catalase enzyme (Leonaviciene et al. 2012). On the other hand, few studies demonstrated the cytotoxic behavior of AuNPs. Huang and his colleagues have demonstrated apoptotic behavior of AuNPs in rabbit articular chondrocytes. The small sized (diameter ~13 nm) AuNPs induced reactive oxygen species (ROS) induced cell death of chondrocytes, which should be taken into account before considering AuNPs for therapeutic application to treat arthritis (Huang et al. 2016). Similarly, selenium based NPs have also been demonstrated to be useful for arthritis treatment. Dextrin stabilized Se NPs were synthesized and their toxicity profile was assessed for their *in vivo* use to suppress joint inflammation. These SeNPs at a concentration of 250 μg/kg body weight proved as potent anti-inflammatory particles, which considerably reduced arthritis symptoms (Malhotra et al. 2016).

AuNPs have also been proved as good carriers to deliver the drugs/antigen to treat autoimmune encephalomyelitis because of their biocompatibility and higher loading efficiency. Various synthetic and natural drugs were tried with AuNPs to treat EAE. For example, hyperforin (Hyp), an herbal drug, was loaded on AuNPs and proved to be successful in treating EAE. Hyp-AuNPs have significantly reduced the severity of EAE through up-regulation of anti-inflammatory cytokines compared to the controls. Moreover, Hyp-AuNPs were able to inhibit the differentiation of Th1 and Th17 cells, while activating the Tregs and Th2 cell differentiation as observed with an increased expression of foxp3 and GATA3 markers (Nosratabadi et al. 2016). Similarly, in a different study, polymer coated super magnetic iron oxide NPs were synthesized for coupling antigen to deliver it to the liver sinosoidal endothelial cells (LSECs), which induced hepatic tolerance via induction of Treg cells. NPs based antigen delivery has ameliorated the symptoms of autoimmune EAE after administration of a single dose. Moreover, the delivery of antigen coupled NPs protected the mice against further progression of autoimmunity (Carambia et al. 2015).

AuNPs have also been assessed for the treatment of T1D. For example, AuNPs were synthesized and insulin was coated on their surface. Upon administration either subcutaneously or intravenously, insulin loaded AuNPs were able to release insulin slowly for longer period of time, which enabled the modulation of blood glucose level in a mouse model of T1D (Shilo et al. 2015). In a different study, preventive potential of selenium (Se) NPs was assessed in the progression of diabetic nephropathy using a rat diabetic model. Upon administration of these NPs, SeNPs effectively lowered the expression levels of blood urea nitrogen, creatinine, albumin, collagen and fibronectin, while enhancing the expression of heat shock protein (HSP70) and SIRT-1 protein. In kidney tissue it has also modulated the expression of apoptotic Bax and Bcl-2 proteins, which further validated the potential of SeNPs in controlling the autoimmune responses (Kumar et al. 2014).

Apart from AuNPs, silver (Ag) NPs were also demonstrated in the drug delivery against autoimmune disorders. For example, gum acacia stabilized AgNPs were synthesized and loaded with Hesperidin drug and tested in CFA induced rat arthritis model. Ag NPs treated rats showed moderate paw swelling with reduced degradation of articular cartilage. Moreover, low expression of TLRs mRNA was also observed in rats, which received AgNPs treatment (Rao et al. 2018). The real potential of these Ag NPs in animal models and humans needs to be further tested in future.

## 6. Other Nanoparticles

Commercially available proteins such as albumin have also been demonstrated as a carrier for hydrophobic anti-rheumatic drugs. Tacrolimus (TAC) a highly hydrophobic molecule has been loaded on albumin based NPs. The albumin NPs have shown around 79% encapsulation efficiency for TAC drug. Water solubility of TAC loaded NPs was 46 times greater than free TAC. Drug loaded NPs slowly released TAC over 24 h to target inflammation in the arthritic joints. In CIA mice, administration of TAC loaded NPs were shown to have anti-proliferative effect on activated T cells compared to non-activated T cells. Moreover, the anti-inflammatory activity of TAC loaded NPs were greater than the intravenously injected or orally given TAC formulations (Thao le et al. 2016). Other than the whole protein, small peptides have also been tried as carriers to deliver the anti-rheumatic drugs/molecules. Melittin (GIGAVLKVLTTGLPALISWIKRKRQQ) is a cationic amphipathic peptide composed of 26 amino acids and contributes approximately 50% of the total honey bee venom (Jallouk et al. 2015). In one study, a melittin derived cationic peptide complexed with siRNA against p65 subunit of the transcription factor NF-kB in the form of nano-complexes was demonstrated to be effective for arthritis treatment. The administration of these nano-complexes attenuated arthritis symptoms through abrogation of inflammatory cytokines and their cellular infiltration in the joints (Zhou et al. 2014).

In this context, few drugs loaded inorganic NPs were also assessed to deliver the anti-rheumatic drugs. Hydroxyapatite (HPA) mesoporous NPs were used for the delivery of methylprednisolone acetate (MPA), an anti-inflammatory drug. The synthesized NPs were shown around 44% drug loading efficiency and biocompatible. After *in vivo* application, drug loaded mesoporous NPs ameliorated arthritis symptoms in rats (Jafari et al. 2016). Similarly, organic-inorganic hybrids NPs (BMP-NPs) were also demonstrated to be useful for the treatment of MS. The inorganic cations like $[ZrO]^{2+}$, when precipitated with the negatively charged organic molecules like betamethasone (BMZ) phosphate $[BMP]^{2-}$ and flavinmononucleotide $[FMN]^{2-}$ in aqueous solution, they form nanoparticles having a diameter of 30–40 nm with the composition of $[ZrO]^{2+}[(BMP)0.9(FMN)0.1]^{2-}$ (Montes-Cobos et al. 2017). These NPs were able to reduce the expression of pro-inflammatory cytokines, therefore, acting as immunosuppressive agents (Heck et al. 2015). BMP-NPs were preferentially taken by the phagocytes under *in vivo* conditions. Upon administration of these NPs, MOG 35–55 peptide induced neuro-inflammatory disease was attenuated in C57BL/6 mice through modulation of macrophage functions (Montes-Cobos et al. 2017).

Despite of the effectiveness, NPs retain high free energies, which cause them aggregate post synthesis or during drug encapsulation process therefore they show properties like long term instability. Moreover due to their small size, they can cross different biological barriers inside our body and can damage the healthy tissues by overstaying. Further research is needed to address these issues before applying them at the clinical level.

## Conclusion

Different nano-sized carriers have been developed for the delivery of drugs/molecules to achieve sustained immune tolerance against several autoimmune disorders. These nano-sized carriers can load considerable amounts of the drugs without affecting the activities of drugs. Due to the small size of the carriers, they can cross the physiological barriers and deliver the drugs to the target tissues and slowly release the drugs inside the body to minimize side effects of the drugs. Pre-clinically, nano carriers have shown promising results to control the progression of autoimmune disorders in experimental animal models. However, their effectiveness in clinics needs to be addressed in the future.

## ACKNOWLEDGMENT

KSN acknowledges Southern Medical University for project grants (C1051004, C1034211).

## REFERENCES

Abolmaali, S., Tamaddon, A., Kamali-Sarvestani, E., Ashraf, M. & Dinarvand, R. (2015). "Stealth Nanogels of Histinylated Poly Ethyleneimine for Sustained Delivery of Methotrexate in Collagen-Induced Arthritis Model." *Pharm Res*, *32* (10), 3309-23. doi: 10.1007/s11095-015-1708-0.

Alam, M. M., Han, H. S., Sung, S., Kang, J. H., Sa, K. H., Al Faruque, H., Hong, J., Nam, E. J., Kim, I. S., Park, J. H. & Kang, Y. M.(2017). "Endogenous inspired biomineral-installed hyaluronan nanoparticles as pH-responsive carrier of methotrexate for rheumatoid arthritis." *J Control Release*, *252*, 62-72. doi: 10.1016/j.jconrel.2017.03.012.

Arnaout, M. A., Mahalingam, B. & Xiong, J. P. (2005). "Integrin structure, allostery, and bidirectional signaling." *Annu Rev Cell Dev Biol*, *21*, 381-410. doi: 10.1146/annurev.cellbio.21.090704.151217.

Arora, R., Kuhad, A., Kaur, I. P. & Chopra, K. (2015). "Curcumin loaded solid lipid nanoparticles ameliorate adjuvant-induced arthritis in rats." *Eur J Pain*, *19* (7), 940-52. doi: 10.1002/ejp.620.

Babazada, H., Yamashita, F. & Hashida, M. (2014). "Suppression of experimental arthritis with self-assembling glycol-split heparin nanoparticles via inhibition of TLR4-NF-kappaB signaling." *J Control Release*, *194*, 295-300. doi: 10.1016/j.jconrel.2014.09.015.

Belogurov, A. A., Jr. Zargarova, T. A., Turobov, V. I., Novikova, N. I., F avorova, O. O., Ponomarenko, N. A. & Gabibov, A. G.(2009). "Suppression of ongoing experimental allergic encephalomyelitis in DA rats by novel peptide drug, structural part of human myelin basic protein 46-62." *Autoimmunity*, *42* (4), 362-4.

Belogurov, A., Jr. Zakharov, K., Lomakin, Y., Surkov, K., Avtushenko, S., Kruglyakov, P., Smirnov, I., Makshakov, G., Lockshin, C., Gregoriadis, G., Genkin, D., Gabibov, A. & Evdoshenko, E.(2016). "CD206-Targeted Liposomal Myelin Basic Protein Peptides in Patients with Multiple Sclerosis Resistant to First-Line Disease-

Modifying Therapies: A First-in-Human, Proof-of-Concept Dose-Escalation Study." *Neurotherapeutics*, *13* (4), 895-904. doi: 10.1007/s13311-016-0448-0.

Bhalekar, M. R., Upadhaya, P. G. & Madgulkar, A. R. (2016). "Fabrication and efficacy evaluation of chloroquine nanoparticles in CFA-induced arthritic rats using TNF-alpha ELISA." *Eur J Pharm Sci*, *84*, 1-8. doi: 10.1016/j.ejps.2016.01.009.

Binyamin, O., Larush, L., Frid, K., Keller, G., Friedman-Levi, Y., Ovadia, H., Abramsky, O., Magdassi, S. & Gabizon, R. (2015). "Treatment of a multiple sclerosis animal model by a novel nanodrop formulation of a natural antioxidant." *Int J Nanomedicine*, *10*, 7165-74. doi: 10.2147/IJN.S92704.

Cappellano, G., Woldetsadik, A. D., Orilieri, E., Shivakumar, Y., Rizzi, M., Carniato, F., Gigliotti, C. L., Boggio, E., Clemente, N., Comi, C., Dianzani, C., Boldorini, R., Chiocchetti, A., Reno, F. & Dianzani, U.(2014). "Subcutaneous inverse vaccination with PLGA particles loaded with a MOG peptide and IL-10 decreases the severity of experimental autoimmune encephalomyelitis." *Vaccine*, *32* (43), 5681-9. doi: 10.1016/j.vaccine.2014.08.016.

Carambia, A., Freund, B., Schwinge, D., Bruns, O. T., Salmen, S. C., Ittrich, H., Reimer, R., Heine, M., Huber, S., Waurisch, C., Eychmuller, A., Wraith, D. C., Korn, T., Nielsen, P., Weller, H., Schramm, C., Luth, S., Lohse, A. W., Heeren, J. & Herkel, J.(2015). "Nanoparticle-based autoantigen delivery to Treg-inducing liver sinusoidal endothelial cells enables control of autoimmunity in mice." *J Hepatol*, *62* (6), 1349-56. doi: 10.1016/j.jhep.2015.01.006.

Ceccarelli, F., Agmon-Levin, N. & Perricone, C. (2017). "Genetic Factors of Autoimmune Diseases 2017." *J Immunol Res*, 2017, 2789242. doi: 10.1155/2017/2789242.

Cooper, G. S., Bynum, M. L. & Somers, E. C. (2009). "Recent insights in the epidemiology of autoimmune diseases: improved prevalence estimates and understanding of clustering of diseases." *J Autoimmun*, *33* (3-4), 197-207. doi: 10.1016/j.jaut.2009.09.008.

Costa Lima, S. A. & Reis, S. (2015). "Temperature-responsive polymeric nanospheres containing methotrexate and gold nanoparticles: A multi-drug system for theranostic in rheumatoid arthritis." *Colloids Surf B Biointerfaces*, *133*, 378-87. doi: 10.1016/j.colsurfb.2015.04.048.

Dewangan, A. K., Perumal, Y., Pavurala, N., Chopra, K. & Mazumder, S. (2017). "Preparation, characterization and anti-inflammatory effects of curcumin loaded carboxymethyl cellulose acetate butyrate nanoparticles on adjuvant induced arthritis in rats." *Journal of Drug Delivery Science and Technology*, *41*, 269-279. doi: 10.1016/j.jddst.2017.07.022.

Fuhrmann, T., Ghosh, M., Otero, A., Goss, B., Dargaville, T. R., Pearse, D. D. & Dalton, P. D. (2015). "Peptide-functionalized polymeric nanoparticles for active targeting of damaged tissue in animals with experimental autoimmune encephalo-myelitis." *Neurosci Lett*, *602*, 126-32. doi: 10.1016/j.neulet.2015.06.049.

Gaillard, P. J., Appeldoorn, C. C., Rip, J., Dorland, R., van der Pol, S. M., Kooij, G., de Vries, H. E. & Reijerkerk, A. (2012). "Enhanced brain delivery of liposomal methylprednisolone improved therapeutic efficacy in a model of neuroinflammation." *J Control Release*, *164* (3), 364-9. doi: 10.1016/j.jconrel.-2012.06.022.

Gammon, J. M., Tostanoski, L. H., Adapa, A. R., Chiu, Y. C. & Jewell, C. M. (2015). "Controlled delivery of a metabolic modulator promotes regulatory T cells and restrains autoimmunity." *J Control Release*, *210*, 169-78. doi: 10.1016/j.jconrel.-2015.05.277.

Giles, J. T., Ferrante, A. W., Broderick, R., Zartoshti, A., Rose, J., Downer, K., Zhang, H. Z. & Winchester, R. J.(2018). "Adipose Tissue Macrophages in Rheumatoid Arthritis: Prevalence, Disease-Related Indicators, and Associations With Cardiometabolic Risk Factors." *Arthritis Care Res (Hoboken)*, *70* (2), 175-184. doi: 10.1002/acr.23253.

Gregoriadis, G., Fernandes, A., Mital, M. & McCormack, B. (2000). "Polysialic acids: potential in improving the stability and pharmacokinetics of proteins and other therapeutics." *Cell Mol Life Sci*, *57* (13-14), 1964-9. doi: 10.1007/PL00000676.

Gregoriadis, G., Jain, S., Papaioannou, I. & Laing, P. (2005). "Improving the therapeutic efficacy of peptides and proteins: a role for polysialic acids." *Int J Pharm*, *300* (1-2), 125-30. doi: 10.1016/j.ijpharm.2005.06.007.

Haggag, Y., Abdel-Wahab, Y., Ojo, O., Osman, M., El-Gizawy, S., El-Tanani, M., Faheem, A. & McCarron, P. (2016). "Preparation and *in vivo* evaluation of insulin-loaded biodegradable nanoparticles prepared from diblock copolymers of PLGA and PEG." *Int J Pharm*, *499* (1-2), 236-246. doi: 10.1016/j.ijpharm.2015.12.063.

Hauser, S. L. & Goodin, D. S. (2012). "Multiple sclerosis and other demyelinating diseases." In *Harrison's principles of internal medicine*, edited by D. Kasper, A. Fauci, S. Hauser, D. Longo, JL. Jameson and J. Loscalzo. McGraw-Hill; New York, USA.

Heck, J. G., Napp, J., Simonato, S., Mollmer, J., Lange, M., Reichardt, H. M., Staudt, R., Alves, F. & Feldmann, C. (2015). "Multifunctional phosphate-based inorganic-organic hybrid nanoparticles." *J Am Chem Soc*, *137* (23), 7329-36. doi: 10.1021/jacs.5b01172.

Heo, R., You, D. G., Um, W., Choi, K. Y., Jeon, S., Park, J. S., Choi, Y., Kwon, S., Kim, K., Kwon, I. C., Jo, D. G., Kang, Y. M. & Park, J. H. (2017). "Dextran sulfate nanoparticles as a theranostic nanomedicine for rheumatoid arthritis." *Biomaterials*, *131*, 15-26. doi: 10.1016/j.biomaterials.2017.03.044.

Huang, H., Quan, Y. Y., Wang, X. P. & Chen, T. S. (2016). "Gold Nanoparticles of Diameter 13 nm Induce Apoptosis in Rabbit Articular Chondrocytes." *Nanoscale Res Lett*, *11* (1), 249. doi: 10.1186/s11671-016-1461-2.

Huang, Y. J., Shiau, A. L., Chen, S. Y., Chen, Y. L., Wang, C. R., Tsai, C. Y., Chang, M. Y., Li, Y. T.,Leu, C. H. & Wu, C. L. (2012). "Multivalent structure of galectin-1-nanogold complex serves as potential therapeutics for rheumatoid arthritis by enhancing receptor clustering." *Eur Cell Mater*, *23*, 170-81, discussion 181.

Jafari, S., Maleki-Dizaji, N., Barar, J., Barzegar-Jalali, M., Rameshrad, M. & Adibkia, K. (2016). "Methylprednisolone acetate-loaded hydroxyapatite nanoparticles as a potential drug delivery system for treatment of rheumatoid arthritis: *In vitro* and *in vivo* evaluations." *Eur J Pharm Sci*, *91*, 225-35. doi: 10.1016/j.ejps.2016.05.014.

Jallouk, A. P., Palekar, R. U., Pan, H., Schlesinger, P. H. & Wickline, S. A. (2015). "Modifications of natural peptides for nanoparticle and drug design." *Adv Protein Chem Struct Biol*, *98*, 57-91. doi: 10.1016/bs.apcsb.2014.12.001.

Jia, M., Deng, C., Luo, J., Zhang, P., Sun, X., Zhang, Z. & Gong, T. (2018). "A novel dexamethasone-loaded liposome alleviates rheumatoid arthritis in rats." *Int J Pharm*, *540* (1-2), 57-64. doi: 10.1016/j.ijpharm.2018.02.001.

Jorg, S., Grohme, D. A., Erzler, M., Binsfeld, M., Haghikia, A., Muller, D. N., Linker, R. A. & Kleinewietfeld, M. (2016). "Environmental factors in autoimmune diseases and their role in multiple sclerosis." *Cell Mol Life Sci*, *73* (24), 4611-4622. doi: 10.1007/s00018-016-2311-1.

Joshi, P. & Dhaneshwar, S. S. (2014). "An update on disease modifying antirheumatic drugs." *Inflamm Allergy Drug Targets*, *13* (4), 249-61.

Kim, M. J., Park, J. S., Lee, S. J., Jang, J., Park, J. S., Back, S. H., Bahn, G., Park, J. H., Kang, Y. M., Kim, S. H., Kwon, I. C., Jo, D. G. & Kim, K. (2015). "Notch1 targeting siRNA delivery nanoparticles for rheumatoid arthritis therapy." *J Control Release*, *216*, 140-8. doi: 10.1016/j.jconrel.2015.08.025.

Kim, S. H., Kim, J. H., You, D. G., Saravanakumar, G., Yoon, H. Y., Choi, K. Y., Thambi, T., Deepagan, V. G., Jo, D. G. & Park, J. H. (2013). "Self-assembled dextran sulphate nanoparticles for targeting rheumatoid arthritis." *ChemCommun (Camb)*, *49* (88), 10349-51. doi: 10.1039/c3cc44260h.

Kumar, G. S., Kulkarni, A., Khurana, A., Kaur, J. & Tikoo, K. (2014). "Selenium nanoparticles involve HSP-70 and SIRT1 in preventing the progression of type 1 diabetic nephropathy." *Chem Biol Interact*, *223*, 125-33. doi: 10.1016/j.cbi. 2014.09.017.

Lee, D. H., Rotger, C., Appeldoorn, C. C., Reijerkerk, A., Gladdines, W., Gaillard, P. J.& Linker, R. A. (2014). "Glutathione PEGylated liposomal methylprednisolone (2B3-201) attenuates CNS inflammation and degeneration in murine myelin oligodendrocyte glycoprotein induced experimental autoimmune encephalo-myelitis." *J Neuroimmunol*, *274* (1-2), 96-101. doi: 10.1016/j.jneuroim.2014.06.025.

Lee, S. M., Kim, H. J., Ha, Y. J., Park, Y. N., Lee, S. K., Park, Y. B. &Yoo, K. H. (2013). "Targeted chemo-photothermal treatments of rheumatoid arthritis using gold half-shell multifunctional nanoparticles." *ACS Nano*, *7* (1), 50-7. doi: 10.1021/nn301215q.

Leonaviciene, L., Kirdaite, G.,Bradunaite, R.,Vaitkiene, D.,Vasiliauskas, A., Zabulyte, D., Ramanaviciene, A., Ramanavicius, A., Asmenavicius, T. & Mackiewicz, Z. (2012). "Effect of gold nanoparticles in the treatment of established collagen arthritis in rats." *Medicina (Kaunas)*, *48* (2), 91-101.

Li, C., Li, H., Wang, Q., Zhou, M., Li, M., Gong, T., Zhang, Z. & Sun, X. (2017). "pH-sensitive polymeric micelles for targeted delivery to inflamed joints." *J Control Release*, *246*, 133-141. doi: 10.1016/j.jconrel.2016.12.027.

Li, X., Li, Z., Zheng, Z., Liu, Y. & Ma, X. (2013). "Unfractionated heparin ameliorates lipopolysaccharide-induced lung inflammation by downregulating nuclear factor-kappaB signaling pathway." *Inflammation*, *36* (6), 1201-8. doi: 10.1007/s10753-013-9656-5.

Liechty, W. B., Kryscio, D. R., Slaughter, B. V. & Peppas, N. A. (2010). "Polymers for drug delivery systems." *Annu Rev ChemBiomolEng*, *1*, 149-73. doi: 10.1146/annurev-chembioeng-073009-100847.

Look, M., Saltzman, W. M., Craft, J. & Fahmy, T. M. (2014). "The nanomaterial-dependent modulation of dendritic cells and its potential influence on therapeutic immunosuppression in lupus." *Biomaterials*, *35* (3), 1089-95. doi: 10.1016/j. biomaterials.2013.10.046.

Look, M., Stern, E., Wang, Q. A., DiPlacido, L. D., Kashgarian, M., Craft, J. & Fahmy, T. M. (2013). "Nanogel-based delivery of mycophenolic acid ameliorates systemic lupus erythematosus in mice." *J Clin Invest*, *123* (4), 1741-9. doi: 10.1172/JCI65907.

Lopes, M., Shrestha, N., Correia, A., Shahbazi, M. A., Sarmento, B., Hirvonen, J., Veiga, F., Seica, R., Ribeiro, A. & Santos, H. A. (2016). "Dual chitosan/albumin-coated alginate/dextran sulfate nanoparticles for enhanced oral delivery of insulin." *J Control Release*, *232*, 29-41. doi: 10.1016/j.jconrel.2016.04.012.

Malhotra, S., Welling, M. N., Mantri, S. B. & Desai, K. (2016). "*In vitro* and *in vivo* antioxidant, cytotoxic, and anti-chronic inflammatory arthritic effect of selenium nanoparticles." *J Biomed Mater Res B ApplBiomater*, *104* (5), 993-1003. doi: 10.1002/jbm.b.33448.

Marrie, R. A., Reider, N., Cohen, J., Stuve, O., Sorensen, P. S., Cutter, G., Reingold, S. C. & Trojano, M. (2015). "A systematic review of the incidence and prevalence of autoimmune disease in multiple sclerosis." *Mult Scler*, *21* (3), 282-93. doi: 10.1177/1352458514564490.

McCarthy, D. P., Yap, J. W., Harp, C. T., Song, W. K., Chen, J., Pearson, R. M., Miller, S. D. & Shea, L. D. (2017). "An antigen-encapsulating nanoparticle platform for TH1/17 immune tolerance therapy." *Nanomedicine*, *13* (1), 191-200. doi: 10.1016/j.nano.2016.09.007.

Middleton, J., Americh, L., Gayon, R., Julien, D., Aguilar, L., Amalric, F. & Girard, J. P. (2004). "Endothelial cell phenotypes in the rheumatoid synovium: activated, angiogenic, apoptotic and leaky." *Arthritis Res Ther*, *6* (2), 60-72. doi: 10.1186/ar1156.

Moallem, E., Koren, E., Ulmansky, R., Pizov, G., Barlev, M., Barenholz, Y. & Naparstek, Y. (2016). "A liposomal steroid nano-drug for treating systemic lupus erythematosus." *Lupus*, *25* (11), 1209-16. doi: 10.1177/0961203316636468.

Montes-Cobos, E., Ring, S., Fischer, H. J., Heck, J., Strauss, J., Schwaninger, M., Reichardt, S. D., Feldmann, C., Luhder, F. & Reichardt, H. M. (2017). "Targeted delivery of glucocorticoids to macrophages in a mouse model of multiple sclerosis using inorganic-organic hybrid nanoparticles." *J Control Release*, *245*, 157-169. doi: 10.1016/j.jconrel.2016.12.003.

Mukherjee, S., Ray, S. & Thakur, R. S. (2009). "Solid lipid nanoparticles: a modern formulation approach in drug delivery system." *Indian J Pharm Sci*, *71* (4), 349-58. doi: 10.4103/0250-474X.57282.

Muller, R. H., Mader, K. & Gohla, S. (2000). "Solid lipid nanoparticles (SLN) for controlled drug delivery - a review of the state of the art." *Eur J Pharm Biopharm*, *50* (1), 161-77.

Nagai, N., Yoshioka, C. & Ito, Y. (2015). "Topical therapies for rheumatoid arthritis by gel ointments containing indomethacin nanoparticles in adjuvant-induced arthritis rat." *J Oleo Sci*, *64* (3), 337-46. doi: 10.5650/jos.ess14170.

Nosratabadi, R., Rastin, M., Sankian, M., Haghmorad, D. & Mahmoudi, M. (2016). "Hyperforin-loaded gold nanoparticle alleviates experimental autoimmune encephalomyelitis by suppressing Th1 and Th17 cells and upregulating regulatory T cells." *Nanomedicine*, *12* (7), 1961-1971. doi: 10.1016/j.nano.2016.04.001.

Pozsgay, J., Babos, F.,Uray, K., Magyar, A.,Gyulai, G., Kiss, E., Nagy, G.,Rojkovich, B.,Hudecz, F. & Sarmay, G. (2016). "*In vitro* eradication of citrullinated protein specific B-lymphocytes of rheumatoid arthritis patients by targeted bifunctional nanoparticles." *Arthritis Res Ther*, *18*, 15. doi: 10.1186/s13075-016-0918-0.

Pujol-Autonell, I., Mansilla, M. J., Rodriguez-Fernandez, S., Cano-Sarabia, M., Navarro-Barriuso, J., Ampudia, R. M., Rius, A., Garcia-Jimeno, S., Perna-Barrull, D., Martinez-Caceres, E., Maspoch, D. & Vives-Pi, M. (2017). "Liposome-based immunotherapy against autoimmune diseases: therapeutic effect on multiple sclerosis." *Nanomedicine (Lond)*, *12* (11), 1231-1242. doi: 10.2217/nnm-2016-0410.

Pujol-Autonell, I., Serracant-Prat, A., Cano-Sarabia, M.,Ampudia, R. M., Rodriguez-Fernandez, S., Sanchez, A., Izquierdo, C., Stratmann, T., Puig-Domingo, M., Maspoch, D., Verdaguer, J. & Vives-Pi, M. (2015). "Use of autoantigen-loaded phosphatidylserine-liposomes to arrest autoimmunity in type 1 diabetes." *PLoS One*, *10* (6), e0127057. doi: 10.1371/journal.pone.0127057.

Rao, K., Aziz, S., Roome, T., Razzak, A., Sikandar, B., Jamali, K. S., Imran, M., Jabri, T. & Shah, M. R. (2018). "Gum acacia stabilized silver nanoparticles based nano-cargo for enhanced anti-arthritic potentials of hesperidin in adjuvant induced arthritic rats."

*Artif Cells Nanomed Biotechnol, 46* (supl), 597-607. doi: 10.1080/21691401.2018.1431653.

Schmitt, F., Lagopoulos, L., Kauper, P., Rossi, N., Busso, N., Barge, J., Wagnieres, G., Laue, C., Wandrey, C. & Juillerat-Jeanneret, L. (2010). "Chitosan-based nanogels for selective delivery of photosensitizers to macrophages and improved retention in and therapy of articular joints." *J Control Release, 144* (2), 242-50. doi: 10.1016/j.jconrel.2010.02.008.

Scott, D. L. & Steer, S. (2007). "The course of established rheumatoid arthritis." *Best Pract Res Clin Rheumatol, 21* (5), 943-67. doi: 10.1016/j.berh.2007.05.006.

Segelmark, M. & Hellmark, T. (2010). "Autoimmune kidney diseases." *Autoimmun Rev, 9* (5), A366-71. doi: 10.1016/j.autrev.2009.11.007.

Shakya, A. K., Holmdahl, R., Nandakumar, K. S. & Kumar, A. (2013). "Characterization of chemically defined poly-N-isopropylacrylamide based copolymeric adjuvants." *Vaccine, 31* (35), 3519-27. doi: 10.1016/j.vaccine.2013.05.084.

Shakya, A. K., Kumar, A., Holmdahl, R. & Nandakumar, K. S. (2016). "Macrophage-derived reactive oxygen species protects against autoimmune priming with a defined polymeric adjuvant." *Immunology, 147* (1), 125-32. doi: 10.1111/imm.12546.

Shakya, A. K., Kumar, A., Klaczkowska, D., Hultqvist, M., Hagenow, K., Holmdahl, R. & Nandakumar, K. S. (2011). "Collagen type II and a thermo-responsive polymer of N-isopropylacrylamide induce arthritis independent of Toll-like receptors: a strong influence by major histocompatibility complex class II and Ncf1 genes." *Am J Pathol, 179* (5), 2490-500. doi: 10.1016/j.ajpath.2011.07.034.

Shakya, A. K., Kumar, A. & Nandakumar, K. S. (2011). "Adjuvant properties of a biocompatible thermo-responsive polymer of N-isopropylacrylamide in autoimmunity and arthritis." *J R Soc Interface, 8* (65), 1748-59. doi: 10.1098/rsif.2011.0114.

Shakya, A. K. & Nandakumar, K. S. (2014). "Synthetic polymer as an adjuvant in collagen-induced arthritis." *CurrProtoc Mouse Biol, 4* (1), 11-24. doi: 10.1002/9780470942390.mo130226.

Shakya, A. K. & Nandakumar, K. S. (2018). "An update on smart biocatalysts for industrial and biomedical applications." *J R Soc Interface, 15* (139). doi: 10.1098/rsif.2018.0062.

Shakya, A. K., Sami, H., Srivastava, A. & Kumar, A. (2010). "Stability of responsive polymer-protein bioconjugates." *Progress in Polymer Science, 35* (4), 459-486. doi: 10.1016/j.progpolymsci.2010.01.003.

Shakya, A. K., Sharma, P. & Kumar, A. (2010). "Synthesis and characterization of thermo-responsive poly(N-isopropylacrylamide)-bovine liver catalase bioconjugate." *Enzyme and Microbial Technology, 47* (6), 277-282. doi: 10.1016/j.enzmictec.2010.07.018.

Shilo, M., Berenstein, P., Dreifuss, T., Nash, Y., Goldsmith, G., Kazimirsky, G., Motiei, M., Frenkel, D., Brodie, C. & Popovtzer, R. (2015). "Insulin-coated gold nanoparticles as a new concept for personalized and adjustable glucose regulation." *Nanoscale*, *7* (48), 20489-96. doi: 10.1039/c5nr04881h.

Shimizu, H., Hori, Y., Kaname, S., Yamada, K., Nishiyama, N., Matsumoto, S., Miyata, K., Oba, M., Yamada, A., Kataoka, K. & Fujita, T.(2010). "siRNA-based therapy ameliorates glomerulonephritis." *J Am SocNephrol*, *21* (4), 622-33. doi: 10.1681/ASN.2009030295.

Sultana, F., Neog, M. K. & Rasool, M. (2017). "Withaferin-A, a steroidal lactone encapsulated mannose decorated liposomes ameliorates rheumatoid arthritis by intriguing the macrophage repolarization in adjuvant-induced arthritic rats." *Colloids Surf B Biointerfaces*, *155*, 349-365. doi: 10.1016/j.colsurfb.2017.04.046.

Tan, G. K. & Tabata, Y. (2014). "Chondroitin-6-sulfate attenuates inflammatory responses in murine macrophages via suppression of NF-kappaB nuclear translocation." *Acta Biomater*, *10* (6), 2684-92. doi: 10.1016/j.actbio.2014.02.025.

Thao le, Q., Byeon, H. J., Lee, C., Lee, S., Lee, E. S., Choi, H. G., Park, E. S. & Youn, Y. S. (2016). "Pharmaceutical potential of tacrolimus-loaded albumin nanoparticles having targetability to rheumatoid arthritis tissues." *Int J Pharm*, *497* (1-2), 268-76. doi: 10.1016/j.ijpharm.2015.12.004.

Thondawada, M., Wadhwani, A. D., Palanisamy, S., Rathore, D. H. S., Gupta, R. C., Chintamaneni, P. K., Samanta, M. K., Dubala, A., Varma, S., Krishnamurthy, P. T. & Gowthamarajan, K. (2018). "An effective treatment approach of DPP-IV inhibitor encapsulated polymeric nanoparticles conjugated with anti-CD-4 mAb for type 1 diabetes." *Drug Dev Ind Pharm*, *44* (7), 1120-1129. doi: 10.1080/03639045.2018.1438460.

Turjeman, K., Bavli, Y., Kizelsztein, P., Schilt, Y., Allon, N., Katzir, T. B., Sasson, E., Raviv, U., Ovadia, H. & Barenholz, Y. (2015). "Nano-Drugs Based on Nano Sterically Stabilized Liposomes for the Treatment of Inflammatory Neurodegenerative Diseases." *PLoS One*, *10* (7), e0130442. doi: 10.1371/journal.pone.0130442.

van Belle, T. L., Coppieters, K. T. & von Herrath, M. G. (2011). "Type 1 diabetes: etiology, immunology, and therapeutic strategies." *Physiol Rev*, *91* (1), 79-118. doi: 10.1152/physrev.00003.2010.

Wang, Q., Jiang, H., Li, Y., Chen, W., Li, H., Peng, K., Zhang, Z. & Sun, X. (2017). "Targeting NF-kB signaling with polymeric hybrid micelles that co-deliver siRNA and dexamethasone for arthritis therapy." *Biomaterials*, *122*, 10-22. doi: 10.1016/j.biomaterials. 2017.01.008.

Wu, H., Wang, K., Wang, H., Chen, F., Huang, W., Chen, Y., Chen, J., Tao, J., Wen, X. & Xiong, S. (2017). "Novel self-assembled tacrolimus nanoparticles cross-linking thermosensitive hydrogels for local rheumatoid arthritis therapy." *Colloids Surf B Biointerfaces*, *149*, 97-104. doi: 10.1016/j.colsurfb.2016.10.013.

Xu, X., Bian, L., Shen, M., Li, X., Zhu, J., Chen, S., Xiao, L., Zhang, Q., Chen, H., Xu, K. & Yang, T. (2017). "Multipeptide-coupled nanoparticles induce tolerance in 'humanised' HLA-transgenic mice and inhibit diabetogenic CD8(+) T cell responses in type 1 diabetes." *Diabetologia*, *60* (12), 2418-2431. doi: 10.1007/s00125-017-4419-8.

Yanamoto, S., Babazada, H., Sakai, S., Higuchi, Y., Yamashita, F. & Hashida, M.(2017). "Anti-inflammatory Effect of Self-assembling Glycol-Split Glycosaminoglycan-Stearylamine Conjugates in Lipopolysaccharide-Stimulated Macrophages." *Biol Pharm Bull*, *40* (4), 540-545. doi: 10.1248/bpb.b16-00928.

You, D. G., Saravanakumar, G., Son, S., Han, H. S., Heo, R., Kim, K., Kwon, I. C., Lee, J. Y. & Park, J. H. (2014). "Dextran sulfate-coated superparamagnetic iron oxide nanoparticles as a contrast agent for atherosclerosis imaging." *Carbohydr Polym*, *101*, 1225-33. doi: 10.1016/j.carbpol.2013.10.068.

Zhang, N., Wardwell, P. R. & Bader, R. A. (2014). "*In vitro* efficacy of polysaccharide-based nanoparticles containing disease-modifying antirheumatic drugs." *Pharm Res*, *31* (9), 2326-34. doi: 10.1007/s11095-014-1329-z.

Zhou, H. F., Yan, H., Pan, H., Hou, K. K., Akk, A., Springer, L. E., Hu, Y., Allen, J. S., Wickline, S. A. & Pham, C. T. (2014). "Peptide-siRNA nanocomplexes targeting NF-kappaB subunit p65 suppress nascent experimental arthritis." *J Clin Invest*, *124* (10), 4363-74. doi: 10.1172/JCI75673.

# GLOSSARY

**Anaphylatoxin**: Complement fragments C3a, C4a, C5a are called as anaphylatoxins. They induce smooth muscle contraction, vasodilation, histamine release from mast cells and increase vascular permeability.

**Anti-Idiotypic antibody (anti-Id)**: Antibody directed towards the idiotype of an antibody.

**Antigen-binding fragment of antibody (Fab)**: Fragment of antibody that contains the antigen-binding site.

**Autoimmune diseases**: In these disorders, immune system start attacking its own proteins/cells/tissues and degrade the specific or other organs. Most common diseases are Rheumatoid arthritis, Multiple sclerosis, Type 1 diabetes, Lupus and Glomerulonephritis.

**Block Copolymer**: The block polymer composed of two different repeating units in a linear arrangement in the form of a block. For example, PLGA and PEGylated diblock copolymer consist of blocks of PLGA and PEG repeating units.

**Complementary dependent cytotoxicity (CDC)**: CDC is one of the cell based killing mechanisms in which antibodies binding to the surface antigen triggers the activation of complement pathway to form membrane attack complex to kill the cell.

**Complement system**: Set of protein molecules that facilitate destruction of pathogens.

**Complex Disease**: Diseases that are caused by a combination of genetic, environmental and lifestyle factors.

**C1q**: The complement component 1q is a protein complex involved in the complement system, a part of the innate immune system. C1q together with C1r and C1s form the C1 complex.

**C5a**: It is a protein fragment released from cleavage of complement component C5 by the protease, C5 convertase.

**C5R**: The C5a receptor is complement component 5a receptor 1 or CD88, which is a G protein-coupled receptor for C5a.

**Disease modifying drugs**: Disease modifying drugs have the ability to alter the disease signaling pathways to treat the disease rather than directly treating the symptoms. These drugs modulate the immune system therefore take weeks or months to have an effect rather than provide immediate relief. For example, in RA, TNF-α inhibitors, etanercept, infliximab, certolizumabpegol and golimumab are the examples of disease modifying drugs.

**EndoS**: It is an endoglycosidase with a uniquely high specificity for removing N-linked glycans from the chitobiose core of the heavy chain of native IgG.

**Epitope**: Part of an antigen that is recognized by an antibody

**Fab-arm exchange**: Exchange of one IgG4 antibody half (consisting of one light and one heavy chain) with that of another IgG4 antibody.

**FcγRIIB**: Inhibitory Fc receptor

**Fragment crystallisable region of antibody (Fc)**: Fragment of antibody that interacts with Fc receptors and the complement system.

**Human IgG1**: Major IgG subclass in human, binds and activates activating Fc receptors and complement.

**Human IgG4**: IgG subclass lacking capacity to bind to activating Fc receptors or complement, or to form immune complexes

**Idiotype (Id)**: Antigenic determinants of an antibody directed to a particular antigen; found only in the variable region.

**IgM**: First Ig isotype to appear in the response to initial exposure to antigen.

**INDEL**: A term for an insertion or deletion of bases in the genetic sequence (DNA molecule).

**KBN serum**: Mice expressing both the T cell receptor transgene KRN and the MHC class II molecule H2-Ag7 (K/BxN mice) develop inflammatory arthritis, and serum from these mice induce arthritis in several susceptible mouse strains. The autoantibodies present in the serum bind to glucose-6-phosphate isomerase (GPI) deposited on the cartilage surface.

**The Human Leukocyte Antigen**: A gene complex on chromosome 6 that encodes the major histocompatibility complex proteins involved in immune system regulation. HLA genes are highly polymorphic and the genes are inherited in established haplotypes.

**MHC class II**: Complex expressed on antigen presenting cells, that present antigen to CD4+ T cells.

**MRL mice**: Murphy Roths Large mice have spontaneous mutation in Fas gene and show systemic autoimmunity, lymphadenopathy associated with proliferation of aberrant T cells, arthritis, and immune complex glomerulonephritis. These mice are used as model of Systemic Lupus Erythematosus (SLE) and originally developed by Murphy and Rothsat in Jackson Laboratories, USA.

**Multiple Sclerosis**: An immune-mediated disease of the brain and spinal cord.

**Murine IgG1**: Murine IgG subclass equivalent to human IgG4

**Murine IgG2a/2b**: Murine IgG subclasses equivalent to human IgG1

**Myasthenia Gravis**: It is a chronic autoimmune neuromuscular disorder, which causes weakness in the skeletal muscles.

**Paratope:** Antigen binding site of the antibody.

**Passive transfer of antibody:** Injection of antibody from a donor to a nonimmune host.

**Polyangiitis**: Inflammation of multiple blood vessels or lymph vessels.

**RUNX3**: A gene on chromosome 1p36 that encodes a member of the runt domain containing family of transcription factors.

**Sjögren syndrome**: It is an autoimmune disease, which affects moisture producing glands.

**Solid lipid nanoparticles (SLNs)**: SLNs are spherical in size in the range of 10-1000 nm,consist of solid lipid core matrix that can encapsulate a lipophilic drug.

**Stimuli responsive polymers**: The stimuli responsive polymers show reversible phase transition in response to changes in external stimuli like temperature, pH, ionic strength or presence/absence of a specific analyte. For example, poly-N-isopropylacrylamide is a typical example of temperature responsive polymer.

# ABOUT THE EDITOR


## *Kutty Selva Nandakumar*

School of Pharmaceutical Sciences, Southern Medical University, Guangzhou, China,

Department of Medical Biochemistry and Biophysics, Karolinska Institute, Stockholm, Sweden


*Professor Kutty Selva Nandakumar* (h-index: 39) is an international scientist having 30 years of research experience (ORCID: 0000-0001-7790-8197). His research team in the school of Pharmaceutical Sciences, Southern Medical University, Guangzhou, China is investigating pathogenesis of autoimmune diseases. He is a docent in Medical Inflammation Science, Karolinska Institute, Stockholm, Sweden. He has more than 130 publications in international journals. His research areas include autoimmune diseases, tumor immunology and infectious diseases. He was an adjunct faculty in the University of Arkansas for Medical Sciences (UAMS), USA (2013-2016) and currently member of NAS academy of Sciences, Singapore. His research is mainly focused on understanding the pathogenic mechanisms and genetic basis of diseases. He also worked on characterizing stimuli-responsive polymers in an international collaborative program with IIT-Kanpur, India. He is an associate editor in Frontiers of Immunology as well as editorial board member and adhoc reviewer for several international journals. In addition, he evaluates project grants for research foundations in UK, Sweden, The Netherlands and EU, and doctoral theses for universities in India, Spain and Sweden. Previously he completed two independent doctorates in Madurai Kamaraj University, India (1996) on typhoid fever and Lund University, Sweden (2006) on experimental arthritis.

# INDEX

## #



## A

## B



## C

## D

## G



## H

## J



## K



## L



## M

## N



## O

## S

## T



## U



## V

## W



## X



## Y



## Z

## Related Nova Publications

### Helper T Cells: Types, Functions and New Research

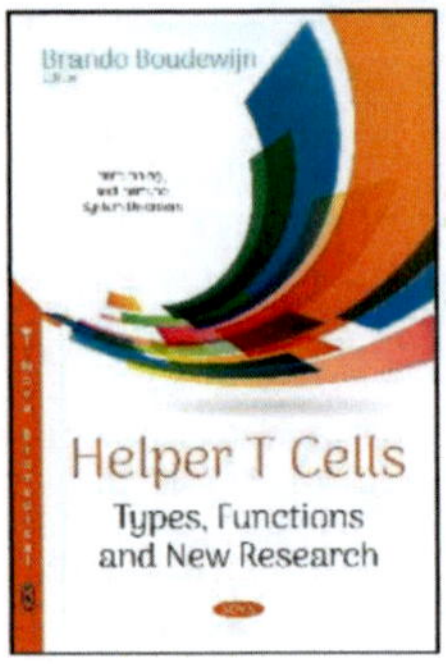


**Editor:** Brando Boudewijn

**Series:** Immunology and Immune System Disorders

**Book Description:** *Helper T Cells: Types, Functions and New Research* presents current research in the Tfh cell research field with a special focus on the maintenance of TFH cells and their fate once the immune response has resolved.


**Softcover ISBN:** 978-1-53613-070-6
**Retail Price:** $82


### Chronic Granulomatous Disease: Genetics, Biology and Clinical Management

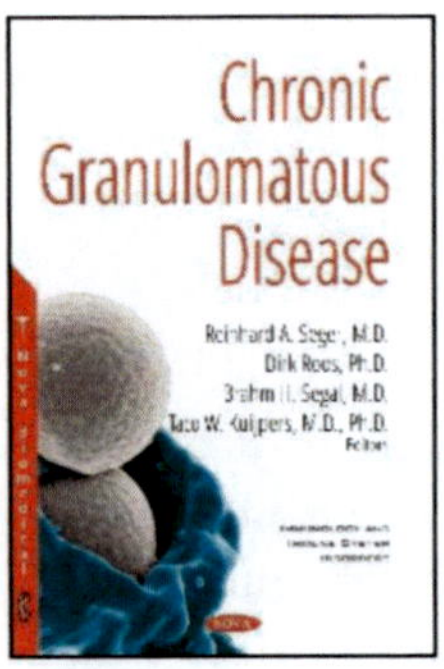


**Authors:** Reinhard A. Seger, Dirk Roos, Brahm H. Segal and Taco W. Kuijpers

**Series:** Immunology and Immune System Disorders

**Book Description:** This is the first e-book on Chronic Granulomatous Disease (CGD). This book is meant for everyone involved in the diagnosis, treatment or guidance of patients with this disease, as well as for the patients and their parents/caretakers, investigators and students experiencing this disease.


**Online ISBN:** 978-1-53612-498-9
**Retail Price:** $0


*To see a complete list of Nova publications, please visit our website at www.novapublishers.com*